rororo

rororo

«Wäre auf der Welt alles zufrieden stellend eingerichtet, dann bräuchten wir dieses Buch nur wegen seiner Illustrationen. Wir hätten schon im Sexualkundeunterricht der siebten Klasse erfahren, dass es solche und solche gibt ... Es wäre uns selbstverständlich, dass sexuelle Vorlieben so unterschiedlich ausfallen wie musikalische, und wir würden uns für die einen nicht mehr schämen als für die anderen.» – Frau Passig wirft an dieser Stelle ein, ihr Musikgeschmack sei ihr schon jetzt wesentlich peinlicher als ihre sexuellen Vorlieben. Als Nächstes möchte sie das Coming-out-Handbuch «Dylan-Fan – na und?» schreiben ...

KATHRIN PASSIG UND IRA STRÜBEL

Ira Strübel, 29, Erziehungswissenschaftlerin und Philologin, arbeitete u. a. als Journalistin und im Truckracing-Business und ist jetzt in der Werbung. Ihre Alltagsrezensionen in taz, jungle world und ponypost erfreuen sich zunehmender Beliebtheit bei ihrer engeren Verwandtschaft.

Kathrin Passig, 29, Studium der Germanistik und Anglistik, freie Mitarbeit bei Kowalski, Titanic, tip und taz, ist an diversen WWW-Projekten für SMler beteiligt und arbeitet als Medienlogistikerin, Webdesignerin und Übersetzerin in Berlin.

Kathrin Passig · Ira Strübel

Die Wahl der Qual

Handbuch für Sadomasochisten
und solche, die es werden wollen

Rowohlt Taschenbuch Verlag

2. Auflage Mai 2001

Originalausgabe
Veröffentlicht im Rowohlt Taschenbuch Verlag
GmbH, Reinbek bei Hamburg, September 2000

Lektorat Jürgen Volbeding
Umschlaggestaltung Barbara Thoben
(Foto: © Barbara Thoben)
Satz Minion (PageMaker)
Pinkuin Satz und Datentechnik, Berlin
Druck und Bindung Clausen & Bosse, Leck
Printed in Germany
ISBN 3 499 60944 4

Inhalt

Einleitung

Ein kleiner, unterhaltsamer Defekt

Laut Max Goldt, an dem man sich in weltanschaulichen Fragen getrost orientieren darf, ist es «absolut Kokolores, aus einem kleinen, unterhaltsamen Defekt wie der Homosexualität einen ganzen Lebensstil zu destillieren, der sich schließlich doch nur in uniformer Kleidung (geknöpfte Jeans!), patzigem und vorlautem Reden und einer maßlosen Überschätzung von Sexualität äußert. Die kultische Überhöhung einer unbedeutenden Norm-Abweichung führt natürlich zwangsläufig dazu, dass alle individuellen Eigenschaften gegenüber dem Schwulsein verblassen ...»

Wir brauchen nur für «Homosexualität» «Sadomasochismus» einzusetzen und für «geknöpfte Jeans» «schwarze Sachen», dann erkennen wir uns und unsere patzigen und vorlauten Reden wieder. Leider sind Eltern, Partner, Psychologen, Gesetzgeber, Sexbuchautoren und Vermieter immer noch viel zu häufig der Meinung, es handle sich statt um einen kleinen, unterhaltsamen Defekt um einen großen Dachschaden.

Wäre auf der Welt alles zufrieden stellend eingerichtet, dann bräuchten wir dieses Buch nur wegen seiner Illustrationen. Wir hätten schon im Sexualkundeunterricht der siebten Klasse erfahren, dass es solche und solche gibt. In unseren Aufklärungsbüchern und bei Doktor Sommer wäre nicht nur von Mann und Frau, die sich sehr, sehr lieb haben, die Rede gewesen, sondern auch von Tennissockenfetischen, Genderbending und Analverkehr. Es wäre uns selbstverständlich, dass sexuelle Vorlieben so unterschiedlich ausfallen wie musikalische, und wir würden uns für die einen nicht mehr schämen als für die anderen. – (Frau Passig wirft an dieser Stelle ein, ihr Musikgeschmack sei ihr schon

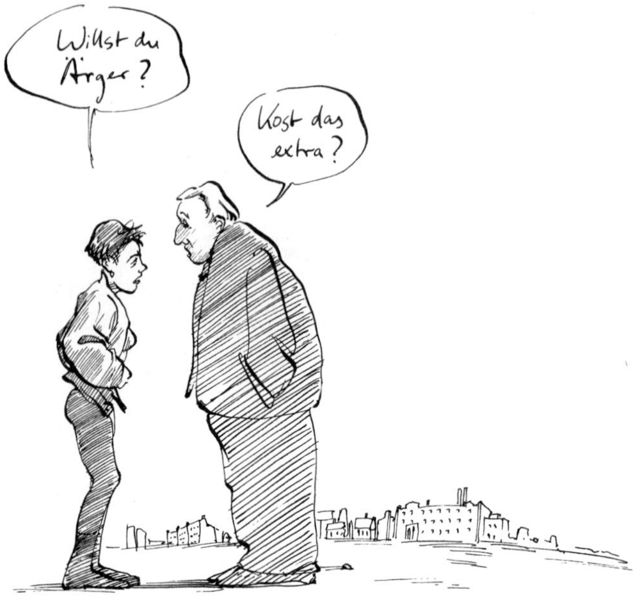

Wolfgang Herrndorf

jetzt wesentlich peinlicher als ihre sexuellen Vorlieben. Als Nächstes möchte sie das Coming-out-Handbuch «Dylan-Fan – na und?» schreiben.)

Vermutlich wird in zwanzig Jahren alles gut oder zumindest sehr viel besser sein, und dann werden wir in «Die Wahl der Qual» so gerührt und belustigt blättern wie heute im 1982 erschienenen Schwulenhandbuch «MännerLiebe», dessen Untertitel wir für dieses Buch entliehen haben. Bis dahin gibt es aber leider noch ein erhebliches Defizit an Informationen darüber, was denn diese Sadomasochisten eigentlich für welche sind. An dem Tag, an dem SM genauso seltsam oder normal ist wie die zehn beliebtesten Kopulationsstellungen, können wir getrost die Hände in den Schoß legen und dort sinnvoller beschäftigen als mit Öffentlichkeitsarbeit. Vorher gibt es aber noch einiges zu tun.

1 Die zehn beliebtesten Irrtümer über Sadomasochisten

1. **Sadomasochisten sind krank.**
   Nur wenn sie sich eine Grippe einfangen. Es gibt keine Anzeichen dafür, dass sich Sadomasochisten, außer in ihren sexuellen Vorlieben, von anderen Menschen unterscheiden.
2. **Sadomasochisten genießen Schmerzen.**
   Viele Sadomasochisten können Schmerzen nichts abgewinnen. Ihre Spiele drehen sich um Macht, Unterwerfung und Demütigung. Und auch auf der anderen Seite gibt es nur wenige, die es nicht nur als Vorstellung oder Machtdemonstration, sondern unmittelbar erotisch finden, wenn man ihnen Schmerzen zufügt. Außerdem funktioniert das alles natürlich nur in einem sexuellen Kontext und nicht beim Zahnarzt.
3. **Sadomasochismus ist Gewalt.**
   Der Unterschied zwischen Gewalt und Gewaltdarstellung ist Sadomasochisten klarer als den meisten Filmkritikern. Sadomasochismus hat mit realer Gewalt ungefähr so viel zu tun wie Quake-Spielen gegen die Kollegen mit einem blutigen Massaker im Büro.
4. **Es gibt Sadisten und Masochisten, und eines ist häufiger als das andere.**
   Je nach untersuchter Subkultur wird mal die eine, mal die andere Rolle als die beliebtere beschrieben. Ein großer Teil der Sadomasochisten fühlt sich auf beiden Seiten wohl.
5. **Die Ursache des Sadomasochismus liegt in …**
   Über die Ursachen sadomasochistischer Interessen hat man bisher nicht sehr viel herausgefunden. Man kann aber wohl mit Sicherheit sagen, dass es die eine, alles erklärende Ursache nicht gibt. Zum einen fallen die individuellen Ausprä-

gungen ganz unterschiedlich aus, zum anderen können auch äußerlich ähnliche Verhaltensweisen ganz verschiedene Hintergründe haben. Die Biographien und Erfahrungen von Sadomasochisten weisen keine Elemente auf, die allen gemeinsam wären.

6. **Sadomasochisten finden nur sehr schwer einen Partner.**
   Sadomasochisten, die ihre Interessen geheim halten und mit niemandem darüber sprechen, haben es in der Tat nicht leicht. In der sadomasochistischen Subkultur dagegen findet so gut wie jeder Top seinen Deckel. (Extreme Schüchternheit und haarige Warzen auf der Nase sind hier natürlich genauso hinderlich wie im Rest der Welt.) Man sollte nicht aus den Augen verlieren, dass die Partnersuche auch für Menschen mit den gebräuchlichsten sexuellen Vorlieben nicht einfach ist.
7. **Es gibt nur wenige Sadomasochistinnen. Frauen spielen meist nur wegen des Geldes oder dem Freund zuliebe mit.**
   Der Frauenanteil in der heterosexuellen SM-Subkultur liegt je nach Gruppe und Veranstaltung im Allgemeinen bei etwa einem Drittel. Und wer sich im eigenen alltäglichen Umfeld umsieht, wird feststellen, dass das der Verteilung bei den meisten sozialen Anlässen entspricht.
8. **Sadomasochismus wird von abgestumpften Leuten praktiziert, die alles andere schon ausprobiert haben.**
   Viele Sadomasochisten wissen sehr früh, oft schon vor der Pubertät, sehr genau, was sie wollen. Das hohe Durchschnittsalter mancher SM-Gruppen liegt zum Teil daran, dass das Coming-out noch vor wenigen Jahren wesentlich schwieriger war als heute und erst nach entsprechend langem Zögern stattfand. Der übersättigte alte Lustmolch, der mit SM-Praktiken seine Impotenz zu beheben versucht, scheint eine Legende zu sein.
9. **Sadomasochismus stellt einen Ausgleich zu den Anforderungen des Alltags dar: Erfolgreiche Manager lassen sich nach Feierabend von der Domina erniedrigen und frustrier-**

te kleine Männer geben zu Hause vor der Ehefrau den großen Meister.

Sadomasochistische Praktiken können diese angenehme Funktion unter anderem haben, müssen es aber keineswegs. Dominantes Auftreten im Alltag weist weder darauf hin, dass der oder die Betreffende auch im Bett dominant ist, noch kann man das Gegenteil daraus ablesen. Man sieht den meisten Leuten einfach nicht an, welche Seite sie bevorzugen.

10. **Im Laufe der Zeit werden die Praktiken immer extremer und gefährlicher.**

Unausgelebte SM-Phantasien neigen wie alle sexuell stimulierenden Vorstellungen zu Abnutzungserscheinungen und müssen dann weiter ausgebaut werden. In der Praxis entdeckt man in SM-Beziehungen hin und wieder neue Spiele, die Spaß machen, aber von einer Sucht nach immer extremeren Spielweisen kann nicht die Rede sein.

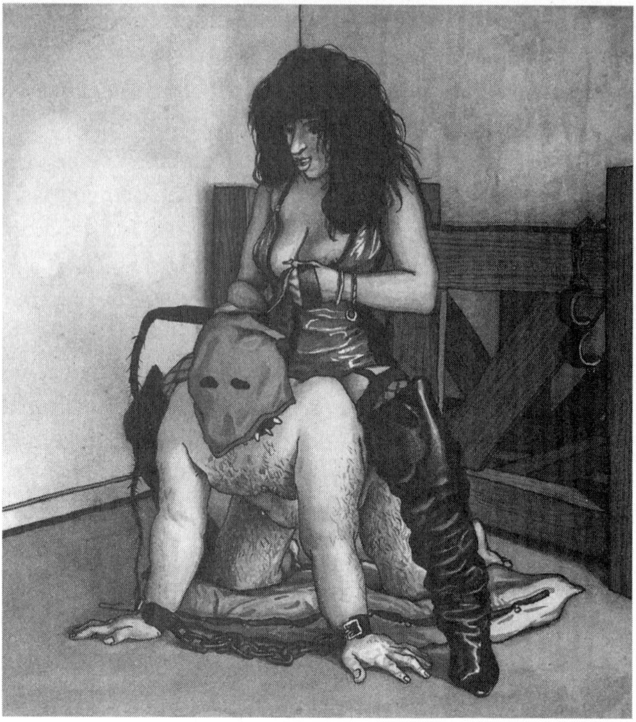

Wolfgang Herrndorf

Nach vierstündigem Verhör gestand der Warenhausdetektiv Edgar P. (37) aus F., als Kind seine Geschwister nicht selten ungerecht behandelt zu haben.

Beschwerden, die uns da treffen, wo es ganz unerotisch wehtut, haben wir hier schon mal vorweggenommen. Alle weiteren Kommentare hören wir uns unter ira@die-wahl-der-qual.de oder kathrin@die-wahl-der-qual.de geduldig an.

Ich will gar nicht «normal» sein. Für mich ist SM düster, wild, anarchisch und amoralisch, und wenn wir ihn domestizieren, bleibt nur eine seelenlose, dem Massengeschmack angepasste

Hülle zurück. Ich stehe am äußersten Rand der Gesellschaft, und dort will ich auch bleiben.

Dann solltest du besser nicht weiterlesen. Der Leidensdruck der Leute, die sich für unaussprechlich unnormal halten, ist uns wichtiger als der berechtigte Wunsch nach Distanzierung von der Banalität des Normalen. Wenn es dereinst ganz schlimm kommen sollte und man seine Eltern mit SM nicht mehr erschrecken kann, findest du sicher ein gemütliches neues Zuhause in irgendeiner anderen Underground-Bewegung, die sterben ja nicht aus.

Leidensdruck, ich hör immer Leidensdruck. Was stellt ihr euch eigentlich alle so an? Mein eigenes Coming-out hat schließlich auch ohne sozialpädagogisches Wattebauschwerfen stattgefunden.

Schön für dich. Nur funktionieren nicht alle anderen Menschen genauso wie du. Manche Leute gehen ihren SM-Interessen von Anfang an nach, ohne sich deshalb schlecht oder unsicher zu fühlen – oft ist das einfach Glückssache. Aber solange du nicht behaupten willst, Steuerberater seien überflüssig, nur weil du selbst keinen nötig hast, lass uns ruhig Wattebäuschchen werfen.

Was ist, wenn meine Mutter dieses Buch bei mir findet?

Da haben wir vorgesorgt: Den ursprünglichen Titel «Hilfe, Mama, ich bin pervers» haben wir ebenso verworfen wie den schwarzen Einband mit blutroter Frakturschrift. Und wenn sie doch vor der Zeit draufkommt … dieses Buch lässt sich auch prima verschenken.

Und wo sind die Sicherheitshinweise?

Dieses Buch ist kein Technikratgeber – was hier nicht steht, steht in Matthias Grimmes «SM-Handbuch». Wir haben uns in einigen Bereichen, die das «SM-Handbuch» bereits abdeckt, sehr kurz gefasst. Man muss das Rädern ja kein zweites Mal erfinden.

Ich bin eine Frau / ein Mann – ihr nehmt in vielen Formulierungen gar keine Rücksicht auf mein Geschlecht!

Wir haben einen Lesbarinnenkeitsfetisch. Und deshalb haben wir uns auf jeweils ein grammatisches Geschlecht beschränkt. Wo uns das geschlechtsneutrale Formulieren zu umständlich war, haben wir aus nahe liegenden Gründen eine weibliche, heterosexuelle Perspektive gewählt. Wenn du denkst, dass aufgrund der vereinfachten Sprache unser Buch die Druckerinnenschwärze nicht wert ist, hast du leider 19.90 DM für die schlechte Sache ausgegeben.

Zu den Interviews

Die meisten für dieses Buch interviewten Personen waren zwischen 19 und 35 Jahre alt. Manche Beiträge stammen ursprünglich aus Mailing-Listen und Chats; die Autoren und Autorinnen sind uns aber persönlich bekannt, es handelt sich also nicht um bärtige Fünfzigjährige, die sich als blutjunge Blondinen ausgeben. Nicht alle Beiträge, die mit dem gleichen Namen gezeichnet sind, stammen von der gleichen Person – zum Beispiel haben wir mehrere Birgits, Sonjas und Andreas interviewt. Die unterschiedlichen SM-Ausdrücke in den Interviews haben wir nicht an eine einheitliche Sprachregelung angepasst, sondern unverändert gelassen; was sie bedeuten, kann man im Zweifelsfall im Glossar nachlesen.

Lieblingsreaktionen unserer Umgebung auf die Bekanntgabe des Buchthemas:

1. Nein, ernsthaft – worüber schreibst du?
2. Nimmt dich das sehr mit?
4. Echt? Kennst du solche Leute?
5. Echt? Ist ja pervers.
6. SM. Cool. (Pause.) Und was heißt das?

2 Es gibt nichts Schlöchtes, außer man möcht es

Die Grundlagen

> «Nicht im Wörterbuch: Sadomasochist.
> Ersetzen durch: Sachverständiger?»
> MICROSOFT WORD

Im Folgenden werden ein paar Begriffe und Sachverhalte erklärt, die allen Dingen, von denen dieses Buch berichtet, zugrunde liegen. Eine solche Begriffsklärung ist vor allem deshalb notwendig, weil das Thema Sadomasochismus mit einer Fülle an seltsamen Vorurteilen besetzt ist. Keine Angst – das hier ist kein Schulbuch, und es gibt auch keinen Vokabeltest. Wem die Grundbegriffe bereits vertraut sind, der darf einfach weiterblättern.

Sadomasochismus – wo der Begriff herkommt und was daraus geworden ist

Der Begriff Sadomasochismus ist eine Zusammensetzung aus den Begriffen Sadismus (nach dem Philosophen Marquis de Sade) und Masochismus (nach dem Autor Leopold von Sacher-Masoch). Beide Begriffe hat Richard von Krafft-Ebing in seiner «Psychopathia sexualis» geprägt – ein Umstand, der für Herrn Sacher-Masoch, der zu diesem Zeitpunkt noch lebte, eher unangenehm war, denn eigentlich wäre er lieber als erfolgreicher Autor und nicht als Namensgeber einer Krankheit in die Geschichte eingegangen. Sacher-Masochs Sohn soll häufig gescherzt haben, seinem Vater verdankten wir den Sacherismus und die Masoch-Torte.

Krafft-Ebing beschrieb die Neigungskonstellationen der von

ihm untersuchten Patienten wie folgt: Sadisten sind Menschen, denen das Zufügen von Schmerz Lust bereitet, während Masochisten Lust dadurch empfinden, dass ihnen Schmerz zugefügt wird. Bis heute ist diese erste Beschreibung der Kern aller Klischees und Mythen, die sich um den Sadomasochismus ranken. Wie das bei den meisten Mythen so ist, ist dieser Kern nicht gänzlich unsinnig – aber leider eben nur ein Teil der wesentlich komplexeren Wahrheit. Denn die Vorlieben der verschiedenen Sadomasochisten sind keineswegs auf die Lust am Zufügen und Empfangen von Schmerzen reduziert. Fesseln, Rollenspiele und unzählige andere Spielarten gehören ebenso in diesen Bereich wie vielfältige Varianten und Kombinationen von Vorlieben. Manche Sadomasochisten können dem Spiel mit dem Schmerz überhaupt nichts abgewinnen, andere finden leichte Schmerzen stimulierend, wieder andere ziehen Lust aus Praktiken, die für Außenstehende lächerlich, unangenehm oder ganz und gar unverständlich aussehen. Einige mögen Kuscheln mit Festbinden, wieder andere bevorzugen Spiele, deren Schauplatz eher der Kopf als das Schlafzimmer ist. Auch wenn es häufigere und weniger häufigere Vorlieben gibt, ist doch kein Sadomasochist wie der andere, und Spiele, die von außen ähnlich aussehen, können für die Beteiligten ganz und gar unterschiedliche Hintergründe haben.

Allgemein könnte man sagen, dass bei Sadomasochisten Empfindungen, die im Alltag eher unerwünscht sind, in einem sexuellen Kontext zur Erregung beitragen. Das können körperliche Schmerzen sein, aber auch Scham, das Gefühl, ausgeliefert oder machtlos zu sein, Unterwürfigkeit, Ekel oder Aggressivität. Im Alltag versucht wohl fast jeder Mensch, Sadomasochist oder nicht, diese Situationen und Gefühle zu meiden, denn die meisten davon haben beim Kneipenabend mit Freunden oder beim Essen mit dem Chef eher nichts zu suchen. In den sexuellen Phantasien und Praktiken von Sadomasochisten aber spielen sie eine große Rolle.

Das in den Medien kolportierte Klischee von der peitschenschwingenden Lederfrau wird der Vielfalt sadomasochistischer Spielarten jedenfalls nicht gerecht. Aber gerade diese Vielfalt macht es schwierig, eine Definition zu finden, die alle Varianten berücksichtigt. Natürlich könnten wir hier bei der Schilderung sadomasochistischer Verhaltensweisen jedes Mal schreiben: «Dies gilt für Bondage-Fans ebenso wie für Flagellanten und Rollenspieler, dabei insbesondere Pet-Player, für Masochisten, Devote und Switcher ...» Weil das dann aber doch ein wenig umständlich ist, bleiben wir bei den allgemeinen Themen bei der Bezeichnung «Sadomasochisten» oder, etwas legerer, «SMler». Wo es sich ohne Verrenkungen einrichten lässt, verwenden wir den an sich sinnvolleren Überbegriff «BDSM» für «Bondage, Discipline, Dominance, Submission, Sadomasochism», also Fesseln, Erziehungsspiele, Machtspiele und Sadomasochismus.

Sadomasochisten haben ihre Regel: Safe, Sane and Consensual

Die Formulierung *Safe, Sane and Consensual* – «sicher, mit gesundem Menschenverstand und einvernehmlich» – wurde Anfang der 80er Jahre in den USA geprägt und hat sich seither ziemlich flächendeckend durchgesetzt, um eine Art kleinsten gemeinsamen Nenner aller SM-Aktivitäten zu beschreiben. SSC ist so etwas wie ein minimaler Satz an Regeln, dem alle sadomasochistischen Interaktionen folgen, so unterschiedlich sie auch sonst aussehen mögen. Dabei gibt es natürlich durchaus Grauzonen und individuelle Unterschiede in der Auslegung.

«Safe» kann den Verzicht auf alle Praktiken bedeuten, die ein größeres Gesundheitsrisiko mit sich bringen als Sex ohne SM. Andere legen den Begriff weiter aus – so ist auch Sportklettern zum Beispiel riskanter als der Alltag, geht aber mit so hohem Lustgewinn einher, dass Kletterer dieses höhere Risiko bereitwillig in Kauf nehmen. Wem die nötigen Kenntnisse und Fähigkeiten fehlen, das Risiko einzuschätzen und so gering wie möglich zu halten, der sollte sowohl vom Klettern als auch vom SM die Finger lassen, bis er jemanden gefunden hat, der ihm diese Grundlagen beibringt.

Mit «sane» ist meist «gesunder Menschenverstand» gemeint, Zurechnungsfähigkeit und die Fähigkeit, Phantasien von der Realität zu unterscheiden. In der Praxis führt das beispielsweise dazu, dass es Partys gibt, auf denen sämtliche Drogen einschließlich Alkohol tabu sind, weil schon eine leichte Vernebelung des Urteilsvermögens die Abschätzung der möglichen Folgen erschweren kann. Wer schon einmal beschwipst in dunklen Ecken mit dem besten Freund des Geliebten geknutscht hat, kann sich in etwa vorstellen, wovon die Rede ist.

«Consensual» bedeutet, dass die Einwilligung des Bottoms in das, was geschehen soll, unabdingbar ist und der Top seine Wünsche und Grenzen zuverlässig respektieren wird. Die Beteiligten stecken vor dem Spiel den Rahmen ab, innerhalb dessen gespielt werden soll.

Bevor man zur Untat schreitet, vereinbaren Top und Bottom meist ein Safeword oder Codewort. Das Safeword ermöglicht es dem Bottom, dem Top in Notfällen das Signal zum sofortigen Aufhören zu geben, ansonsten aber nach Herzenslust «Nein!», «Gnade!» und «Aufhören!» zu schreien, wenn das zu seiner Erregung beiträgt (und die Nachbarn nicht protestieren). Auch wenn man auf einer Party miteinander spielt und einander zu wenig kennt, um subtilere Anzeichen richtig zu deuten, ist ein Safeword in jedem Fall von Vorteil. Gebräuchlich ist «Mayday», es bleibt aber jedem überlassen, stattdessen «Schneckenschere» oder den Mädchennamen der Großmutter zu wählen. Hauptsache, das Wort ist ungewöhnlich genug, um im Spiel aufzufallen. Ob das Safeword jemals gebraucht wird oder nicht, hängt nicht davon ab, wie erfahren die Beteiligten sind oder wie viel Zeit vorher ins Gespräch investiert wurde.

Welches Schweinderl hätten S' denn gern? – Spielarten

So etwas wie der eine, richtige, allein selig machende Sadomasochismus existiert nicht. Unter diesem Namen werden eine ganze Menge Spielarten zusammengefasst, die gemeinsam auftreten können, aber nicht müssen. Für jede Vorliebe gibt es Leute, bei denen sie in Reinkultur auftritt, andere finden alles zusammen lustig. Die wissenschaftliche Literatur hat gewisse Schwierigkeiten, zu erklären, warum viele Menschen nicht nur eine von der Norm abweichende Vorliebe haben, sondern gleich mehrere – dabei wäre das vermutlich ziemlich einfach: Ist der Ruf erst ruiniert, lebt sich's völlig ungeniert.

Die Frage, die sich zaghafte Einsteiger oft stellen, lautet: Gehöre ich überhaupt dazu? Bin ich jetzt auch einer von diesen komischen Sadomasochisten? Wir können diese Frage auch nicht beantworten – ein «Dazugehören» in dem Sinne gibt es nicht. Die Übergänge zwischen Sadomasochisten und Nichtsadomasochisten sind fließend, und es ist auch gar nicht unbedingt zweckmäßig, sich überall gleich eine wohnliche kleine Schublade zurechtzuzimmern. Wer irgendeine der hier geschilderten Vorlieben – oder eine der hundert nicht geschilderten – interessant findet, kann damit ohne weiteres glücklich werden, ohne sich einer Subkultur zugehörig zu fühlen. Wahrscheinlich sollte man sein Geld ohnehin darauf setzen, dass die Grenzen zwischen den verschiedenen sexuellen Glaubensrichtungen in den nächsten Jahren noch weit verschwommener werden.

> «Ein Coming-out hatte ich insofern bis heute noch nicht, dass ich mich ungern als Sadomasochist bezeichne. Ich gehöre zur Fraktion ‹Wie immer du es auch nennen magst, Hauptsache, es fühlt sich gut an›. Wenn es geht, sage ich deshalb auch nicht: ‹Ich bin SMler, aktiv und passiv›, sondern so etwas wie: ‹Ich lasse mich auch schon mal gern verhauen.›»
> CHRIS

«Sadomasochisten finden Schmerzen toll» fällt den meisten Menschen als Erstes zum Thema SM ein. Das stimmt so nicht: Viele SMler können Schmerzen rein gar nichts abgewinnen; sie haben einfach Spaß an Bondage, an Rollenspielen, an Demütigungen oder tausend anderen schmerzlosen Spielen. Und selbst unter denen, die Schmerzen erotisch finden, gibt es unterschiedliche Fraktionen – die einen sind imstande, Schmerzen tatsächlich lustvoll zu empfinden, während die anderen die Vorstellung, dass jemand ihnen Schmerzen zufügt, aufregender finden als den tatsächlichen Schmerz. Zur ersten Gruppe gehört Maren:

> «Bei mir ist das ganz offensichtlich wirklich so, dass da durch Schmerz eine Menge Endorphine ausgeschüttet werden … und wenn das bei jemand anders nicht so ist, dann kann der halt nicht so reagieren. Durch den Schmerz allein passiert bei mir irgendwas, ich erreiche so einen High-Zustand, und das war von Anfang an so. Ich hab dann auch irgendwie überlegt, ob ich's schon eher hätte merken können. Mir fallen da die Geschichten von der Entbindung ein, wie sie alle rumgejammert haben, wie schrecklich das doch gewesen ist, und ich hab halt eigentlich bloß sagen können: ‹War doch schön!› Ich bin als Kind auch gern zum Zahnarzt gegangen, und ich war auch diejenige, die sich immer gefreut hat, wenn in der Schule Massenimpfungen angesagt waren. Ich hab mich da immer gern angestellt, während die anderen alle schlecht drauf waren.»

Stephanie dagegen gefällt die Theorie besser als die Praxis:

> «Die Vorstellung, dass jemand so viel Macht über mich hat, dass er mir Schmerzen zufügen kann und dass ich ihm hilflos ausgeliefert bin, finde ich toll. Nein, eigentlich spielt dabei noch nicht mal die Richtung eine Rolle – in meinen Phantasien kann das auch durchaus umgekehrt sein, oder ich bin nur ein unbeteiligter Beobachter, während andere Leute einander quälen. Wenn ich das Wort «Folter» nur lese, werde ich erregt. Tut mir Leid, ist nun mal so. In der Praxis bin ich dafür eher wehleidig.»

Eine eher seltene Variante sind dann noch diejenigen, die Schmerzen zwar auch eher unangenehm finden, aber gerade das schätzen. Die Vorstellung, von einem unbarmherzigen Partner ohne Rücksicht darauf, ob sie sich gerade amüsieren oder nicht, hart rangenommen zu werden, ist für sie nicht nur in der Phantasie, sondern auch in der praktischen Umsetzung reizvoll genug, um sie auch ganz und gar unerotische Schmerzen ertragen zu lassen. Schmerzen dienen hier eher dazu, dem «Opfer» seine Hilflosigkeit, sein Ausgeliefertsein, die Unentrinnbarkeit der Situation klar vor Augen zu führen. Die Zuneigung des Partners soll während der Session so wenig wie möglich zu spüren sein. Hier unterscheiden sich die Anhänger dieser Spielart ganz deutlich von all jenen, die größten Wert darauf legen, sich auch während des Spiels geliebt, geachtet und umsorgt zu fühlen. Es ist auch innerhalb der SM-Subkultur nicht ganz einfach, für solche Inszenierungen passende Partner zu finden – ironisch, wenn man bedenkt, dass der Rest der Welt anscheinend glaubt, alle Sadomasochisten hätten keinen dringenderen Wunsch als gerade diesen.

Darüber hinaus können Schmerzen auch ganz einfach praktische Vorteile bieten:

> «Ich neige dazu, im Bett an was anderes zu denken. Keine Ahnung, wieso, aber es passiert mir relativ oft, dass meine Gedanken einfach abschweifen, dass ich über den Job, die Steuererklärung oder sonst was nachdenke und dabei völlig vergesse, dass ich eigentlich grade eben noch erregt war. Schmerzen sind da ein gutes Mittel dagegen, es brauchen nur leichte Schmerzen zu sein, aber die holen mich gleich wieder zurück.» GISA

Auch die Interpretation schmerzhafter SM-Praktiken als «Bestrafung» greift zu kurz. Vieles von dem, was Sadomasochisten miteinander anstellen, sieht bei oberflächlicher Betrachtung nach Strafe aus. So enthält zum Beispiel der Fragebogen einer Psychologie-Diplomarbeit von 1999, der an Sadomasochisten ausgeteilt wurde, fast nur Formulierungen wie «Während des Sexual-Spiels benutzte ich meine Hand zur Bestrafung meines Partners». Ver-

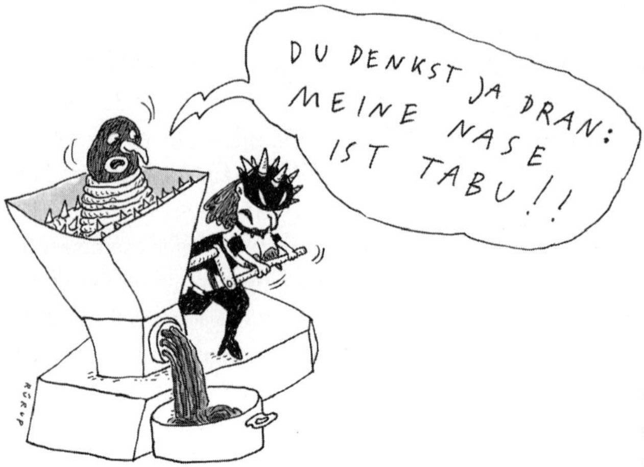

Stephan Rürup

mutlich konnten sich die Versuchspersonen hinreichend in die Gedankenwelt des Psychologen versetzen, um trotzdem zu wissen, was gemeint war, aber streng genommen hätte ein großer Teil der Befragten einfach «Nein» ankreuzen müssen, weil es sich bei ihren Praktiken nicht um Strafen handelt. Dass man für irgendein eingebildetes oder halbwegs reales Vergehen streng bestraft wird, mag häufig Teil der Phantasiewelt der Akteure sein, aber in der Praxis handelt es sich eben um pures – wenn auch auf Umwegen erlangtes – Vergnügen.

Die Gesellschaft macht es einem nicht gerade leicht, zu lustvollen Phantasien über Schmerz, seien sie nun masochistischer oder sadistischer Natur, zu stehen, weil Zuneigung und Zärtlichkeit und das Zufügen von Schmerz nun mal schlecht zusammenpassen wollen. Während Lack und Leder inzwischen Teil der Mode geworden sind, kann man für die Lust am Schmerz noch immer wenig Verständnis erwarten, und es fällt vielen schwer, sich selbst von der Sichtweise der Außenwelt zu lösen. Die Angst, «nicht normal» zu sein, ist eine weit verbreitete.

Falscher Hase – Rollenspiele

Rollenspiele ermöglichen es noch mehr als andere BDSM-Praktiken, dem Spieltrieb freien Lauf zu lassen. Es müssen ja nicht immer die gängigen Szenarien wie Herrin/Sklave, Lehrer/Schülerin, Herrin/Zofe, Daddy/Boy sein; auch die Amazonenkriegerin und die besiegte Herrscherin des verweichlichten Bürokratenvolks können sich miteinander vergnügen, der Punk und die Fahrausweiskontrolleurin, die gemeine Mädchenclique und der Klassenstreber, der außerirdische Experimentator und der Erdling.

> «Ich hab zuerst eigentlich nur Rollenspiele gemacht, das andere ist dann erst später gekommen. Man kommt sich am Anfang so was von blöd vor. Aber je mehr man reinkommt – das ist eine gewisse schauspielerische Leistung –, verschmilzt man immer mehr mit der Rolle. Das kann damit zusammenhängen, dass man sich verschiedene Klamotten anzieht, ich hab zum Beispiel ein wunderschönes Serviererinnenkostüm – sehr zur Belustigung sämtlicher SMler, die mich kennen. Oder man macht sich, sehr beliebt, auch als Nutte zurecht. Und dann kommt es natürlich zu sexuellen Handlungen. Ich fang nur ganz, ganz selten an zu kichern. Man hat ein Skript im Kopf, überlegt sich vorher, wie das ablaufen soll, bespricht das mit dem Partner, Vorlieben oder Sachen, die gar nicht drin vorkommen sollten, und dann geht man durch und variiert dann eben auch. Ein Traum von mir ist immer noch, dass ich auf der Straße irgendwo aufgegabelt werde. Und dann so richtig mit Kohle auf den Tisch legen und durch. Das sollte natürlich jemand sein, den ich attraktiv finde. Das wird irgendwann mal so ablaufen, dass ich an der Straße stehe und dass ein, zugegeben, mir bekannter Mann oder aber zumindest jemand mich aufgabelt, von dem ich weiß, dass er gebrieft wurde.» SABINE

Wer sich bei Rollenspielen unwiderstehlich blöd vorkommt, darf beruhigt sein: Genügend BDSM-Varianten kommen ganz ohne Rollenspiel aus. Eine Session kann in der Alltagspersönlichkeit und im Pyjama genauso viel Spaß machen wie komplexe Inszenierungen und Verkleidungen – auch das ist lediglich eine Sache der individuellen Vorlieben. Als Zwischenlösung gibt es Rollenspiele, bei denen der Körpereinsatz im Vordergrund steht und bei denen man nicht unbedingt sprechen oder sich verstellen muss: Vergewaltigungsszenarien beispielsweise sagen oft auch Rollenspielverächtern zu. Es muss ja keineswegs der Mann der Täter sein: Einer der erfreulichen Aspekte von SM-Rollenspielen ist, dass man nicht an die sonst gültigen Geschlechtergrenzen und Verhaltensnormen gebunden ist. Von zwei Frauen in der Rolle des Lederschwulen und des homophoben süddeutschen Kommunalpolitikers bis hin zum wortlos konjugierenden Wimpertierchen ist alles machbar und unterhaltsam.

Tierrollenspiele sind vor allem bei DS-Interessierten beliebt. Da werden Männer als Schoßhündchen an der Leine oder mit Maulkorb geführt und müssen ein strenges Hundetraining absolvieren, Frauen verwandeln sich in Ponys mit Trense und Schweif-Buttplug. Dabei spielt nicht nur das auf den ersten Blick sichtbare Drumherum, also die Toys und die Aufmachung, eine Rolle – oft geht es darum, die eigene Persönlichkeit gegen die des gewählten Tieres für die Dauer des Spieles auszutauschen.

Wie die meisten Rollenspieler empfinden es viele Pet-Player als befreiend, ihre eigene Persönlichkeit im Spiel abzulegen und eine neue Identität anzunehmen. Dass die angenommene Rolle keine menschliche ist, stellt zum einen eine Demütigung dar, gleichzeitig impliziert die Rolle des Herrchens oder Frauchens – zumindest bei den Haustieren – jedoch auch eine strenge, aber in der Regel liebende Fürsorge. Zum anderen aber ist es auch die Befreiung von menschlichen Verhaltensnormen und Verantwortungen, die viele am Tierrollenspiel schätzen.

Sexuelle Seilschaften – Bondage

Die einen schätzen am Fesselspiel eher die Fixierung und die hilflose Ausgeliefertheit des Partners. Die anderen die Ästhetik. Und viele finden einfach beides geil. Selbst Leute, die mit BDSM überhaupt nichts am Hut haben, lassen sich ganz gern mal fesseln, um sich danach ganz ungehemmt zurückzulehnen und vom Partner verwöhnen zu lassen. Die Materialien, die dabei verwendet werden können, sind ebenso vielfältig wie die Fesselungsvarianten selbst – vom «Kuscheln mit Festbinden» im heimischen Schlafzimmer über Indianerspiele am Marterpfahl bis hin zur kunstvoll ausgefeilten Japan-Bondage bei Partys reicht die Palette. Bondage kann eine Beilage, aber auch das Hauptgericht sein.

> «Die Frage ist eigentlich nicht so sehr, wie ich auf die Idee gekommen bin … es ist eigentlich die Feststellung, dass andere Leute das nicht interessant finden, die mich immer verblüfft hat. Es geht sicherlich zum einen um das Optische: wie das verschnürt ist, wie das aussieht, wie es aussieht, wenn die gefesselte Person sich bewegt. Ärgerlich ist, wenn Leute das in Filmen schlampig machen, da will ich immer hinschreiben und sagen: Aber hören Sie mal, wie können Sie nur?
> Warum das Spaß macht, weiß ich gar nicht, das ist fast wie ein Instinkt. Ein Teil davon ist sicherlich, dass man Macht hat, und ein Teil davon ist, dass man merkt, wie auch immer die Partnerin reagiert – wenn sie erregt wird oder sich freut oder sich bewegt –, dass man selbst das auslöst. Wenn sie gefesselt ist und sich kaum bewegen kann und sie wird trotzdem erregt, dann bin ziemlich sicher ich der, der das verursacht hat.
> Aber es ist auch sehr viel das Optische, wie sie sich dann bewegt in der Fesselung. Ich weiß nicht, das macht einfach Spaß. Es hat auch eine handwerkliche Seite. Man setzt sich hin und hat zwanzig Meter Seil in einem unförmigen Schlingenhaufen und macht daraus ein Gesamtkunstwerk.» WOLF

Viele Bondage-Fans betonen auch den emotionalen Aspekt – die Hingabe und das Geschenk grenzenlosen Vertrauens – und empfinden Bondage nicht nur sexuell als bereichernd. Aber natürlich muss man nicht in tiefer Liebe entbrannt sein, um Bondage genießen zu können. Und wenn man jemanden gefunden hat, der denselben Kink hat wie man selbst und dem man vertrauen kann, gilt es eigentlich nur noch zu klären, wer denn nun wen fesseln darf.

Jetzt mal Butter bei die Fetische

Für Medizin und Sexualwissenschaft ist ein Fetischist jemand, dessen sexuelle Interessen sich primär auf unbelebte Objekte richten. Im Alltag wird als Fetischist jeder bezeichnet, auf den ein Material oder ein bestimmter Körperteil eine starke erotische Wirkung ausübt. Fetische sind in gewissem Umfang abhängig von Mode und Zeitgeist: in der älteren Literatur finden sich Zopfabschneider und Tintenspritzer, die heute fast gänzlich ausgestorben sind, und auch vom Pelzfetisch hört man nur noch selten. Wie Fetischismus entsteht, ist nach wie vor ungeklärt; es scheint sich aber eher nicht um eine simple Konditionierung zu handeln. Wenn es zur Herausbildung eines Fetischismus nur der Verknüpfung mit sexueller Stimulation bedürfte, so lautet eine gängige Argumentation, würden wir auch Sofakissen und Zimmerdecken an bevorzugter Stelle auf der Liste der Fetische finden.

> «Der Fetisch ist was, was ziemlich direkt, ohne große Umwege sexuelle Erregung auslöst. Dazu reicht es, dass ich die Füße einer Frau, die mir sympathisch ist, nehme und zum Beispiel massiere. Bei weiblichen Brüsten ist das bei mir nicht ganz so ausgeprägt. Das find ich schon auch prima, und es versetzt mich auch in irgendeine Art von Erregung, aber es fühlt sich einfach anders an. Bei Brüsten ist es mehr so was Ästhetisches: Das find ich prima, und es sieht gut aus ... da würd ich viel eher sagen, dass es was tatsächlich Konditioniertes, was Erlerntes ist.» JOHANNES

Zum Fetisch kann so ziemlich alles werden: Gängig sind Leder, Gummi, Seide, Uniformen, Frauenkleidung, Männerkleidung, Schuhe, Stiefel, Windeln, Füße, Hintern, angenehme Gerüche, unangenehme Gerüche ... aber auch seltenere Fetische wie Zahnspangen, Birkenstocksandalen und amputierte Gliedmaßen haben ihre Fangemeinden. Keines dieser Themen steht notwendigerweise mit BDSM in Verbindung oder gehört gar zwangsläufig dazu. Es gibt sowohl begeisterte Fetischisten, deren sonstiges Sexualleben in der Missionarsstellung stattfindet, als auch jede Menge SMler, die keinem Material- oder Körperteilfetisch etwas abgewinnen können.

> «Zuerst war's mir egal, ob es jetzt irgendwie Leder, Kunstleder, Lack war – Gummi siehst du auf der Straße sowieso nicht –, da hab ich angefangen, mich für die Materialien an sich zu interessieren. Bis ich dann irgendwie auf Gummiklamotten gekommen bin. Ich hab das angefasst, und das war einfach so was von faszinierend … und wenn man das einmal getragen hat, das muss man einfach ausprobiert haben, das kann man auch nicht beschreiben. Einerseits ist es ein ganz eigenes Gefühl, Gummi anzufassen, das kannst du mit nichts anderem vergleichen. Und andererseits, wenn du das trägst und es berührt dich einer, hat das auch eine verstärkende Wirkung, obwohl eine Schicht dazwischen ist. Meine Freundin ist da ein gutes Beispiel für, die, bevor sie mich kennen lernte, überhaupt nichts von irgendwelchen Gummiklamotten wusste. Sie wusste eigentlich auch gar nicht, dass ich auf so was stehe, und konnte sich da auch nichts drunter vorstellen. Ich hab ihr dann durch die Blume gesagt, dass ich es faszinierend finde, das zu tragen, und dass das ein ganz besonderes Gefühl ist, und dann hab ich ihr halt diesen Body angedreht. Und auf einmal ging in ihr was ab, was sie sich gar nicht erklären konnte. Seitdem hat sie bestimmt für zweitausend Mark Gummiklamotten gekauft – das sagt eigentlich alles. Da muss man gar nichts weiter anfügen.» INGO

Nach wie vor wird in der wissenschaftlichen Literatur behauptet, Fetischismus gebe es nur bei Männern – eine Annahme, über die viele Sadomasochistinnen nur müde kichern können. Vielleicht handelt es sich in Wirklichkeit beim Begriff des Fetischs ja auch nur um einen Begriffsfetisch, der die Wissenschaft daran hindert, in seiner Erforschung voranzukommen. Vielleicht gibt es gar keinen Fetischismus, sondern lediglich eine Vielzahl von Reizen, die sexuell stimulierend wirken können – manche davon gesellschaftlich anerkannt und durch Pin-up-Kalender gefördert, andere dagegen ignoriert oder verachtet.

Möge die Macht mit mir sein – Dominanz und Unterwerfung (DS)

Manche sagen, DS sei die Grundkonstellation jeder SM-Beziehung, weil es bei fast allen Spielarten darum gehe, dass eine Person sich dem Willen einer anderen Person freiwillig ausliefert und unterwirft. Klassisch versteht man unter DS aber das Spiel von Dominanz und Unterwerfung in seinen verschiedenen Schattierungen: Herrin und Sklave, Dom und Sub, Daddy und sein Boy…

> «Für mich ist der Reiz dabei, den anderen zu erziehen. Du machst ihn dir ja in gewisser Weise auch hörig, du trainierst ihn ja, du hast ihn völlig in der Hand. Das ist schon ein prickelndes Gefühl, jemandem per E-Mail oder SMS bestimmte Befehle zu schicken und zu wissen, er muss sie jetzt ausführen. Das ist geil. Oder man plant den Abend vor und trägt dem anderen schon auf, bevor man nach Hause kommt, in einer ganz bestimmten Position zu warten. Man kommt dann voll Vorfreude nach Hause und weiß genau, er kniet da in einer ganz bestimmten Position, die er aufgetragen gekriegt hat, an der Bettseite und präsentiert seinen Hintern. Und dann lässt man ihn warten, kümmert sich überhaupt nicht drum. Oder ihn morgens einen Cockring anlegen lassen und wissen, er trägt ihn den ganzen Tag. Das ist schon schön.» SUSANNE

Erziehungsspiele, ein häufiger Teil von DS-Szenarien, werden oft als zentrale SM-Praktik missverstanden, sind aber auch nur eine Vorliebe unter vielen. Die einen können sich nichts Schöneres vorstellen, als herumkommandiert, dressiert, bestraft und belohnt zu werden, während sich die anderen in so einer Situation nur höchst unerotisch an elterliche Erziehungsmaßnahmen erinnert fühlen. DS-Inszenierungen können ganz ohne Schmerzen, Bondage, Demütigung oder alle anderen SM-Aspekte auskommen oder aber alles beinhalten, wonach einem der Sinn steht.

Im Unterschied zu den dominanten oder submissiven Rollen, die jeder im alltäglichen Umgang mit Finanzamt, Kindern, Kunden, Mitarbeitern und Fahrkartenkontrolleuren einnehmen muss, sind die Rollen im Spiel frei gewählt und individuell vereinbart. Sie können den bevorzugten Alltagsrollen entsprechen oder das genaue Gegenteil darstellen. Unter Umständen sieht eine DS-Beziehung, von außen betrachtet, genauso aus wie die Ehe, die unsere Großeltern geführt haben, aber in den Köpfen der Beteiligten gehen dabei ganz andere Dinge vor sich. Es sei denn, die Großeltern hatten auch so ihre kleinen Geheimnisse.

Schöner Wohnen im eigenen Körper – Piercing, Cutting und Co.

Tattoos, Piercings, Scarification (gezieltes Erzeugen von Narben), Cuttings (Schneiden) und Branding (Zufügen dauerhafter Brandmale) sind für viele in der Subkultur selbstverständlicher Teil und Ausdruck ihrer sexuellen Identität. Grundsätzlich kann man dabei zwischen permanenten und vorübergehenden Veränderungen unterscheiden: dauerhafte Piercings etwa oder das Zufügen von Wunden mit dem Ziel, Narben zu produzieren, und im Gegensatz dazu Kurzzeit-Manipulationen wie etwa Nadelspiele.

Viele dieser «body modifications» haben inzwischen auch in der Mainstream-Kultur einen Platz gefunden. Im Zuge einer Wiederbelebung von «Urban-primitive»-Trends und dem Hype um bestimmte Tribal-Symbole sind Tattoos und Piercings, in geringerem Maße auch Scarification und Branding, nicht mehr auf irgendeine Szene zu beschränken. Im Kontext von BDSM können diese Manipulationen am Körper jedoch eine ganz andere Symbolik beinhalten. Auch wird man wohl Genital-Piercings in der SM-Subkultur etwas häufiger finden als im Rest der Welt.

«Vor kurzem bin ich im Bus gefahren, ganz hinten, nahe am Motor, wo man ziemlich durchgerüttelt wird, da vibriert es unheimlich stark. Was aber geil war, weil ich da meine Piercings gespürt habe. Andere Leute sind aufgestanden, die neben mir saßen, weil es so rüttelte. Es ist einfach ein Gewinn.» SUSANNE

Piercings können aber auch ganz prima ins Spiel eingebunden werden, man kann Ketten, Haken und Ösen oder kleine Gewichte daran einhängen, man kann sie in Fesselungen mit einbeziehen, dran ziehen und sie drehen, jemanden daran herumführen und so allerhand schöne Gefühle auslösen. Sowohl vorübergehende als auch dauerhafte Piercings können die Körperwahrnehmung ganz erstaunlich verändern, einzelne Körperpartien sensibler und wahrnehmbarer machen. Maren beschreibt ihre Erfahrung so:

> «Der Reiz an Nadelspielen ist natürlich zum einen: Es tut weh. Dann ist es natürlich auch das Gefühl, irgendwas Besonderes zu machen, und dann spürt man die Nadeln eben auch noch, wenn sie gestochen sind. Das ist so ein angenehmes Kribbeln, das dann immer mehr wird, je mehr Nadeln stecken. An intimen Stellen wird das durchaus zu so einem Dauerreiz, also die Brustwarzen sind dann, solange die Nadeln stecken, auch erigiert, und im Intimbereich ist es genauso, dass es so einen Dauerreiz ergibt, der sehr angenehm ist. Ein Piercing macht die Stelle auch dauerhaft wesentlich reizbarer. Die Brustwarzen-Piercings, wenn man damit eine Weile spielt, hat das eine Dauererektion zur Folge, und das ist nachher wie so ein Knopf zum Ein- und Ausschalten, man braucht dann nur noch so ein bisschen anzufassen, und das ist unheimlich erregend.»

Bei Cuttings kann es einfach schön sein, das warme rote Blut am Körper des Partners herunterfließen zu sehen, sie können aber auch beabsichtigte Narben hinterlassen, die von vielen als sehr sinnlich empfunden und voller Stolz getragen werden. Viele DS-Paare sehen in einem Piercing, Cutting oder Branding eine Art «Markierung», die Zugehörigkeit und Hingabe ausdrückt. Oft hat der Vorgang selbst den Charakter eines Initiations- oder Übergangsrituals und eine spirituelle Bedeutung.

... und der ganze Rest

Wer sich in dieser kurzen Aufzählung nicht wieder gefunden hat, braucht sich keine Sorgen zu machen, noch perverser als die Perversen zu sein: Eine auch nur halbwegs vollständige Beschreibung aller Praktiken und Vorlieben, die unter Sadomasochisten verbreitet sind, würde ein eigenes Buch füllen. Das in der Newsgroup alt.sex.bondage geprägte «Ugol's Law» besagt: «Die Antwort auf Fragen, die mit ‹Bin ich eigentlich der Einzige ...› anfangen, ist grundsätzlich ‹Nein›.»

Zum Weiterlesen:

Matthias Grimme: «SM-Handbuch», Charon Verlag 1996
Das Standardwerk zu Praktiken, Risiken und Nebenwirkungen.

Larry Townsend: «Das Lederhandbuch», Querverlag 1998
Überarbeitete Neuauflage des schwulen Klassikers von 1972. Vieles ist nicht eins zu eins auf den deutschen und schon gar nicht auf den heterosexuellen Bereich zu übertragen – trotzdem eine interessante Lektüre.

Manuela Kay / Anja Müller (Hrsg.): «Schöner kommen – Das Sexbuch für Lesben», Querverlag 2000
SM-Praktiken sind hier angenehmerweise nicht in ein Extrakapitel abgeschoben, sondern durchziehen das ganze Buch. Natürlich auch für Heteros lesenswert.

Mark Thompson: «Lederlust. Berichte und Erfahrungen», Bruno Gmünder Verlag
Historische Berichte aus grauer SM-Vorzeit und interessante Essays.

Gloria G. Brame / William D. Brame / Jon Jacobs: «Different Loving – The World of Sexual Dominance & Submission», Villard Books 1996
Wohl die beste und auch für Außenstehende nachvollziehbarste Schilderung der unterschiedlichen Vorlieben im BDSM-Bereich. Leider gibt es keine deutsche Übersetzung.

Jay Wiseman: «SM 101 – A Realistic Introduction», Greenery Press 1996
Wohl das ausführlichste Buch über Praktiken und Risiken.

Charles Moser / J. J. Madison: «Bound to be Free», Continuum 1996

Gelungener Versuch, klinische Theorie und die Sichtweise der Praktiker zusammenzubringen.

Thomas A. Wetzstein u. a.: «Sadomasochismus. Szenen und Rituale», Rowohlt 1993

Wissenschaftliche Studie über die homo- und heterosexuelle SM-Subkultur im Deutschland der frühen 90er. Teilweise etwas trocken, aber nie uninteressant.

Katharine Gates: «Deviant Desires. Incredibly Strange Sex», RE/Search Publications 2000

Wer seine eigenen Phantasien für abwegig hält, findet hier ein beruhigend großes Sortiment ziemlich ungewöhnlicher Vorlieben.

3 Wo hast du dir das denn eingefangen?

Theorien zur Entstehung sadomasochistischer Neigungen

«Die einzige abartige Veranlagung, die ich kenne, wird vom Finanzamt verschickt.»
WOLFGANG NEUSS

Eine Frage, mit der sich fast jeder konfrontiert sieht, der feststellt, dass er perverse Neigungen hat, ist die nach dem Ursprung dieser Neigungen: Woher kommt es, dass ich mich für BDSM interessiere und mein Bruder oder meine Schwester nicht? Wieso hat es mich erwischt, warum nicht meinen besten Freund? Liegt es womöglich doch daran, dass ich als Kind vom Wickeltisch gefallen bin?

Die gute Nachricht ist: Es gibt eine ganze Menge mehr oder weniger wissenschaftliche Theorien darüber, was Sadomasochismus ist und wie er entsteht. Die schlechte: Man kann von keiner sagen, dass sie das Phänomen ein für alle Mal erklärt. Eigentlich wissen wir heute genauso wenig darüber wie Havelock Ellis, der 1903 konstatierte, dass die Verbindung von Liebe und Schmerz eines der großen Geheimnisse der Liebe überhaupt sei. Inzwischen aber haben sich allerhand Theorien entwickelt, und ein paar davon wollen wir hier kurz anreißen.

«In der Bibliothek habe ich mit achtzehn ein paar Mal Bücher – von Psychoanalytikern, wie ich heute weiß – aufgeklappt, wo alles Mögliche drinstand, wie krank, gefährlich und böse das sei, aber mir war damals schon klar, dass es nicht so sein konnte. Ich weiß noch, dass ich ein, zwei Absätze gelesen habe und mir gedacht habe, Jungs, ihr seid so weit an der Wirklichkeit vorbei, ihr habt keine Ahnung. Einfach vom Gefühl her. Weil das, was sie beschrieben haben, und das, wie es sein sollte, keinerlei Verbindung hatte zu dem, wie ich war. Das, wovon sie geredet haben, oder die Krankheiten, die sie mir in Verbindung dazu andichten wollten, war so vollkommen hergeholt. Man muss sich das vorstellen, ich war in der Schule sehr erfolgreich, ich hatte einen gut ausgebauten Freundeskreis, alles war eigentlich modellhaft. Ich hatte keine offensichtlichen psychischen Störungen, nur das kleine Detail, dass meine Sexualität anders war als bei allen anderen – na ja, fast allen anderen. Und dann kommen die her und sagen, Leute mit dieser Neigung sind grundsätzlich geisteskrank. Was, vereinfacht gesagt, ja der Standpunkt der Psychoanalytiker ist. Und das passte einfach nicht. Ich komme aus einer wissenschaftlich interessierten Familie, und meine Erziehung war so, dass die Theorie gut und schön ist, aber jede Theorie muss den Kontakt mit der Praxis überleben. Neunzig Prozent der wissenschaftlichen Theorien zum SM überstehen diesen Kontakt zur Praxis nicht. Das ist eigentlich auch nicht verwunderlich, wenn man weiß, dass neunzig Prozent der Theoretiker niemals in ihrem Leben einen Sadomasochisten getroffen haben, geschweige denn irgendwas mit der Subkultur zu tun gehabt haben.

Mein Gefühl gegenüber der Wissenschaft war jedenfalls immer vielleicht nicht unbedingt Betrug, aber das war immer so das Gefühl: Ich wurde angelogen. So ging es mir dann auch, als ich zum ersten Mal andere Sadomasochisten lebendig getroffen habe. Bei meiner allerersten SM-Party damals, das war eine Fete von SMart, gab es keine Möglichkeit für mich, mit öffentlichen Verkehrsmitteln nach Hause zurückzukommen, und da haben sie gesagt: Komm, fahr mit diesen Leuten mit. Und als ich dann in das Auto stieg, zu einem Haufen Leute in schwarzen Lederklamotten, die zwar furchtbar nett waren, hatte ich schon das Gefühl: Das ist genau die Art von Situation, vor der dich deine Eltern gewarnt haben. Es ist natürlich gar nichts passiert, und wir sind heute die dicksten Freunde, nur irgendwo hatte ich das im Hinterkopf: Diese Leute sind gefährlich. Und als ich mich zum ersten Mal wirklich mit ihnen unterhalten habe, war das ein Gefühl: Ich bin betrogen worden, ich bin angelogen worden, und diese Wissenschaftler haben versucht, mir etwas wegzunehmen, was mir sehr viel bedeutet. Und das kennzeichnet eigentlich meine Beziehung zu dieser Wissenschaft über SM bis heute.» WOLF

Von Eroberern und züchtigen Weibern: Richard von Krafft-Ebing

1886 veröffentlichte der Wiener Rechtsmediziner Richard von Krafft-Ebing die erste Auflage seiner berühmt-berüchtigten «Psychopathia sexualis». Auf der Grundlage von 45 Fallbeispielen präsentiert er erstmals eine medizinische Systematik der Perversionen – die zwölfte Auflage von 1903, die letzte, an der er noch selbst mitarbeitete, enthält 238 Fälle; die siebzehnte und letzte erschien 1924. Vor Krafft-Ebing hatte man sadomasochistische Abweichungen von der sexuellen Norm als medizinische Kuriosität, aber nicht unbedingt als Krankheit betrachtet. Die späteren Auflagen enthalten diverse Zuschriften von Lesern, die erklären, erst durch die Lektüre dieses Werks sei ihnen klar geworden, dass sie an einer schweren Krankheit litten und behandlungsbedürftig seien.

Krafft-Ebing sah die Verbindung von «Wollust und Grausamkeit» des Sadismus als «originäre Anomalie der Vita sexualis», also als angeborene und latent vorhandene Veranlagung, die unter bestimmten Voraussetzungen schon in der Kindheit zu einer Verknüpfung der «beiden stärksten Affekte», nämlich Liebe und Zorn, führt. Krafft-Ebing geht von einer natürlichen Rollenverteilung beim Sex aus, bei der der Mann eine aktive und aggressive, die Frau dagegen von Natur aus eher die passive und defensive Rolle spielt. Eine Übersteigerung dieser natürlichen Aggressivität des Mannes führe zu dem Drang, sich die begehrte Frau «schrankenlos zu unterwerfen». Seine Schlüsse bezüglich der Herkunft des Masochismus sind analog: Es handele sich um eine angebore-

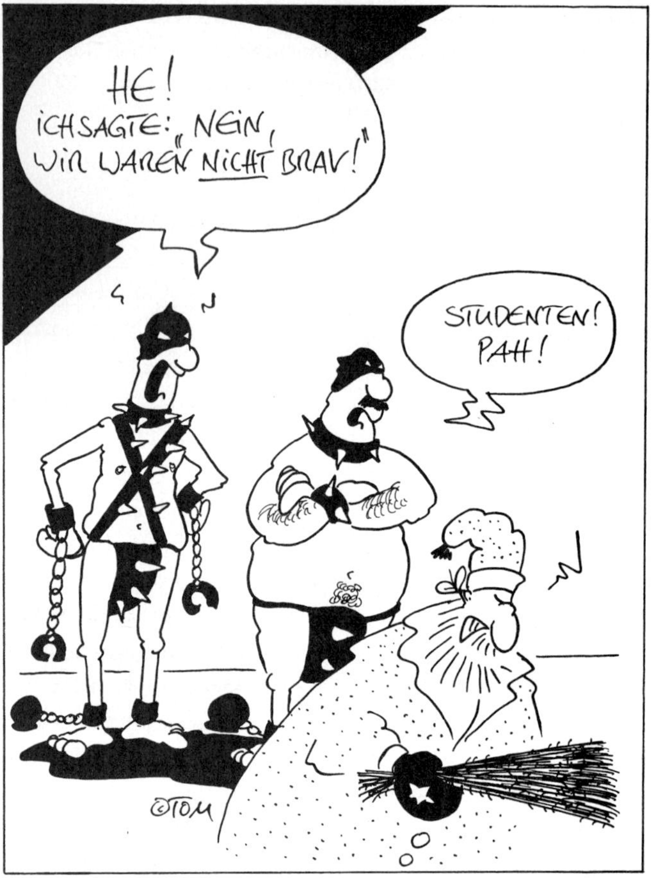
HE!
ICH SAGTE: „NEIN, WIR WAREN NICHT BRAV!“
STUDENTEN! PAH!
©TOM

Tom

ne Neigung, insbesondere bei Frauen lediglich um eine krankhafte Übersteigerung ihrer natürlichen Disposition, sich dem Mann zu unterwerfen. Wie andere Autoren seiner Zeit interpretiert Krafft-Ebing den Masochismus des Mannes dementsprechend als eine Art Verweiblichung. Die Existenz eines «Sadismus des Weibes» erkennt er zwar an, dieser komme aber seltener vor, weil er eher dem männlichen Geschlechtscharakter entspreche.

Krafft-Ebing macht keinen Unterschied zwischen einvernehmlichen sadistischen Akten und nicht einvernehmlichen. Damit stellt er Sadomasochisten, die ihren Neigungen im gegenseitigen Einverständnis nachgehen, in eine Reihe mit Lustmördern; eine unglückliche und folgenschwere Verquickung.

Insgesamt ist die «Psychopathia sexualis» aber eine unterhaltsame Lektüre, die einen für viele Jahre trockenen Lateinunterrichts entschädigt – die unanständigen Stellen sind nach wie vor nicht übersetzt. Krafft-Ebings Ergebnisse sind stark durch das konservative Geschlechterrollenverständnis und die Degenerationstheorien seiner Zeit eingefärbt und nur mit Vorbehalt zu genießen, aber die von ihm zusammengetragenen Fallbeschreibungen sind nach wie vor lesenswert.

Keine Grausamkeit, bitte: Havelock Ellis

Für den britischen Arzt Havelock Ellis, der zwischen 1897 und 1928 seine «Studies in the Psychology of Sex» veröffentlichte, sind Sadismus und Masochismus keine Gegensätze, sondern zwei Seiten derselben Medaille. Die Trennung zwischen Sadismus und Masochismus ist laut Ellis eher eine Unterscheidung der klinischen Begriffe als eine der Realitäten. Beide sind für ihn zwei extreme Ausprägungen ein und desselben Phänomens. Dazwischen liegt für ihn die Algolagnie, die undifferenzierte Lust am Schmerz, bei der der Betroffene sich nicht auf eine aktive oder passive Seite festlegt.

Ellis betont, dass es nur der Schmerz, nicht aber Grausamkeit ist, die den Sadomasochisten Lust bereitet. Der Masochist will, dass man ihm Schmerz bereitet, aber dieser soll liebevoll verabreicht werden. Ebenso besteht beim Sadisten der Wunsch, dass der Schmerz, den er bereitet, als Liebe empfunden wird, und für manche Sadisten ist dies ganz essentiell, um sexuelle Befriedigung zu finden. Die Lust am Schmerz, so Ellis, bestehe ausschließlich innerhalb eines sexuellen Kontextes. Sie habe nichts mit allgemeiner Hartherzigkeit oder Grausamkeit zu tun.

Ellis kommt zu dem Schluss, dass «unter bestimmten abnormalen Umständen» Schmerz beziehungsweise die mentale Repräsentation von Schmerz sexuell stark stimulierend sein kann. Als Erklärung für diese Tatsache schlägt er vor, dass Schmerz eines der wirksamsten Mittel ist, starke Emotionen hervorzurufen. Unter bestimmten Bedingungen und bei einer entsprechenden Veranlagung ist der sexuelle Impuls laut Ellis schwächer, es fehlt ihm an Energie. So wird der Organismus anfälliger für ungewöhnliche Reize – er greift dann quasi automatisch auf die Energien zurück, die in starken Emotionen liegen, und er ist auf diese Energien angewiesen. Der solchermaßen abnormale Organismus kann demzufolge von Emotionen wie Zorn oder Angst abhängig werden. Ob eine solche Disposition vererbt, erworben oder auf physiologische Mängel zurückzuführen ist, lässt Ellis dabei offen.

Ellis hebt sich durch seine definitorische Trennung von Lust am Schmerz und echter Gewalttätigkeit angenehm von den meisten anderen Theoretikern des Sadismus und Masochismus ab. Auch wenn seine Rede vom abnormen Organismus heutzutage etwas diffus erscheint und viele Fragen offen bleiben, lohnt es sich, einen Blick in seine Schriften zu werfen.

Mein schönstes Kindheitstrauma: Freud und die Folgen

Fast alle Bücher und Artikel, die von Psychologen zum Thema Sadomasochismus veröffentlicht werden, stammen von Anhängern der Psychoanalyse. Sie hat bis heute gewissermaßen das Erklärungsmonopol für diesen Bereich inne – anscheinend hat sich außer Psychoanalytikern kaum jemand die Mühe gemacht, sich näher mit sadomasochistischen Neigungen zu beschäftigen. Das liegt, abgesehen von der einmal etablierten Tradition, vor allem daran, dass Sadismus und insbesondere Masochismus im System der Psychoanalyse eine zentrale Rolle spielen.

Für die SM-Subkultur ist diese Entwicklung ausgesprochen unglücklich. Die Psychoanalyse ist eine Theorie, die weitestgehend ohne objektive, überprüfbare Daten auskommt. Das bedeutet, dass die meisten Thesen von Psychoanalytikern auf ein oder zwei spezifischen Fällen beruhen, die den Autoren in ihrer Analysepraxis untergekommen sind. Ein nicht geringer Teil der Psychoanalytiker glaubt auch heute noch, dass Homosexualität eine neurotische Entwicklung darstellt – man kann sich vorstellen, dass ihre Ansichten über Sadomasochisten nicht freundlicher ausfallen. Die meisten verkürzten Erklärungsmodelle, mit denen man als Sadomasochist konfrontiert wird, basieren auf freudianischen Konzepten – ein ungefährer Überblick über diese Theorien kann da nicht schaden.

In seinen «Drei Abhandlungen zur Sexualtheorie» (1905) geht Freud davon aus, dass die kindlichen Ausdrucksformen des Sexualtriebs, die «Partialtriebe», bei ungestörter psychosexueller Entwicklung allmählich in die «reife» erwachsene genitale Sexualität eingehen. Bei einer Perversion übernimmt einer der Partialtriebe die Macht, und ein Verharren auf einer kindlichen Entwicklungsstufe ist die Folge. Die Neurose ist in diesem Zusammenhang das Negativ der Perversion, also der Versuch ihrer Abwehr. Erst das Scheitern des neurotischen Lösungsansatzes führt zum Auftritt der Perversion.

Freuds Theorien zur Erklärung des Sadismus und des Masochismus ändern sich im Laufe seines Lebens mehr als einmal. Grundsätzlich weist er auf die begriffliche Unterscheidung zwischen Sadismus und Masochismus (Lust wird auf die Erniedrigung und Unterwerfung zurückgeführt) auf der einen Seite und der Algolagnie (Lust wird auf Schmerz und Grausamkeit zurückgeführt) auf der anderen Seite hin. Freud führt aktive Algolagnie, ähnlich wie Krafft-Ebing, auf die natürliche Aggressivität des Mannes zurück. Beim Masochismus spielt eine Vielzahl von Faktoren eine Rolle: Kastrationsangst zum Beispiel oder Schuldgefühle bezüglich der eigenen sexuellen Lust, die durch die mit der Lust verknüpfte Bestrafung abgegolten werden. Die Kastrationsangst ist ein zentraler Baustein der psychoanalytischen Perversionstheorien. Der kleine Junge, der feststellt, dass Frauen keinen Penis haben, kehrt auf die frühere, die anale Entwicklungsstufe zurück und vermeidet «phallische» Aktivität, damit es ihm nicht selbst so ergeht. Im ritualisierten perversen Spiel versichert sich der Mann, dass sein Penis noch vorhanden ist. Der Fetischist wiederum bringt nach dieser Theorie mit seinen sexuellen Praktiken zum Ausdruck, dass Frauen sehr wohl einen Penis haben und es die Kastration nicht gibt. Freuds Nachfolger legen etwa seit den sechziger Jahren keinen so großen Wert mehr auf die Bedeutung der Kastrationsangst bei der Erklärung perverser Praktiken, sondern betonen die Funktion der Bestrafung als Kanalisation von Schuldgefühlen.

Inzwischen ist klar, dass Freuds Theorien und Methoden recht viele Schwächen hatten und haben – die schmerzlichste mag in unserem Zusammenhang das fehlende Wissen über diejenigen Sadomasochisten sein, die niemals in der Praxis eines Analytikers auftauchen. Freuds Theorien sind von seinen Nachfolgern in diverse Richtungen weiterentwickelt worden. So war die Psychoanalytikerin Helene Deutsch beispielsweise der Meinung, die gesamte weibliche Sexualität sei masochistisch, weil diese Vorstellungen notwendig seien, um die Frau auf ihre – schmerzhafte – «Geschlechts- und Fortpflanzungsaufgabe» vorzubereiten. Hier seien nur zwei neuere Erweiterungen des psychoanalytischen Perversionskonzeptes aufgeführt: die von Robert Stoller und Fritz Morgenthaler.

Sexualisierter Hass: Robert Stoller

Der 1991 verstorbene amerikanische Psychoanalytiker Robert Stoller ist in seinem Blick auf den Sadomasochismus vor allem in seinem früheren Werk «Perversion. Die erotische Form von Hass»

(1975) stark von Freud geprägt. Er vertritt die Ansicht, dass die Entwicklung einer Perversion eine Strategie zum Umgang mit frühkindlicher Frustration ist, mit deren Hilfe Situationen, die normalerweise Ohnmacht oder Un-Lust auslösen, erotisiert werden. Stollers viel zitiertes Schlagwort, Sadomasochismus sei «sexualisierter Hass», hat die Diskussion insgesamt eher behindert als befördert. Für sein Buch «Pain & Passion: A Psychoanalyst Explores the World of S & M» (1991) hat Stoller sich in den achtziger Jahren immerhin mit Mitgliedern der amerikanischen SM-Subkultur auseinander gesetzt. Leider ist «Pain & Passion» bisher nicht übersetzt worden, sodass deutsche Psychologen sich meist nicht die Mühe machen, diese zweite, realitätsnahere Darstellung zu lesen. Seine späteren Betrachtungen lösen sich etwas vom freudschen Hintergrund und schließen grundsätzliche Aussagen ein, wie etwa, dass wirkliche Grausamkeit mit der konsensuellen sadomasochistischen Realität recht wenig zu tun habe. Vielmehr seien sadomasochistische Perversionen nur scheinbar Ausdruck von Grausamkeit, Schuld oder Feindseligkeit. In Wirklichkeit handle es sich um das Gegenteil, nämlich recht erfolgreiche Strategien, genau diese negativen Gefühle zu umgehen. Sadomasochisten seien insgesamt nicht selbstzerstörerischer als Nichtsadomasochisten.

Sadomasochismus ist nach Stoller, ob offen oder versteckt, Teil jeder Perversion und vielleicht sogar jeglichen erotischen Phantasierens und Handelns. Viele Züge sadomasochistischen Verhaltens sind noch ungeklärt, und deshalb tut sich Stoller mit einer Entstehungstheorie schwer: Um alle sadomasochistischen Lebensläufe zu erklären, müsste eine solche Theorie so allgemein gehalten sein, dass sie schließlich nicht mehr hilfreich wäre.

Stoller bietet dennoch eine These zur Entstehung, die es zu belegen gelte: Sadomasochisten re-inszenieren danach in ihren SM-Skripten Traumata und Frustrationserlebnisse ihres frühen Lebens und verleihen ihnen dann ein Happy End. Das bedeutet: Das Verhalten als Erwachsener beinhaltet das früh erlebte Trauma und gibt ihm eine alternative Auflösung. In den von Stoller zitierten Fällen handelte es sich bei diesen Traumata oft um Krankheitsgeschichten, schmerzhafte klinische Behandlungen und ähnliche Dinge, die dem Kind Schmerz und Ohnmachtsgefühle verursachten – dabei verweist er auf eine oft unzureichende Schmerzbehandlung bei Kindern. Eine Strategie, mit Schmerz umzugehen, sei, ihn zu erotisieren. Je größer der Schmerz, desto größer das SM-Bedürfnis und desto größer die Rolle des Schmerzes in den späteren erotischen Phantasien. Die Wahl von SM als persönliche Verarbeitungsstrategie hängt, so vermutet Stoller, von der Natur des Traumas sowie von den Familienstrukturen und dem Druck, der aus der Familie auf das Kind ausgeübt wird, ab, ebenso könnten eine genetische Disposition oder auch biologische Gründe eine Rolle spielen.

Stollers Arbeit wurde nicht unberechtigte Kritik zuteil – man muss ihm aber zugestehen, dass er sich in seinen späteren Schriften bemühte, sich von der negativen Sichtweise der meisten freudianischen Betrachtungen zu lösen. Insbesondere in seinem Schlusskapitel zu «Pain & Passion» wirbt er für Verständnis und eine andere Sichtweise und entkräftet einige der freudschen Ansätze – doch wenn er von den «moral tests» spricht, denen man angesichts von SM ausgesetzt werde, wird deutlich, dass ihm selbst die Angelegenheit nicht ganz geheuer ist. Lobenswert ist daran, dass er dies nicht zu verschleiern sucht. Die in der SM-Subkultur häufig geübte Kritik an Stoller ist an sich ein gutes Zeichen: Sie zeigt immerhin, dass man seine Theorien liest und ernst nimmt, was nicht bei vielen Autoren der Fall ist.

Die Plombe im Ich: Fritz Morgenthaler

Perversionen haben für den Schweizer Psychoanalytiker und Ethnopsychologen Fritz Morgenthaler (1919–1984) die Funktion einer Plombe, die die Lücke schließt, die eine fehlgegangene narzisstische Entwicklung geschaffen hat. Beim Versuch, ein geschlossenes rundes Bild der eigenen Person herzustellen, erleiden, so Morgenthaler, eigentlich alle Menschen Schiffbruch. Unter ihnen gibt es «Menschen, die entdecken in ihrer Kindheit irgendwie und irgendwann, immer ganz früh und unerforschbar, einen scharf umrissenen Zug perverser Faszination. Sie bauen das Gefundene, Überbewertete, gleich einem farbigen Stein, treffsicher und an entscheidender Stelle in das Mosaik des Bildes ihrer selbst.» Warum manche Menschen diese perverse Faszination entdecken, andere aber nicht, kann auch Morgenthaler nicht erklären. Er bleibt dem alten Zusammenhang von Perversion und Neurose verhaftet, wenn er schreibt, dass der Verzicht auf diesen farbigen Stein, die Plombe, «Zerfall, psychische Inkohärenz, wirkliche, vielleicht unheilbare Krankheit» bedeutet hätte.

Allerdings gibt er zu, dass es wahrscheinlich überhaupt keine narzisstische Entwicklung gibt, die so ideal verläuft, dass sich nicht eine mehr oder weniger stumm bleibende Plombenbildung einstellt. Er weist auch darauf hin, dass die große Mehrzahl aller Perversen irgendwo im Mittelbereich dieser Abstufung zu finden ist und nur relativ wenige von ihnen im Laufe ihres Lebens ärztlichen Rat suchen oder sich in psychoanalytische Behandlung begeben.

Die Plombe erhält in dieser Theorie das innere Gleichgewicht des Patienten, und der Analytiker hat ihre Funktion grundsätzlich zu respektieren. Aufgabe der Psychoanalyse ist es nicht – und hier weicht Morgenthaler wirklich von der psychoanalytischen Parteilinie ab –, den Perversen, den Homo- oder Bisexuellen zu heilen. «Jede Sexualität, Homosexualität, Heterosexualität, Perversionen jeder Art, kann – muss aber nicht – durch konflikthafte Entwicklungen gestört, verzerrt, krankhaft verändert werden. Das Sexuelle jedoch ist nie krankhaft.» Bei Homosexualität und Perversion, so Morgenthaler, verknüpft die Psychoanalyse neurotische Entwicklungen automatisch mit dem sexuellen Verhalten, während man beim Heterosexuellen diese Verbindung nicht herstellt. «Der

Heilungsprozess besteht nicht darin, dass da irgendetwas verschwindet. Er besteht vielmehr darin, dass jetzt eine echte Liebesbeziehung konfliktfrei und lustvoll im Gewand der perversen Struktur entsteht.» Morgenthaler gibt allerdings auch zu, dass die Versuche, Perversionen zu «heilen», bisher ohnehin erfolglos geblieben sind. Auch bei Morgenthaler findet sich wieder der Ratschlag an den Analytiker, dem Patienten keinen Glauben zu schenken, wenn dieser von sexueller Befriedigung spricht. Beim Perversen unterliege die Triebhandlung einem Funktionswandel; die Triebbefriedigung selbst sei nebensächlich.

Der Brückenschlag von der Psychoanalyse zu einer liberaleren Theorie der Perversionen verlangt Morgenthaler einige Verrenkungen ab. Er selbst ging neben seiner Ehe homosexuelle Beziehungen ein, was ihn vermutlich skeptisch gegenüber den psychoanalytischen Theorien zur sexuellen Abweichung machte. Seine Theorie ist in den Details nur unbefriedigend ausgearbeitet und bleibt in den Grundzügen zu vorsichtig dem herkömmlichen Modell verhaftet.

Insgesamt kann man Sadomasochisten, die einen Psychologen konsultieren wollen – SMler haben schließlich die gleichen Probleme wie andere Leute auch –, nur davon abraten, sich ausgerechnet an einen Psychoanalytiker zu wenden. Im Glaubenssystem der Psychoanalyse sind sexuelle Abweichungen als lustvolle Erweiterungen oder Verschiebungen des sexuellen Spektrums nach wie vor nicht vorgesehen. Wer seinem Analytiker erklärt, er wolle nicht, dass seine sexuellen Vorlieben «wegtherapiert» würden, will damit in dessen Augen lediglich eine besonders schwer zugängliche, gut kompensierte Störung verbergen. Aus diesem Zirkelschluss kann der perverse Patient gar nicht ausbrechen – indem er sich verteidigt, klagt er sich an.

> «Gibt es überhaupt Menschen, die ‹innerlich einverstanden› sind mit dem, was man heute noch mit einigem klinischen Recht ‹ihre Perversion› nennen kann? Oder enger: Wenn ein Mensch einen

> Psychoanalytiker konsultiert und ‹eine Perversion hat›, was immer das sein mag, dann ist er ganz gewiss mit dem, was er da hat, innerlich in Konflikt; sonst würde er wohl keinen Psychoanalytiker aufsuchen.»
>
> (REIMUT REICHE, PSYCHOANALYTIKER, 1997)

Selbstverständlich gibt es Menschen, die mit ihren sexuellen Vorlieben «innerlich einverstanden» sind, und sie sind wesentlich zahlreicher als die, die wegen ihrer Perversion, «was immer das sein mag», ausgerechnet einen Psychoanalytiker aufsuchen. Bei der Psychoanalytikerin Louise Kaplan heißt es:

> «Normalerweise kann der Mensch, dessen Leben von einer Perversion beherrscht wird, den zwanghaften Charakter seines sexuellen Rituals nicht erkennen. Er macht sich vor, dass er aus freien Stücken handelt, und preist vielleicht sogar die Vorzüge seines einzigartigen Szenarios an. Er glorifiziert seine Sexualität, indem er sich vorstellt, dass sie ihn mit außergewöhnlichen Kräften ausstattet. [...] Er verachtet diejenigen, die wegen ihrer Bravheit, moralischen Unbeweglichkeit und mangelnden Vorstellungskraft dazu gezwungen sind, sich mit den Rollen und Positionen zu begnügen, die die soziale Ordnung ihnen zugewiesen hat.»
>
> (L. KAPLAN, WEIBLICHE PERVERSIONEN, 1991)

Wer noch nicht einmal wahrhaben will, dass er krank ist, sich womöglich sogar wohl fühlt mit seinen sexuellen Neigungen, hat in diesem wasserdichten System keine gute Prognose. Kaplans Feststellung, der Perverse verachte den Normalen, findet sich häufig in der Literatur, scheint aber in der Realität auf eher wackligen Füßen zu stehen. In der SM-Subkultur zeigt sich im Allgemeinen eher, dass Sadomasochisten Nichtsadomasochisten ungefähr so betrachten wie Bergsteiger Nichtbergsteiger: Sie glauben zwar, dass den Nichtbergsteigern etwas entgeht, und neigen dazu, sie mit Berichten vom enthusiastischen Gipfelglück zu langweilen, aber von Verachtung kann deshalb noch lange nicht die Rede sein. Das regelmäßige Auftauchen dieser Behauptung legt die Vermutung nahe, dass die Autoren den Wunsch verspüren, es möchte sich tatsächlich so verhalten. Mit der gleichen Berechtigung ließe sich feststellen, der Psychoanalytiker fühle sich dem perversen Patienten offensichtlich überlegen, glorifiziere seine eigene Sexualität und sei außerstande, ihren zwanghaften und ritualisierten Charakter zu erkennen. Das eine ist kein größerer Unfug als das andere.

Trotz aller Schwächen ist die psychoanalytische Theorie eine von vielen Möglichkeiten, das menschliche Verhalten zu erklären und zu interpretieren. Wenn man über zeitgeistbedingte Schnitzer und die – man verzeihe das Wortspiel – freudschen Fehlleistungen in puncto wissenschaftliches Arbeiten hinwegliest, findet man auch in der psychoanalytischen Literatur das eine oder andere, was einem bei der Interpretation der eigenen Interessen dienlich sein kann.

Wie die Tiere: Beach und Ford

Von 1951 stammt die Studie «Patterns of Sexual Behavior» der amerikanischen Psychobiologen Frank A. Beach und Clellan S. Ford. Unter dem Titel «Formen der Sexualität» erschien das Buch fast zwanzig Jahre später auch in Deutschland. Die Autoren vergleichen das Sexualverhalten in 190 verschiedenen Gesellschaften und das der Tiere, um zu ermitteln, welche Formen des menschlichen Sexualverhaltens das Ergebnis gemeinsamer Lernerfahrungen und welche das Ergebnis biologischer Anlagen sind. Die theoretische Interpretation ihrer Ergebnisse wollen Ford und Beach dem «psychiatrisch ausgebildeten Fachmann» überlassen. Streng genommen handelt es sich also nicht um ein weiteres Erklärungsmodell, sondern lediglich um eine Sammlung von Anhaltspunkten.

Das Kapitel «Schmerzhafte sexuelle Stimulation» erläutert, dass bei einigen Menschen unter bestimmten Bedingungen ein leichter Schmerzreiz die sexuelle Erregung vergrößern kann und dass durch starke erotische Erregung gewöhnlich auch ein mäßiger Grad von Aggressivität ausgelöst wird. «Bei einigen wenigen Männern und Frauen ist diese Tendenz, Schmerz zuzufügen oder durch Schmerz gereizt zu werden, so stark ausgebildet, dass ihr gewohnheitsmäßiges Sexualverhalten sehr weit von dem der allgemeinen Bevölkerung abweicht. Innerhalb unserer Kultur betrachten die meisten Menschen derartige Komplikationen als abnorm und pervers. An sich aber handelt es sich dabei um die Vergröberung von Tendenzen, die in allgemeinerer Form bei vielen, wenn nicht bei allen Menschen vorhanden sind. Bei manchen anderen Gruppen nimmt ein Verhalten, mit dem beim Koitus Schmerzen erzeugt werden, einen überraschend großen Raum ein.»

Auf die Frage, ob bei diesen Praktiken ein Unterschied zwischen den Geschlechtern besteht, bemerken die Autoren, dass «ein derartiges Verhalten, wenn es in einer Kultur allgemein gebräuchlich ist, in jedem Fall auch von beiden Partnern und gegenseitig ausgeübt wird. Wenn beim Verkehr der Ehemann seine Frau beißt, so beißt sie ebenfalls; wenn eine Frau ihren Mann kratzt oder kneift, wird auch das zurückgegeben.» Dieses Verhalten nimmt nur dann die Ausmaße eines echten sexuellen Reizes an, wenn es von beiden Seiten geübt wird. Bei den Tieren dagegen scheint das Zufügen von Schmerzen – mit wenigen Ausnahmen – ein Vorrecht des Männchens zu sein, und nur das Weibchen lässt sich von Schmerzreizen sexuell erregen. Zur Erklärung dieses Phänomens führen Ford und Beach an, dass das Weibchen gewöhnlich kleiner und schwächer als das Männchen ist und die übliche Paarungsstellung es dem Weibchen schwierig macht, das Männchen während der Begattung anzugreifen.

Sie stellen fest, dass die Gewohnheit, dem Partner Schmerzen zuzufügen, offenbar nur in bestimmten Gruppen entwickelt worden ist und es sich bei denjenigen Gruppen, bei denen «der Verkehr regelmäßig mit Beißen, Kratzen oder Reißen an den Haaren verbunden ist», gleichzeitig auch um die handelt, bei denen den Kindern und Jugendlichen sehr viel sexuelle Freiheit gelassen wird. Außerdem gilt für diese Gruppen: «Wenn es nach der feststelhenden Vorstellung zum befriedigenden Geschlechtsverkehr gehört, dass man einander ein größeres Maß erträglicher Schmerzen zufügt, dann gehört es nach dieser Vorstellung ebenso dazu, dass die Frau sich aktiv und eifrig an allem Sexuellen beteiligt – es wird ihr das gleiche Recht zur Initiative wie dem Mann zugestanden, und man erwartet, dass sie beim Koitus einen Orgasmus erlebt.»

Wahrscheinlich, so folgern die Autoren, sei jeder Mensch physiologisch dazu fähig, auf nicht allzu heftigen Schmerz erotisch positiv zu reagieren. Ob sich später ein selbstverständlicher Zusammenhang zwischen Lust und Schmerz einstelle oder ob Schmerz als hemmend für die sexuelle Erregung betrachtet werde, hänge von der kulturspezifischen Überformung dieser Möglichkeiten ab. Über andere Abweichungen wie Fetischismus, Übertretung der Geschlechterrollen oder Verkleidungen erfahren wir bei Ford und Beach nichts.

Deutsche Sexualwissenschaftler

Noch 1962 zitiert der deutsche Sexualwissenschaftler Hans Giese die Spekulationen Jean-Paul Sartres über den Sadomasochismus, als wären sie wissenschaftlich gesicherte Daten, und widmet die ersten 41 Seiten seines Standardwerks «Psychopathologie der Sexualität» den «Grundsätzen der christlichen Kirche». Unfruchtbarkeit ist laut Giese «dem perversen Akt zugehörig»; komme es wirklich im Verlauf einer sadomasochistischen Handlung zu einer Schwangerschaft, sei meist eine kriminelle Abtreibung die Folge. Von Giese stammt die Vorstellung, alle Perversionen nähmen im Prinzip einen gleichen, nämlich «süchtig-perversen» Verlauf, die bis heute in deutschen Psychiatrielehrbüchern zitiert wird. Verfall an die Sinnlichkeit, zunehmende Häufigkeit bei abnehmender Befriedigung, Promiskuität, Anonymität, Ausbau der Phantasie, übertriebenes Raffinement der Praktiken, süchtiges Erleben und Periodizität der dranghaften Unruhe kennzeichnen nach dieser These Sadismus, Masochismus und auch das «homosexuelle Syndrom». Leider hat Giese als wichtigste Figur in der deutschen Sexualwissenschaft der Nachkriegszeit einen kaum zu unterschätzenden Einfluss, der teilweise bis heute anhält. Argumentationen aus der «Psychopathologie der Sexualität» finden sich noch in den achtziger Jahren in den Begründungen der Bundesprüfstelle für die Indizierung sadomasochistischer Literatur.

Da die deutsche Sexualwissenschaft ein sehr kleines Fach ist, das sich nie wieder so recht von seiner Zerschlagung durch die Nazis erholt hat, gibt es auch nur eine Hand voll deutschsprachiger Forscher, die sich in den letzten Jahrzehnten zum Sadomasochismus geäußert haben – fast alle Schüler Gieses und fast alle Psychoanalytiker. Sie haben den Ausführungen Freuds und Gieses wenig Neues hinzugefügt, lediglich die Formulierungen werden im Laufe der Jahrzehnte geringfügig weniger diskriminierend. Diejenigen Sexualwissenschaftler in Deutschland, die einen sozialwissenschaftlichen Ansatz verfolgen und sexuelle Abweichungen nicht nur im klinischen Umfeld oder als Gerichtsgutachter zu sehen bekommen, hatten wiederum meist Besseres zu tun, als sich mit den altmodischen und bis zur Öffnung der Subkulturen in den neunziger Jahren auch nur schwer zu erforschenden Perversionen zu befassen. Nennenswerte Erkenntnisse über die Ausprägungen des Sadomasochismus – nicht aber über dessen Ursachen – wurden in Deutschland nur durch die beiden soziologisch orientierten Studien von Andreas Spengler und Thomas Wetzstein (siehe *Statistik*) gewonnen.

Herzlichen Glückwunsch, es ist ein Sadomasochist

Der amerikanische Mediziner, Philosoph und Psychoanalytiker Stanislav Grof hat in erster Linie außergewöhnliche Bewusstseinszustände erforscht, die durch psychedelische Drogen und andere

Methoden hervorgerufen werden. In seinem Buch «Beyond the Brain» stellt er 1985 die Theorie auf, Sadomasochismus habe seine Wurzeln in der «dritten perinatalen Grundmatrix», nämlich im Geburtsvorgang, der von körperlichen Schmerzen, Angst und Aggressionen geprägt sei und bei dem man mit Urin, Kot und Blut in Berührung komme. Unkonventionell, aber durchaus lesenswert.

Urlaub vom Ich

Der amerikanische Psychologe Roy F. Baumeister veröffentlicht 1988 den Artikel «Masochism as Escape from Self», in dem er Masochismus in eine Reihe mit Drogengenuss, körperlichen Anstrengungen und Meditationstechniken stellt, die alle eine Flucht vor unerwünschter Selbstaufmerksamkeit darstellen. Das Selbst strebt nach der Vermeidung von Schmerzen, nach Kontrolle und nach Achtung; der Masochist sucht gerade den Schmerz, den Kontrollverlust und die Demütigung und kann sich so vorübergehend von der Herrschaft des Selbst und den Anforderungen des Alltags lösen. Baumeister widerspricht der alten freudianischen Annahme, dass masochistische Praktiken selbstschädigend sind. Mit der neueren soziologischen Literatur und diversen Büchern von Sadomasochisten ist er vertraut, theoretisiert also nicht einfach ins Blaue wie viele andere Autoren. Seine These scheint für manche Sadomasochisten zumindest einen Teil der Faszination am SM ganz gut zu erklären.

Ich bin als Kind in den Topf mit den Perversionen gefallen

Wer Sadomasochisten nach den Ursprüngen ihrer sexuellen Interessen befragt, wird kaum eine befriedigende Antwort erhalten. Die meisten können lediglich angeben, dass sie eben so sind, wissen aber genauso wenig, warum, wie Schwule, Lesben oder ganz normale Bürger ihre Sexualität begründen und erklären können.

«Ich überleg mir immer mal wieder, warum? Warum reizt dich das? Warum reizt dich dieser Schmerz und warum tust du dir das an? Aber so auf die endgültige Antwort bin ich bis jetzt noch nicht gekommen. Ich sag's dir, wenn ich's rausgefunden hab.» BIRGIT

«Ich habe kein einziges einschneidendes Erlebnis, wie das bei den Fetischisten anscheinend manchmal ist, wo die sagen, das war's, so bin ich so geworden. Solange ich mich erinnern kann, hatte ich ein Interesse dafür. Es gibt auch nichts, was damit in Verbindung stehen würde, ich bin nicht geschlagen worden als Kind, ich bin nicht zu stark gewickelt worden, vor Gewalt wurde ich erstaunlich viel abgeschirmt, und es gehört einfach so sehr zu mir, dass es gar nicht vorstellbar für mich ist, wie es später entstanden oder dazugekommen sein könnte. Ich kann an mir auch keine sonstigen psychischen Defizite entdecken, wo man sagen könnte, hier gab's irgendeine Schädigung, ich seh einfach nicht, wie das erworben sein könnte. Von dem, was ich mitgekriegt habe, unterscheidet sich meine Kindheit nicht drastisch von der anderer Kinder. Ich weiß auch nicht, ob das in irgendwelchen Erbanlagen stecken würde oder irgendwie bei der Geburt oder vor der Geburt oder sonst was … ich weiß nur, dass es, soweit ich das in irgendeiner Form nachvollziehen kann, nicht später erworben wurde. Solange ich mich erinnern kann, habe ich es, solange ich mich erinnern kann, war das Teil meiner Sexualität und auch meiner frühesten Phantasien.» WOLF

«Warum SM den einen Leuten Spaß macht und den anderen nicht? Aus den gleichen Gründen, aus denen einem Blutwurst schmeckt und dem anderen nicht. Wobei Blutwurst vielleicht ein unglücklicher Vergleich ist, schreib ‹Spinat›.» MAREN

Die Kindheitserinnerungen von Sadomasochisten an ihre frühen Wünsche und Phantasien werden in der Literatur fast immer als nachträgliches Herauspicken oder Erfinden von Erinnerungen, die zur derzeitigen sexuellen Orientierung passen, interpretiert.

Alle Kinder, so wird argumentiert, hätten ähnliche Phantasien, aber nur Sadomasochisten mäßen ihnen im Erwachsenenalter Bedeutung bei, um damit zu belegen, sie seien «schon immer so gewesen». Zum Vergleich eine Kindheitserinnerung unserer sexuell normalen Kontrollgruppe Hayo:

> «Als ich so irgendwas zwischen sieben und elf war, hatte ich diese Obsession, im Fasching – ich bin im Rheinland aufgewachsen – die roten Stiefel der Funkenmariechen anzugucken. Das hat mich unglaublich erregt, aber es hat sich nach etwa zwei Jahren wieder vollkommen gelegt. Ich möchte behaupten, heute könnte man mich mit Funkenmariechen bewerfen, ohne dass ich eine Erektion kriegen würde.»

Andererseits scheinen die Phantasien, an die sich die meisten SMler aus ihrer Kindheit und Jugend erinnern können, doch in ihrer Häufigkeit und Intensität sowie der Tatsache, dass sich viele schon in sehr jungen Jahren schmerzlich ihrer Andersartigkeit bewusst sind, über das Maß anderer kindlicher sexueller Vorstellungen hinauszugehen.

Kindheitserinnerungen

Sonja:

Wie die meisten von uns (vermute ich zumindest) habe ich auch eine kurze Eigenexperimentierphase gehabt. Das Ganze einfach aus Ermangelung eines Partners – mit 13 bekommt man selten Kontakt zur SM-Welt da draußen. Der Versuch, mich mit einem handelsüblichen normalen Springseil zu fesseln, war also eigentlich nichts Neues für mich. Einmal um die Beine, nach oben, um die Arme, nach unten, festbinden. So ähnlich, wie man ein Kalb fesselt. Dabei kam ich noch bequem mit meinen Fingern zwischen die Beine, um zu masturbieren. Zu der Zeit, als ich das ab und an mal betrieb, hatte ich eine Bettcouch, die man ausklappen musste, um drauf schlafen zu können. Dafür war ich natürlich zu faul, wenn ich nur ’nen entspannenden Quicky wollte, außerdem hätte das ja die Aufmerksamkeit der Eltern erregt. Also machte ich es mir auf der schmalen Sitzfläche mehr oder weniger bequem. Das stellte sich allerdings diesmal als Fehler raus: Mittendrin in der schönsten Sache verlagerte ich meinen Schwerpunkt recht unglücklich, sodass ich vom Sofa fiel und mir den Hinterkopf auf dem Boden anschlug. Fazit: eine Gehirnerschütterung. Und das von ’nem Sturz aus nicht mal ’nem Meter Höhe! Meinen Eltern sagte ich, ich wäre beim Schlafen vom Sofa gefallen. Das war aber auch das letzte Mal, dass ich solche Experimente auf die Art versuchte.

Wolf:

Eine meiner Erinnerungen ist, wo ich Tarzan-Comics auseinander schneide, und zwar die ganzen Bilder ausgeschnitten habe, wo Tarzan gefesselt wird oder wo er fesselt, interessanterweise nicht, wo irgendwelche Frauen gefesselt werden. Die hab ich dann in einer Kaffeedose gesammelt. Eine andere Erinnerung ist, dass ich einmal von meinen Eltern Ärger gekriegt habe, als ich als Kind einen Nachbarsjungen gefesselt habe, und es gab dann einen Vortrag, dass man andere Leute nicht fesselt. Ich weiß noch, dass ich das zwar irgendwo ethisch eingesehen habe, aber ein Teil von mir gesagt hat: Nein, hier fehlt irgendeine Information. Das war weit vor der Pubertät, da kann ich höchstens elf gewesen sein. Und irgendwann, als der *Stern* noch eine richtige Zeitschrift war, hatte ich auch mal allen möglichen Frauen in der *Stern*-Werbung Fesseln angemalt. Meine Mutter kam dazu und fragte mich, warum all diese Frauen jetzt gefesselt würden. Und ich weiß noch, wie ich eine Werbung für irgendeinen Tampon angucke und sage: Ehrlich gesagt, weiß ich das nicht. Das Thema wurde nie wieder erwähnt. Aber es ging so weiter. Ich stellte irgendwann selbst fest, dass ich in der Lage war, die meisten Kino- und sonstigen Filme anhand ihrer SM-Szenen einzuordnen, und sagen konnte, der und der Film hatte diese und diese Szene. Wie man das wirklich nennt, hab ich eigentlich erst relativ spät rausgefunden.

Johannes:

Ich erinnere mich noch ziemlich genau, dass ich als Kind häufig zu meiner Großmutter gebracht wurde, wenn meine Eltern mal ein Wochenende Urlaub von den Kindern machen wollten. Das war schon an sich nicht schlecht, wegen des vielen Kuchens, aber vor allem, weil ich dort meine ersten halbwegs sexuellen Erfahrungen machte. Ich muss so ungefähr sechs gewesen sein, als ich mal wieder zu Oma abkommandiert wurde. Dort wurden mein Bruder und ich nachts im Gästezimmer einquartiert, ein in den Sechzigern eingerichteter Raum, an dessen beiden Längswänden jeweils ein Klappbett stand. Das waren Klappbetten, wie ich sie später nicht mehr gesehen habe: Sie waren mit der Längsseite an der Wand angebracht und mutierten tagsüber zu schmalen Holzkästen. Nachts wurden sie ausgeklappt, und dann wurde es lustig: Um das Bettzeug festzuhalten, hatten sie quer rüber drei oder vier Gummiriemen mit Verschlüssen, und um das Aufstehen vom Bett zu erleichtern, waren in dem Holzkasten, in den das Bett tagsüber geklappt wurde, Halteschlaufen angebracht. Eines Nachts, als ich nicht einschlafen konnte, begann ich mit diesem Befestigungszeug rumzuspielen: Ich schnallte mich in Bauchhöhe am Bett fest (was ich ziemlich spannend fand) und steckte den Fuß in die Halteschlaufen und stellte mir vor, ich wäre da von bösen Menschen angebunden worden. Das versetzte mich in eine solche Erregung, dass ich mich bis heute noch gut daran erinnere, auch wenn mir damals der Grund natürlich unklar war. Ab diesem Besuch habe ich natürlich jedes Mal bei Oma diese Handschlaufen missbraucht …

Georg:

In der Grundschule hatte ich einmal die Hausaufgabe, Wörter, die mit Q beginnen, aufzuschreiben. Mir fielen nicht genügend ein, und ich ging zu meiner Mutter, um mir von ihr helfen zu lassen. Nach einem Blick auf meine Liste sagte sie, «Qual» und «quälen» könne man noch schreiben. Darauf war ich auch schon von allein gekommen, hätte aber solche obszönen Wörter niemals in mein Heft eingetragen. Eher noch wäre ich imstande gewesen, «ficken», «bumsen» oder «blasen» hinzuschreiben, wenn sie denn mit Q angefangen hätten.

Susanne:

Das Allererste, was ich noch so im Kopf habe, was Fetische angeht, ist ein Bikini, den ich als Kind getragen hab. Der ist dann heimlich in mein Bett gewandert und den hab ich da angezogen: knalleng, rot und hatte Metallringe an der Seite. Ich hatte da immer ganz wilde Phantasien dazu, da muss ich so sieben oder acht gewesen sein. Das hatte sehr viel mit Sexualität ohne klare Bilder zu tun, mit Berührung, mit Anziehung und Erregung. Es ging um Entführung, Kerker, gefangen und gefesselt sein, aber das war nie schlimm oder mit großen Gefahren verbunden. Es kann kein Orgasmus gewesen sein, aber ich hatte dabei sehr starke Gefühle. Ich hab den immer wieder angezogen, bis er leider zu eng wurde, das war fatal. Ich wusste, wenn meine Mutter entdeckt, dass ich im Bikini schlafe, würde sie etwas komische Fragen stellen. Obwohl es bei uns Gott sei Dank einen angenehmen, lockeren Umgang mit Sexualität gab, worüber ich sehr froh bin.

Eins der größten Probleme in der Literatur über ungewöhnliche sexuelle Vorlieben ist, dass man selten genau feststellen kann, wovon eigentlich die Rede ist. Es gibt bei allen Paraphilien nur ein gemeinsames Wort für ihre «normale» und ihre krankhafte Ausprägung – das ist so unpraktisch, als hätte man nur ein Wort für ein gemütliches Feierabendbier und Alkoholismus, für Mutterliebe und Ödipuskomplex, für Duschen und Waschzwang. «Fetischist» kann sowohl jemanden bezeichnen, der Gummi oder Leder erregend findet und damit glücklich ist, als auch jemanden, für den das Material wichtiger wird als die Person, die darin steckt. Diese fehlende Abgrenzung zwischen Privatvergnügen und behandlungsbedürftiger Krankheit stammt unverändert aus Krafft-Ebings Zeiten, in denen jegliche Abweichung von der sexuellen Norm als suspekt und behandlungsbedürftig galt. Sie behindert die Forschung bis heute.

Die wissenschaftliche Erforschung des Phänomens Sadomasochismus steckt noch in den Kinderschuhen, aber ganz allgemein ist ja bisher nur wenig über die Entwicklung sexueller Präferenzen bekannt. Beim Durchforsten der Literatur kann man sich des Eindrucks kaum erwehren, dass die Sexualwissenschaft oft bizarrere Blüten treibt als die Neigungen, die sie untersucht. Dem geneigten Leser können wir daher nur empfehlen, die theoretische Seite nicht allzu ernst zu nehmen – wie zumeist ist die Praxis ja doch der unterhaltsamere Teil der Geschichte.

Das ist ja alles schön und gut, aber ich möchte doch lieber von diesem Sadomasochismus geheilt werden. Gibt es keine Therapie?

Doch, gibt es. Schreib ein Buch darüber, am besten mit einem griffigen Titel wie «Der Teetisch-Fetisch» oder «Design der Pein», und alle perversen Gelüste werden dir zuverlässig vergehen. Mit etwas Glück wirst du nie wieder was von dem Thema wissen wollen. Andere funktionierende Methoden sind weder uns noch der therapeutischen Zunft bekannt. Allerdings berichten manche Leute von einem Nachlassen sadomasochistischer Phantasien nach einigen Jahren der Praxis. Verdrängen und Bekämpfen sexueller Wünsche ist dagegen eine sichere Methode, sie prächtig gedeihen zu lassen.

Zum Weiterlesen:

Richard von Krafft-Ebing: «Psychopathia sexualis», Matthes & Seitz 1997

Thomas S. Weinberg: «S & M: Studies in Dominance and Submission», Prometheus Books 1995

Der lesenswerte Sammelband enthält unter anderem Texte von Krafft-Ebing, Freud, Havelock Ellis, Paul Gebhard und diversen neueren, soziologisch orientierten Autoren.
Freuds Schriften zum Thema: «Drei Abhandlungen zur Sexualtheorie» (1905), «Triebe und Triebschicksale» (1915), «Ein Kind wird geschlagen» (1919), «Das ökonomische Problem des Masochismus» (1924)
Robert J. Stoller: «Pain & Passion: A Psychoanalyst Explores the World of S & M», Plenum Publishing 1991
Fritz Morgenthaler: «Homosexualität, Heterosexualität, Perversion», Campus Verlag 1994
C. S. Ford / F. A. Beach: «Formen der Sexualität», Rowohlt 1968
Charles Moser: «Die Psychologie des Sadomasochismus», www.datenschlag.org/txt/moser.html
Stanislav Grof: «Geburt, Tod und Transzendenz. Neue Dimensionen in der Psychologie», Rowohlt 1991
Roy F. Baumeister: «Masochism as Escape from Self», The Journal of Sex Research 25/1988, S. 28–59

Die sexuelle Schwerhörigkeit

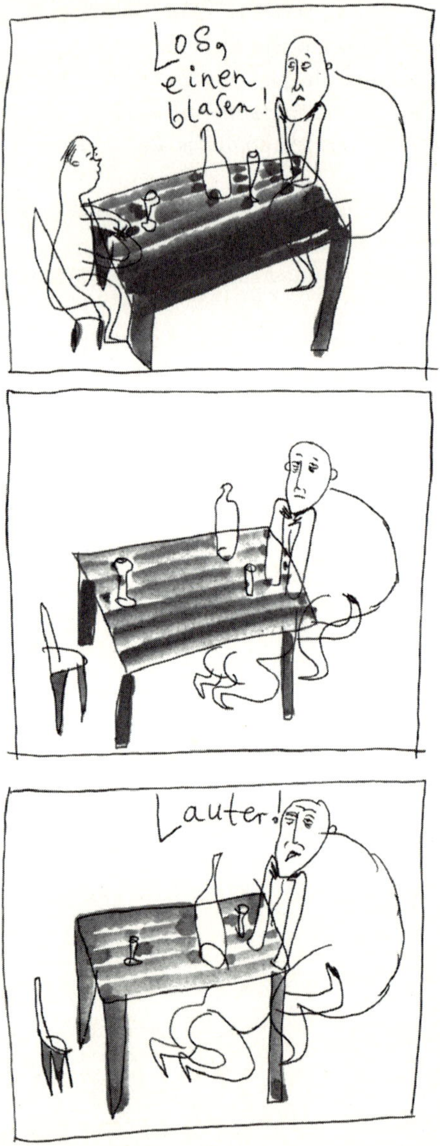

Yvonne Kuschel

4 The System of Doctor Tarr and Professor Fether

DSM-IV und ICD-10

«Leela: ‹Thank you all for the inspiring advice,
but I'm perfectly happy with my life the way it is.›
Bender: ‹That sounds like a cry for help.›»
FUTURAMA

Das *Diagnostische und statistische Manual psychischer Störungen* legt international die Kriterien für die Diagnose psychischer Störungen fest und ist, auch wenn die meisten noch nie davon gehört haben, nicht ohne Einfluss auf das Leben von Sadomasochisten. Im Kapitel «Paraphilien» sind dort die Kriterien aufgeführt, nach denen «Sexueller Sadismus» und «Sexueller Masochismus» diagnostiziert werden können. Homosexualität wurde nach jahrelangem Druck schwuler Lobbyisten bereits 1973 aus der Version DSM-II gestrichen. Sadismus und Masochismus sind in der aktuellen Version DSM-IV nach wie vor enthalten, wenn auch in einer entschärften Version. Während früher eine einzige sadomasochistische Episode für die Diagnose dieser «psychosexuellen Störung» ausreichte, sieht die Lage nach der letzten Überarbeitung des Handbuchs 1994 schon etwas rosiger aus. Die Diagnose «Sexueller Masochismus» darf jetzt nur noch gestellt werden, wenn zwei Bedingungen gleichzeitig erfüllt sind:

A. Über einen Zeitraum von mindestens 6 Monaten wiederkehrende, intensive sexuell erregende Phantasien, sexuell dranghafte Bedürfnisse oder Verhaltensweisen, welche einen (realen, nicht simulierten) Akt der Demütigung, des Geschlagen- bzw. Gefesseltwerdens oder sonstigen Leidens beinhalten.

B. Die Phantasien, sexuell dranghaften Bedürfnisse oder Verhaltensweisen verursachen in klinisch bedeutsamer Weise Leiden oder Beeinträchtigungen in sozialen, beruflichen oder anderen wichtigen Funktionsbereichen.

Für «Sexuellen Sadismus», «Fetischismus» und «Transvestitischen Fetischismus» gelten ähnliche Kriterien. Einerseits sind diese Veränderungen ein großer Fortschritt: Die meisten Sadomasochisten und Fetischisten sind nach diesen Definitionen nicht mehr krank, weil ihre sexuellen Neigungen ihnen keine Leiden oder Beeinträchtigungen verursachen. So kann ein Satz in einem Handbuch von heute auf morgen einige Millionen Kranke auf denkbar kostengünstige Art heilen. Andererseits sind die Details durchaus noch verbesserungsfähig: So zeugt die Formulierung «realen, nicht simulierten» von einer fundamentalen Unkenntnis der sadomasochistischen Praxis. Gerade die Gratwanderung zwischen «real» und «simuliert» macht einen großen Teil dieser sexuellen Verhaltensweisen überhaupt erst aus.

Langfristig wäre es natürlich wünschenswert, dass Sadismus, Masochismus und Fetischismus genau wie Homosexualität komplett aus dem Diagnosenkatalog entfernt würden. Der amerikanische Arzt Frederick Suppe hat bereits 1984 argumentiert, dass nach der gleichen Argumentation, nach der Homosexualität aus dem DSM gestrichen wurde, die Beibehaltung der Paraphilien nicht gerechtfertigt werden kann. Die Klassifikation der Paraphilien als psychische Störungen spiegle, so stellt Suppe fest, lediglich die sozialen Normen wider.

Abgesehen von den Zweifeln an der grundsätzlichen Daseinsberechtigung der Paraphilie-Diagnosen, gibt es Probleme bei ihrer praktischen Anwendung. Die Beispiele, die im DSM für «klinisch bedeutsame Leiden oder Beeinträchtigungen» genannt werden, lauten: «Z. B. wenn [die Paraphilien] unverzichtbar sind, zu einer sexuellen Funktionsstörung führen, die Einbeziehung einer nicht einwilligenden oder nicht einwilligungsfähigen Person erfordern, zu juristischen Schwierigkeiten führen, soziale Beziehungen gefährden.» Ein Psychiater, der sich an diesen Beispielen orientiert, kann in der Praxis einigen Schaden anrichten. Zum einen gibt es zahlreiche Sadomasochisten (die wenigen vorhandenen Studien sprechen von 15–30 Prozent), für die ihre sexuellen Vorlieben tatsächlich unverzichtbar sind, die sich deshalb aber keineswegs allesamt beeinträchtigt oder therapiebedürftig fühlen. Was passiert, wenn man das Kriterium «juristische Schwierigkeiten» ernst nimmt, beschreibt der amerikanische Psychologe Dr. Charles Moser in zwei Beiträgen auf einer amerikanischen SM-Mailing-Liste, die wir hier mit freundlicher Genehmigung zusammengefasst wiedergeben:

> «Die DSM-IV-Diagnosen ‹Sadismus› und ‹Masochismus› werden täglich von Psychologen falsch angewendet. Das führt dazu, dass Sadomasochisten ihre Jobs, ihre *security clearance* (die Unbedenklichkeitsbescheinigung bei Regierungsstellen) und das Sorgerecht für ihre Kinder verloren haben und DSM-IV als Rechtfertigung angegeben wird. Das beste Beispiel, das ich geben kann, ist ein Mann mittleren Alters, der etwa sieben Jahre lang verheiratet war. Während der Ehe praktizierten er und seine Frau SM, bis sie nach fünf Jahren keine Lust mehr dazu hatte und auch ihre bis dahin offene Ehe nur geschlossen weiterführen wollte. Er war damit nicht glücklich, und sie beschlossen sich zu trennen. Sie wollte keine Paartherapie. Es gab einen zweijährigen Sohn aus dieser Ehe. Nachdem sie sich einvernehmlich darauf geeinigt hatten, dass sie das Sorgerecht bekommen sollte, verweigerte sie ihm das Besuchsrecht und führte SM als Begründung an. Er musste sein Haus verkaufen und Schulden machen, um das Recht einzuklagen, seinen Sohn zu sehen. Er hatte einen guten Job, Freunde, eine neue SM-Beziehung, war nie mit dem Gesetz in Konflikt geraten etc. Zwei ‹Therapeuten› bescheinigten, dass SM pathologisch sei, dass er eine Gefahr für das Kind darstelle und dass die DSM-IV-Kriterien offensichtlich auf ihn zuträfen, da er ja in diesen Rechtsstreit verwickelt sei.»

Im deutschsprachigen Raum werden solche Fragen im Allgemeinen liberaler gehandhabt als in den USA. Sexuelle Präferenzen sind hier vor Gericht – auch in Sorgerechts- und Besuchsrechtsstreitigkeiten – mit Sicherheit seltener ein Thema. Sadomasochisten müssen aber grundsätzlich damit rechnen, dass die DSM-Formulierung zu ihren Ungunsten ausgelegt werden kann, sollten sie eines Tages mit dem Gesetz oder der Psychiatrie in Konflikt geraten.

Zusätzlich wird in Lehrbüchern der DSM-IV-Text häufig weiter verwässert. Im Standardwerk «Klinische Psychologie» von 1996 heißt es beispielsweise:

> «Glücklicherweise bleiben Sadismus und Masochismus zumeist auf Phantasien beschränkt und gelten dann laut DSM nicht als Störungen, wenn der Betroffene ‹nicht erheblich darunter leidet›. Dies ist auch ein durchgängiges Thema in DSM-IV, d. h., es ist in Ordnung, wenn jemand ungewöhnliche Phantasievorstellungen hat, vorausgesetzt, dass er nicht danach handelt und sich dadurch auch nicht belästigt fühlt.»

Das stimmt so natürlich nicht; in DSM-IV ist es durchaus vorgesehen, dass man seine Phantasien auch in die Tat umsetzen darf, ohne gleich zum behandlungsbedürftigen Fall zu werden.

Um den Ärztestand vollends zu verwirren, gibt es schließlich noch die «International Statistical Classification of Diseases and Related Health Problems», ICD-10; die Ziffer 10 bezeichnet die 10. Revision. Diese Klassifikation wurde von der Weltgesundheitsorganisation WHO erstellt und muss in Deutschland seit dem 1. Januar 2000 im Gesundheitswesen eingesetzt werden. Der Einführung waren mehrjährige Diskussionen vorausgegangen, in denen es lange Zeit so ausgesehen hatte, als würde sich die Verschlüsselung nach ICD-10 in Deutschland aus datenschutzrechtlichen Gründen nicht durchsetzen. Erst die neue Bundesgesundheitsministerin Andrea Fischer, eine Grüne, sorgte auf dem Weg der Rechtsverordnung quasi im Handstreich für ihre Einführung. Leider ist die ICD noch nicht auf dem relativ fortschrittlichen Stand des DSM-IV angelangt. Unter «Persönlichkeits- und Verhaltensstörungen» heißt es dort, jeder, der seinen sadomasochistischen oder fetischistischen Phantasien entsprechend handele *oder* sich durch sie deutlich beeinträchtigt fühle, sei krank.

Das hat zur Folge, dass seit dem 1. 1. 2000 ein Sadomasochist, der zum Arzt geht, weil die Handschellen einen Nerv abgeklemmt haben und der Finger jetzt so komisch taub ist, die Wahl zwischen drei Möglichkeiten hat: Entweder er belügt den Arzt und behauptet, er habe keine Ahnung, was da passiert sei. Das ist ungünstig, weil es die Diagnose erschwert.

Oder er sagt die Wahrheit, was dazu führen kann, dass der Arzt sich freut, auch mal so eine seltene Diagnose verschlüsseln zu dürfen, und alles brühwarm an die Krankenkasse weiterleitet, wo – allen gegenteiligen Versicherungen zum Trotz – früher oder später datenschutztechnisch unerwartete Dinge mit dieser Information geschehen können. Nicht jeder möchte es darauf ankommen lassen, und selbst wenn einem die Outing-Frage egal ist, handelt es sich doch um eine sehr private Information, die nicht jeder in undurchschaubaren Zentralcomputern verschwinden sehen will.

Die dritte Möglichkeit ist die, sich mit SM-spezifischen Beschwerden an einen vertrauenswürdigen Arzt zu wenden und ihn um Diskretion auch gegenüber der Krankenkasse zu bitten. Leider ist es – anders als im schwul-lesbischen Bereich – nach wie vor nicht einfach herauszufinden, welche Ärzte kompetent und vorurteilsfrei Auskunft in SM-spezifischen Fragen geben können.

Schwule und Lesben sind – natürlich nur, solange sie nicht nebenbei Sadomasochisten oder Fetischisten sind – auch vom ICD-10 nicht mehr betroffen. «Die Richtung der sexuellen Orientierung selbst ist nicht als Störung anzusehen», wird ausdrücklich angemerkt. Homosexualität ist aus den Diagnosekatalogen nicht durch Zauberhand oder dank der weisen Einsicht der psychiatrischen Zunft verschwunden, sondern durch zähe Lobbyarbeit. Die «Norwegian Association for Lesbian and Gay Liberation (LLH)» arbeitet bereits daran, Fetischismus und Sadomasochismus als Diagnosen aus der ICD-10 entfernen zu lassen, und sucht Kontakte zu Personen und Gruppen, die sie dabei unterstützen. Wer sich in Deutschland für eine Mitarbeit interessiert, kann sich zwecks Koordination an kathrin@bdsm-berlin.de wenden.

5 Dürfen die das?

Die Rechtslage

Meine Freunde stehn auf S&M,
meine Freunde sind nicht gerade verklemmt.
Sie bleiben tagelang zu Haus, peitschen sich gegenseitig aus.
Und sie zerschneiden sich mit Glas:
Dürfen die das? Dürfen die das?
Ist das nicht irgendwie verboten?
Ist das tatsächlich legal?

DIE ÄRZTE: MEINE FREUNDE

Dieses Kapitel ist leider nicht besonders beruhigend ausgefallen. Wer SM praktiziert, bewegt sich damit in vieler Hinsicht nach wie vor in einer rechtlichen Grauzone. So richtig verboten, das ist die gute Nachricht, ist zwar nicht viel. So richtig legal, dass selbst konservative Provinzrichter uns nichts anhaben könnten, allerdings auch nicht.

Ähnlich wie im gesundheitlichen Bereich gibt es auch im juristischen keine hundertprozentige Sicherheit, aber doch so etwas wie Safer Sex. Wer sich rechtzeitig informiert und weiß, was er tut, kann viele Probleme vermeiden. Wenn es zu spät für Vorbeugung ist und das Kind bereits im Brunnen liegt, sollte man sich einen Rechtsanwalt suchen, dem das Gebiet nicht völlig fremd ist. Dabei können SM-Gruppen und -Mailing-Listen helfen, die meist mehr als einen Juristen unter ihren Teilnehmern haben.

Pornographie

Wenn Sadomasochisten mit dem Gesetz in Konflikt geraten, hängt das häufig mit der Pornographiegesetzgebung zusammen. Leider ist es nach wie vor so, dass SM-Pornographie nicht einfach als Pornographie für eine spezielle Zielgruppe gilt, sondern als besonders minderwertige und gefährliche Version normaler Erotika. So liest man bei www.jugendschutz.org etwa: «Was pornographische Darstellungen im Internet anbelangt, sind Tiefstmarken in puncto qualitative Ansprüche auf diesem Gebiet längst unterschritten. Manche Opfer hängen auf dem Kopf, die Brüste abgeschnürt, marternde Fesseln und Knebel sind häufiges Zubehör solcher Präsentationen.» Und bei der feministischen Autorin Shere Hite heißt es: «Gut gemachte Erotika bedeuten vor allem, dass Videos Frauen nicht darstellen wie Sklavinnen oder Hündinnen, angeleint, geschlagen, gefesselt, geknebelt.» Ähnlich sinnvoll wäre es, zu behaupten, dass in guten Filmen keine Hubschrauber vorkommen dürfen.

Die «Verbreitung pornographischer Schriften» ist in Deutschland durch § 184 StGB geregelt: Diese Darstellungen dürfen Minderjährigen nicht zugänglich gemacht werden und nicht über den Versandhandel importiert werden. Pornographie, die Gewalttätigkeiten zum Gegenstand hat, darf nicht verbreitet oder öffentlich zugänglich gemacht werden. Besitz, Herstellung und der persönliche Import (also nicht über den Versandhandel) sind dagegen erlaubt.

Gewaltpornographische Darstellungen müssen einen allgemein pornographischen Inhalt haben, also sexuelle Handlungen besonders ausführlich unter Hervorhebung der Geschlechtsmerkmale darstellen, und diese sexuellen Handlungen müssen mit der Anwendung von Gewalt verbunden sein. Fotos, die nur die Auswirkungen von Gewalt, also etwa blaue Flecken oder Striemen, zeigen, sind rechtlich unproblematisch – nur wenn die Gewalt in einem deutlichen sexuellen Kontext steht, also etwa Genitalien, erigierte womöglich, zu sehen sind, handelt es sich um Gewaltpornographie. Bei Texten sieht es ähnlich aus, wenngleich hier nicht ganz so oft eingeschritten wird. Bilder gelten immer noch als geeigneter, ihre Konsumenten auf dumme Ideen zu bringen. Gewaltpornographie wird bundesweit eingezogen oder beschlagnahmt, was für den Hersteller den wirtschaftlichen Ruin bedeuten kann. «Was kümmern mich Pornohersteller?» ist da zwar ein nahe liegender Gedanke, aber der Vorwurf der Verbreitung von Gewaltpornographie kann eben auch von Sadomasochisten produzierte und für die Subkultur wichtige Medien wie die *Schlagzeilen* oder die eigene SM-Website treffen.

Einfache Pornographie ist für Erwachsene erst seit 1973 legal zugänglich, gleichzeitig wurde aber der §131 StGB verabschiedet, der bei Strafe jede Schilderung von Aktionen gegen Menschen verbietet, «durch die das Grausame oder Unmenschliche des Vorgangs in einer die Menschenwürde verletzenden Weise dargestellt wird». Alle Medienprodukte, die solche von Gerichten als grausam oder unmenschlich eingestuften Gewaltdarstellungen enthalten, können bundesweit beschlagnahmt oder eingezogen werden.

In der Praxis haben diese Regelungen keinen allzu großen Einfluss auf das Leben von Sadomasochisten in Deutschland. Dass harte Pornographie nicht über den Versandhandel importiert werden darf, ist vielen unbekannt, und so kommt es hier hin und wieder zu Problemen. Vor größeren Schwierigkeiten stehen jedoch Verlage, Redaktionen und Betreiber von Websites. Matthias Grimme von der *Schlagzeilen*-Redaktion erläutert:

> «Es muss nur jemand kommen, der uns anzeigt, auch formlos oder anonym, dann haben wir die Kripo im Haus. Wenn wir Pech haben, kommen sie mit einem Laster und holen all unsere Zeitschriften und die Rechner zur Beweissicherung erst mal ab. Dann wird ermittelt, und der Staatsanwalt entscheidet, ob ein Verfahren eröffnet wird. Wenn es eingestellt wird, bekommen wir unsere Sachen wieder, wenn nicht, geht alles seinen Gang. So oder so sind wir mindestens ein paar Wochen arbeitsunfähig, was den wirtschaft-

lichen Ruin bedeuten würde. Passieren kann immer etwas, die Gesetze sind so uneindeutig, dass es da keine Sicherheit gibt.»

Ein paar Fälle aus den letzten Jahren:

- 1992 werden bei einer Razzia in der SM-Buchhandlung «Schwarze Galerie» in Kassel 126 – größtenteils nicht einmal indizierte – Titel als Gewaltpornographie beschlagnahmt, darunter z. B. «Mein heimliches Auge». Dem Inhaber Christoph Bittner entsteht durch die einbehaltenen Bücher sowie die Anwalts- und Gerichtskosten ein Schaden von etwa 10 000 DM; die Buchhandlung kann in dieser Form nicht mehr weitergeführt werden.
- Dem Nürnberger Radiosender «Radio Z» entgeht 1994 nur knapp dem Lizenzentzug, nachdem in der Schwulensendung «Fliederfunk» eine Serie zum Thema SM gesendet worden war. Eine Erlanger Ärztin hatte eine Abschrift der gesamten Sendereihe angefertigt und sie unter anderem der Bayerischen Landeszentrale für neue Medien (BLM) und dem Münchner Innenministerium übersandt.
- Der Flagellantenverein Forum 88 e. V. gibt an, anhaltenden Verfolgungen durch die Staatsanwaltschaft ausgesetzt zu sein, die ihm bis zum Jahr 2000 insgesamt einen Schaden von etwa 30 000 DM verursacht haben.
- 1997 bekommen sowohl die *Schlagzeilen* als auch die Hamburger Schwulenbuchhandlung «Männerschwarm» Probleme mit ihren Literaturlisten zum Thema SM. Die *Schlagzeilen* stellen die Verteilung in vorauseilendem Gehorsam ein, weil die Erwähnung indizierter Titel als – verbotene – Werbung interpretiert werden könnte, bei «Männerschwarm» ermittelt die Staatsanwaltschaft.
- 1999 findet bei einem nicht kommerziellen Anbieter einer BDSM-Website eine Hausdurchsuchung statt. Der Vorwurf lautet auf Verbreitung harter Pornographie. Die Websites waren bereits im Vorjahr von der BPjS indiziert worden, dann al-

lerdings, mit harmloseren Bildern und durch X-Check geschützt, wieder online gegangen. Die Anwaltsgebühren für das Ermittlungsverfahren betragen etwa 5000 DM.

- In den letzten Jahren wurden zahlreiche, zum Großteil rein informierende BDSM-Websites von den jeweiligen Internet-Providern in vorauseilendem Gehorsam gelöscht, ohne dass konkrete Vorwürfe vorgelegen hätten. Inzwischen sind die Betreiber solcher Websites selbst vorsichtiger geworden und erkundigen sich bei Internet-Providern nach deren Haltung zu BDSM-Angeboten, bevor sie Verträge abschließen. Damit kommen einige der größten Provider wie AOL, Strato und Puretec von vornherein nicht in Frage – von ähnlichen Problemen sind auch schwul-lesbische Anbieter betroffen. Sowohl im schwul-lesbischen als auch im BDSM-Bereich gibt es mittlerweile eigene Provider, die selbst der Subkultur angehören. Rechtssicherheit oder auch nur die Möglichkeit, sicher einzuschätzen, welche Darstellungen beanstandet werden können, besteht jedoch nicht.

Österreich

In Österreich legt eine gesonderte Pornographiegesetzgebung fest, dass «unzüchtige» Darstellungen nicht verlegt, vertrieben, ein- oder ausgeführt werden dürfen, wenn dies «in gewinnsüchtiger Absicht» geschieht. Als unzüchtig gilt, was für den «normal empfindenden, sozial integrierten Durchschnittsmenschen unerträglich» ist – und da Sadomasochisten zwar meist sozial gut integriert sind, aber nicht «normal empfinden», fällt ihre Minderheitenpornographie unter diese Definition. Darstellungen von sexuellen Gewalttätigkeiten und Unzuchtsakten mit Unmündigen, Personen desselben Geschlechts oder Tieren gelten als «harte Pornographie», über die es aber rechtlich keine gesonderten Bestimmungen zu geben scheint. BDSM-Publikationen haben damit jedenfalls schlechte Karten. Der Besitz und die private Weitergabe sind aber grundsätzlich erlaubt; nur Jugendlichen unter 16 Jahren darf pornographisches Material nicht zugänglich gemacht werden. Österreich ist das einzige deutschsprachige Land, in dem das Schutzalter für homosexuelle Beziehungen noch immer vier Jahre über dem für Heteros liegt. An einer Modernisierung des Sexualstrafrechts wird seit Jahren gearbeitet, die konservativen Parteien ÖVP und FPÖ haben sich im Schulterschluss mit der Kirche aber bisher allen Liberalisierungen erfolgreich widersetzt.

Schweiz

In der Schweiz ist der Umgang mit «harter Pornographie» durch Artikel 135(1) und 197(3) StGB geregelt:

> Art. 135(1) StGB (Gewaltdarstellungen, in Kraft seit dem 1. Januar 1990)
> «Wer Ton- oder Bildaufnahmen, Abbildungen, andere Gegenstände oder Vorführungen, die, ohne schutzwürdigen kulturellen oder wissenschaftlichen Wert zu haben, grausame Gewalttätigkeiten gegen Menschen oder Tiere eindringlich darstellen und dabei die elementare Würde des Menschen in schwerer Weise verletzen, herstellt, einführt, lagert, in Verkehr bringt, anpreist, ausstellt, anbietet, zeigt, überlässt oder zugänglich macht, wird mit Gefängnis oder mit Buße bestraft.»
> Art. 197(3) StGB (Pornographie)
> «Wer Gegenstände oder Vorführungen (...), die sexuelle Handlungen mit Kindern oder mit Tieren, menschlichen Ausscheidungen oder Gewalttätigkeiten zum Inhalt haben, herstellt, einführt, lagert, in Verkehr bringt, anpreist, ausstellt, anbietet, zeigt, überlässt oder zugänglich macht, wird mit Gefängnis oder mit Buße bestraft. Die Gegenstände werden eingezogen.»

Erwerb und Konsum harter Pornographie sind zwar straffrei, die Einfuhr ist aber nicht einmal für den Eigenbedarf erlaubt. Das Verbot sexueller Darstellungen mit menschlichen Ausscheidungen ist eine Besonderheit der Schweiz und offenbar bisher nicht nachvollziehbar begründet worden; als menschliche Ausscheidungen gelten dabei nur Kot und Urin. Private Fotos eigener SM-Sessions stellen theoretisch harte Pornographie dar, deren Herstellung strafbar ist, in der Praxis wird dagegen aber wohl nicht eingeschritten. Die Einwilligung der abgebildeten Personen in pornographischen Darstellungen spielt im Übrigen ausdrücklich keine Rolle, da es sich auch beispielsweise um Ausnutzung einer wirtschaftlichen Notlage handeln könnte. Welche BDSM-Fotos und -Texte im Einzelnen in der Schweiz noch als «weiche» Pornographie gelten, wo die «harte» Pornographie anfängt und ab wann die Behörden an Strafverfolgung denken, ist schwer einzuschätzen. Trotz dieser Beschränkungen konnte in der Schweiz lange Zeit die SM-Zeitschrift *Sadanas* herausgegeben werden, bis die Redaktion 1993 wegen Verbreitung pornographischen Materials verurteilt wurde und die entstehenden hohen Gerichtskosten zur Einstellung der Zeitschrift führten.

Der bloße Besitz harter Pornographie ist in der Schweiz zum Redaktionsschluss dieses Buchs noch nicht strafbar; in Kürze soll aber der Passus «… erwirbt oder sich sonst wie verschafft, besitzt …» in die zitierten Artikel eingefügt werden. Der Nationalrat hat die entsprechende Motion bereits 1997 abgesegnet; in diesem Zusammenhang wird explizit auf die negative Bewertung sadomasochistischer Praktiken in der ICD-10 (siehe Kapitel 4) hingewiesen. Die Schweiz hätte nach dieser Neuregelung die repressivste Pornographiegesetzgebung Europas. Der Schweizer Schwulen-Dachverband Pink Cross und die wenigen SM-Gruppen der Schweiz setzen sich gegen die Änderung ein.

Eigentümer harter Pornographie werden seit dem 1. November 1998 in der Schweizer Bundesdatenbank «Falschgeld, Menschenhandel, Pornographie» (FAMP) registriert. Ein Jahr später waren bereits über 7000 Personen erfasst. Der Inhalt der Datenbank beschränkt sich nicht auf Daten aus Ermittlungsverfahren, sondern bezieht das Vorfeld, die Phase «vor Einleitung eines gerichtspolizeilichen Ermittlungsverfahrens», mit ein. Zu diesem Zweck werden öffentlich zugängliche Quellen (vermutlich unter anderem das Internet) ausgewertet, Auskünfte eingeholt, Denunziationen entgegengenommen und amtliche Akten eingesehen. Betroffene haben kein Einsichtsrecht in diese Liste und können weder erfahren, ob sie darin erfasst sind, noch welche Daten über sie gespeichert sind. Kurzum, die Schweiz ist zwar landschaftlich reizvoller als Köln oder Berlin, aber kein empfehlenswerter Aufenthaltsort für sexuelle Minderheiten.

Exkurs: Die PorNO-Kampagne in Deutschland

1987 startete die Frauenzeitschrift *Emma* ihre erste PorNO-Kampagne; Auslöser waren «die zunehmenden sadomasochistischen Tendenzen und Folterphantasien in der Pornographie». Das damals vorgeschlagene Anti-Pornographiegesetz konnte sich allerdings nicht durchsetzen.

> «Eine meiner Lieblingszeitschriften für eine Zeit lang war *Emma*. Weil *Emma* sich ja enorm gegen diese SM-Sachen gestellt hat, weil *Emma* das verteufelt hat und das immer mit ganz, ganz vielen Bildern tun musste. Und es gehörte zu einer meiner Übungen, immer am Zeitschriftenstand, wenn ich auf den Bus warten musste, die *Emma* durchzugehen, weil in der *Emma* waren SM-Bilder. Was ich nachher immer etwas ironisch fand.» WOLF

1998 wurde die Kampagne wieder belebt. «Die pornographischen Darstellungen werden immer brutaler und sadomasochistischer. Phantasien, die immer häufiger in die Tat umgesetzt werden. Zeit, endlich zu handeln», heißt es in *Emma* 3/98. Dass es für nicht wenige Frauen einen großen und befreienden Schritt bedeutet, ihre sadomasochistischen Phantasien in die Tat umzusetzen, ist im *Emma*-Universum nach wie vor nicht vorgesehen. Im Sommer 1998 veröffentlichte ein parteiübergreifendes Frauenbündnis einen Aufruf, nach dem die Herstellung und der Konsum von Pornographie künftig schärfer geahndet werden sollen. Die Unterzeichnerinnen schlagen eine juristische Neudefinition vor, die dem Entwurf der ersten PorNO-Kampagne entspricht und nach der bereits «erniedrigende Darstellungen» von Frauen und Kindern künftig zur Pornographie zählen sollen. «Schon der Besitz von Pornographie, Gewaltpornographie mit Frauen und Kinderpornographie» soll «international verboten, verfolgt und bestraft» werden. Unterzeichnet haben den Aufruf unter anderem die Berliner Arbeitssenatorin Christine Bergmann (SPD), die ehemalige Brandenburger Sozialministerin Regine Hildebrandt (SPD), die Bundestagsabgeordnete Sabine Leutheusser-Schnarrenberger (FDP), mehrere CDU- und CSU-Politikerinnen, Rita Süßmuth (CDU), die Grünen-Abgeordneten Rita Griesshaber und Andrea Fischer und *Emma*-Herausgeberin Alice Schwarzer. Die neue Pornographiedefinition soll lauten:

> «Pornographie ist die verharmlosende, verführerische oder verherrlichende, in jedem Fall aber deutlich erniedrigende sexuelle Darstellung in Text oder Bild von Kindern oder Frauen, bei denen die Sexualobjekte:
> - Erniedrigung, Verletzung oder Schmerz zu genießen scheinen;
> - vaginal, anal oder oral vergewaltigt werden;
> - von Gegenständen in Vagina, After oder Mund penetriert werden;
> - geschlagen, gefesselt, misshandelt, verletzt, verstümmelt, getötet oder auf andere Weise Opfer von Zwang und Gewalt werden.»

Wie es gerade in emanzipierten Kreisen zur Gleichsetzung von Frauen und Kindern kommen konnte, ist schwer nachvollziehbar. Es gibt natürlich Frauen, die «Erniedrigung, Verletzung oder Schmerz» nicht nur zu genießen scheinen, und wenn Filme, in denen Dildos zum Einsatz kommen, hierzulande verboten werden, können wir allesamt gleich in bibeltreue amerikanische Bundesstaaten auswandern. Durch eine solche Regelung würden außerdem gerade die Darstellungsmöglichkeiten in der lesbischen Pornographie empfindlich eingeschränkt, was keiner der Urheberinnen aufgefallen zu sein scheint. Völlig vernachlässigt wird schließlich die Tatsache, dass in solchen Filmen selbst im Heterobereich nicht selten Männer die «Sexualobjekte» sind und dass es auch auf dem Schwulensektor eine ganze Menge SM-Pornographie gibt (die angesichts ihrer knusprigen Darsteller auch von Sadomasochistinnen jeder sexuellen Orientierung ganz gern mal konsumiert wird). Die Würde der dort dargestellten Männer ist offenbar nicht in Gefahr.

Verschiedene Vertreter von SM-Gruppen – unter anderem der Vorstand von SMart Rhein-Ruhr e. V. und die Redaktion der *Schlagzeilen* – äußern ihre Kritik und ihre Besorgnis, was sich in *Emma* 2/99 dann so liest: «Auf den Schreibtischen von Frauenministerin Bergmann und Ex-Justizministerin Leutheusser-Schnarrenberger landete ‹waschkörbeweise› Zweifelhaftes: Hochglanzbroschüren mit sadomasochistischen Darstellungen und gefolterten Frauen, spöttische Appelle an die ‹Vernunft der Damen› und anonyme Beschimpfungen der ‹prüden Zicken›. ‹So viel Post habe ich noch nie zu einem Thema bekommen›, wunderte sich die Frauenministerin.»

DER SPIEGEL 46/1998, Auszug aus einem Interview mit Frauenministerin Bergmann:

SPIEGEL: Vor einigen Monaten haben Sie für Aufsehen gesorgt, weil Sie als Mitglied eines überparteilichen «Frauenbündnisses» Front gegen Pornographie gemacht haben. Sie sei «sexualisierter Hass» – ziemlich starke Worte.
Bergmann: Nein, das finde ich gar nicht. Es hat mich gewundert, wie gerade viele Frauen versucht haben, uns in

die prüde Tugendwächterecke zu stellen. Dabei gibt es einen erwiesenen Zusammenhang zwischen dem Konsum von Gewaltpornos und Sexualdelikten. Man kann nicht immer über eine Zunahme von Gewalt klagen, wenn man keine Grenzen zieht.

SPIEGEL: Der Zusammenhang ist nicht so eindeutig. Wo fängt Gewalt an?

Bergmann: Wir haben vorgeschlagen, Pornographie im Strafgesetzbuch neu zu definieren: Wenn Frauen und Kinder zum Beispiel in erniedrigender Weise als Sexualobjekte dargestellt werden und Opfer von Zwang und Gewalt werden. Ich halte es für ein wichtiges Signal, dass die Gesellschaft sagt: Das dulden wir nicht. Das ist ein unerträgliches Maß an Missachtung. Dagegen gehen wir vor.

SPIEGEL: Mit Verboten?

Bergmann: Ja. Verkauf, Verleih und Besitz von sexuell erniedrigenden Darstellungen von Frauen und Kindern muss verfolgt und bestraft werden können. Dabei spielt es keine Rolle, ob solche Darstellungen als Filme, Bücher oder im Internet angeboten werden.

SPIEGEL: Können Politik und Justiz überhaupt festlegen, was sexuell korrekt ist und was nicht?

Bergmann: Diese Argumentation halte ich für ein Ausweichmanöver. Denken Sie an die Debatte um die Vergewaltigung in der Ehe. Das hat jahrelang gedauert, weil eine konservative Mehrheit gemauert hat. Da wurde auch immer behauptet, es gebe eine juristische Grauzone, die nicht zu fassen sei. Heute haben wir ein Gesetz, und wir haben die ersten Verurteilungen. Wenn man will, geht es.

Zu diesem Interview wurde ein Leserbrief des SMart-Vorstands abgedruckt:

Familienministerin Bergmann braucht sich gar nicht zu wundern, wenn sie gerade von Frauen als Tugendwächterin kritisiert wird. Frauen, die differenzieren können, packen grausame Kinderpornos und sadomasochistische Erotik nicht in einen Topf – besonders wenn die beste SM-Erotik (wie die «Geschichte der O») sowieso von Frauen geschrieben wurde. Sadomasochismus ist eine normale Variante der weiblichen Sexualität. Was soll denn passieren, wenn diese angebliche Gewaltpornographie bei Frauen gefunden wird? Der Besitz von solchen Darstellungen ist bei Sadomasochistinnen die Regel. Frauen müssen nicht vor ihrer eigenen Meinungsfreiheit beschützt werden – wir entscheiden selbst, was gut für uns ist.

Andrea Juchem, SMart Rhein-Ruhr e. V.

Die Tatsache, dass sich Gewaltpornographie schlichtweg an Menschen wendet, für die Gewalt und Sex lustvoll miteinander verbunden sind, nämlich an Sadomasochisten, und dass diese Menschen keineswegs im Alltag mordend, sengend und vergewaltigend durch die Straßen ziehen, wird in dieser Diskussion regelmäßig ignoriert. Die frühere Bundesjustizministerin und Mitinitiatorin des neuen «PorNO»-Bündnisses, Sabine Leutheusser-Schnarrenberger (FDP), antwortet auf den Protestbrief eines Mitglieds von SMart Rhein-Ruhr e. V.:

«Wenn Sie in Ihrem Privatleben sexuelle Erniedrigung als wesentlichen Bestandteil Ihres Sexuallebens empfinden, so ist dies Ihre Privatangelegenheit. Ich halte es jedoch für außerordentlich schwierig, die Personengruppe der Sadomasochistinnen und Sadomasochisten ausdrücklich bei einer Neudefinition des §184 StGB zu berücksichtigen. Pornographie ist die erniedrigende Darstellung von Sexualität. Sie mag es inspirieren, den weitaus größeren Teil der Konsumenten verleitet es zu Gewalt und Penetration ihres sexuellen Gegenübers, der oder die eben nicht sexuelle Lust dabei empfindet, sondern Schmerz, Erniedrigung und Pein. Diese Gruppe gilt es zu schützen.»

Diese Annahme eines «weitaus größeren Teils» an leicht beeinflussbaren oder gar schwer gestörten Konsumenten ist frei aus der Luft gegriffen. Wer kein Interesse an der Verknüpfung von Sex und Gewalt mitbringt, konsumiert auch keine Pornographie, die diese Verknüpfung zum Inhalt hat, weil er sie nicht erregend findet. Wer solche Pornographie erregend findet, ist ein Sadomasochist, deshalb aber noch lange kein Soziopath, der die gesehenen Praktiken mit unfreiwilligen Opfern in die Tat umsetzen will. SM-Pornographie wird nicht vorwiegend von Gewalttätern und nur quasi nebenbei auch noch von Sadomasochisten konsumiert.

Zum Glück hat man vom Bonner Frauenbündnis gegen Pornographie seit seiner Gründung im Sommer 1998 nichts mehr gehört. Es steht zu hoffen, dass auch diese Initiative im Sand verlaufen wird.

Minderjährige

Wer noch keine 18 ist, ist gekniffen: Einerseits ergeben alle Umfragen, dass die Mehrheit der befragten Sadomasochisten sich schon lange vor dem achtzehnten Lebensjahr über ihre Neigungen im Klaren ist. Zwischen erster Wahrnehmung der eigenen Andersartigkeit und Coming-out, das legen die Statistik und zahlreiche Berichte von Sadomasochisten nahe, liegt für viele die gesamte Pubertät. Andererseits wird in der Regel so getan, als setzten sadomasochistische Interessen keinen Tag vor der Volljährigkeit ein. Sadomasochistisches Material sieht man im Allgemeinen als geeignet an, Jugendliche «sittlich zu gefährden» und «sozialethisch zu desorientieren».

«Als ich etwa vierzehn war, erschienen Nancy Fridays ‹Sexuelle Phantasien der Frauen› und ‹Sexuelle Phantasien der Männer› und wurden, wie ich später erfahren habe, von der BPjS gleich indiziert. Zum Glück wusste unsere Bibliothek davon offenbar nichts, jedenfalls habe ich beide Bände verschlungen und fand sie ausgesprochen beruhigend: Ich war mit meinen Phantasien offenbar nicht allein. Wenn es nach der BPjS gegangen wäre, hätte man mir das erst mit 18 mitteilen dürfen.» GISA

Bis in die neunziger Jahre hinein war die Bundesprüfstelle für jugendgefährdende Schriften (BPjS) eifrig damit beschäftigt, sadomasochistisches Material von Jugendlichen fern zu halten: 1982 den französischen Literaturpreisträger «Geschichte der O» bis 1987 11 von 19 Bänden aus John Normans «Gor»-Serie, die deutschen Übersetzungen von Anne Rice' «Dornröschen»-Trilogie und jede Menge Comics. 1985 wird der Roman «Neun Wochen und drei Tage» von Elizabeth McNeill, der später – stark bereinigt – als Vorlage für den Film «Neuneinhalb Wochen» dient, auf den Index gesetzt. «Für Kinder und Jugendliche», heißt es zur Begründung, «kann durch die Darstellung sadistischer und masochistischer sexueller Handlungen eine Gefährdung ausgehen … Das skizzierte Frauenbild entspricht in keiner Weise dem sexuellen Empfinden von Frauen, es entspringt vielmehr der männlichen Phantasiewelt, auch wenn der Autor eine Frau sein soll.» Dem jugendlichen Konsumenten werden «besonders gefährliche Verhaltensmuster präsentiert, indem einmal der Eindruck vermittelt wird, die Kombination von Sex und Gewalt bereite einen besonderen Lustgewinn und zusätzlich könne derjenige, der einmal solche Sexualpraktiken ‹genossen› habe, auf andere Weise keine sexuellen Empfindungen mehr erleben». Gerade die Tatsache, dass Sadomasochismus hier einmal nicht auf geschmacklose und abschreckende Art dargestellt wird, macht die BPjS dem Buch zum Vorwurf:

«Wenn man bedenkt, dass es sich bei der Erscheinungsform des Sadomasochismus um eine pathologische, perverse oder deviante Form der Sexualität handelt, die der Verlag als ‹Spiel von Herrschaft und Unterwerfung› bezeichnet, dass die *FAZ* von der ‹Lustpassion› spricht, ‹die literarisch wie liebestechnisch in den weiten Grenzen des Geschmacks bleibt›, und die *Welt am Sonntag* nur vom leichten Schauer beim Leser spricht, so kann nicht erwartet werden, dass jugendliche Leser, insbesondere solche, die für diese Materie anfällig sind, die Gefährlichkeit dieser sadomasochistischen Darstellungen durchschauen.»

Diese Ansteckungsthese wird heute von niemandem mehr ernsthaft vertreten. Sheree Rose, die langjährige Lebensgefährtin des Autors und Performancekünstlers Bob «Supermasochist» Flanagan, bringt es auf den Punkt: «Man kann sich die Vorliebe für Sadomasochismus nicht wie ein Virus einfangen. SM ist nicht ansteckend. Entweder es gefällt dir oder nicht. Es gibt keinen Mittelweg.»

Indizierte Literatur ist zwar weiter über den Buchhandel erhältlich, darf aber weder offen ins Regal gestellt noch an Minderjährige abgegeben oder irgendwie beworben werden. Das erschwert den Verkauf so erheblich, dass die meisten Verlage davon absehen, indizierte Literatur weiter im Programm zu führen. Inzwischen scheint sich die Situation einerseits entspannt zu haben – trotz des aufblühenden Angebots an SM-Literatur treffen Indizierungen in den letzten Jahren meist nur noch eher austauschbare Machwerke, während vieles, was noch in den Achtzigern auf den Index gesetzt worden wäre, heute ohne Probleme über die Ladentheke geht. Andererseits gelten seit einer Gesetzesänderung vom 1. August 1997 inhaltsgleiche Neuausgaben einstmals indizierter Titel automatisch als mitindiziert. Das hat zur Folge, dass eine große Anzahl von Titeln, die etwa in den fünfziger Jahren als jugendgefährdend eingestuft wurden und in neueren Ausgaben seit Jahren wieder frei auf dem Buchmarkt erhältlich waren, wieder indiziert sind. Bereits die Erwähnung dieser Titel in SM-Literaturlisten ist verbotene Werbung.

Es wäre zwar kein Beinbruch, in den Zeiten des Internet als Jugendlicher auf von der BPjS indizierte Literatur verzichten zu müssen. Aber auch, ob BDSM-Praktiken von Minderjährigen überhaupt ausgeübt werden dürfen, ist strittig: Folgt man dem Juristen Olaf May – was in einem solchen Fall vermutlich geschehen wird –, können nur Volljährige rechtsgültig in eine Körperverletzung (siehe unten) einwilligen. Das ist nicht zu vergleichen mit dem «Schutzalter», das Jugendliche generell vor Übergriffen durch Ältere bewahren soll – BDSM-Praktiken sind auch mit gleichaltrigen Partnern bis zum 18. Lebensjahr illegal. In Österreich gilt sogar die «Penetration mit Gegenständen», sprich Benutzung von Dildos, als «gewaltähnliche sexuelle Handlung» und ist für Jugendliche verboten.

Derzeit achten sämtliche SM-Gruppen in den deutschsprachigen Ländern strikt darauf, nur Volljährige zu ihren Treffen zuzulassen. Anlaufstellen und Beratungsangebote für Minderjährige, die im schwul-lesbischen Bereich längst selbstverständlich sind, gibt es im SM-Bereich nirgends. Keine Gruppe will – verständlicherweise – das Risiko eingehen, sich strafbar zu machen oder von den Medien noch weiter in die Nähe pädophiler Gewalttäter gerückt zu werden.

Körperverletzung

SM erfüllt im Allgemeinen den Tatbestand der «einfachen Körperverletzung»; kommen Skalpelle, Nadeln oder Peitschen ins Spiel, sind wir schon bei der «gefährlichen Körperverletzung». Die Strafbarkeit sadomasochistischer Körperverletzungen kann theoretisch unterschiedlich beurteilt werden. In § 228 StGB heißt es: «Wer eine Körperverletzung mit Einwilligung der verletzten Person vornimmt, handelt nur dann rechtswidrig, wenn die Tat trotz der Einwilligung gegen die guten Sitten verstößt.» Je nachdem, ob man sadomasochistische Aktivitäten als sittenwidrig einstuft, kann der Bottom also unter Umständen gar nicht rechtswirksam in sie einwilligen. Seit 1943 sind in Deutschland allerdings keine Gerichtsentscheidungen zu Körperverletzungen durch SM-Praktiken mehr veröffentlicht worden. In der juristischen Literatur ist man sich in den letzten Jahren darüber einig, dass einvernehmliche sadomasochistische Handlungen entweder zwar sittenwidrig, aber nicht strafwürdig oder aber gar nicht erst sittenwidrig sind. Das Amtsgericht Hamburg äußert allerdings noch im April 2000 mit dieser Begründung Bedenken, die SM-Gruppe *Schlagwerk* ins Vereinsregister einzutragen.

Die Einwilligung selbst muss freiwillig erteilt werden und kann jederzeit widerrufen werden. Fällt also zum Beispiel das Safeword, beginnt auch offiziell der Bereich der Strafbarkeit. Auf Täuschung beruhende Einwilligungen sind unwirksam: Vereinbart man Schläge und bekommt dann gegen seinen Willen beispielsweise ein Cutting zugefügt, ist das ein klarer Rechtsverstoß. Man braucht also in einem solchen Fall nicht zu befürchten, dass die zuständigen Stellen nur höhnisch bemerken, man hätte sich eben gar nicht auf solcherlei Praktiken einlassen sollen – wer wirklich Anzeige erstatten möchte, hat das Recht auf seiner Seite. Kommt es dagegen im Laufe des Spiels zu einer ungeplanten, fahrlässigen Körperverletzung, ist diese durch die Zustimmung zu einer risikobehafteten Handlung unter Umständen mit abgedeckt. Hier neigen Juristen allerdings in der Praxis eher dazu, SM-Praktiken als risikoreicher anzusehen, als sie tatsächlich sind, und in der Folge schon mal Tops, die die selbstverständlichsten Sicherheitsregeln ignorieren, ungeschoren davonkommen zu lassen.

Einfache Körperverletzung wird nur auf Antrag des Geschädigten verfolgt. Bei gefährlicher Körperverletzung muss die Staatsanwaltschaft eigentlich ermitteln – und ein besonders dienstbeflissener Staatsanwalt kann das theoretisch durchaus auch in scheinbar klaren Fällen tun. Ob eine wirksame Einwilligung vorliegt, kann schließlich erst im Zuge der Ermittlungen geklärt werden.

Österreich

In Österreich gilt analog zu Deutschland § 90 StGB: «Eine Körperverletzung oder Gefährdung der körperlichen Sicherheit ist nicht rechtswidrig, wenn der Verletzte oder Gefährdete in sie einwilligt und die Verletzung oder Gefährdung als solche nicht gegen die guten Sitten verstößt.» Wenn die Spuren eines Spiels nicht länger als zwei Stunden sichtbar sind, liegt überhaupt keine Körperverletzung vor. In eine schwere Körperverletzung kann man, wie in Deutschland, nicht wirksam einwilligen – sie liegt nach § 84 dann vor, wenn die Gesundheitsschädigung länger als 24 Tage dauert oder die Verletzung «an sich schwer» ist – was Ermessenssache sein dürfte. Österreichische Sadomasochisten sind also tendenziell etwas schlechter gestellt; das letzte Urteil, in dem der österreichische Oberste Gerichtshof sich überhaupt mit sadomasochistischen Körperverletzungen beschäftigt (und sie für sittenwidrig befindet), stammt allerdings von 1977. Für die Praxis dürfte dieses Urteil von geringer Relevanz sein, umso mehr, als in einer Entscheidung von 1989 angemerkt wird: «Angesichts der Zustimmung des Opfers sind leichte Verletzungen im Verlauf eines freiwilligen sadomasochistischen Vorgehens nicht strafbar.» Mit großer Wahrscheinlichkeit werden sich mittlerweile auch österreichische Juristen der in Deutschland vorherrschenden Sichtweise anschließen und keine Sittenwidrigkeit mehr erkennen.

Schweiz

Auch in der Schweiz liegen die Dinge ähnlich. § 123 StGB lautet: «1. Wer vorsätzlich einen Menschen … an Körper oder Gesundheit schädigt, wird, auf Antrag, mit Gefängnis bestraft. 2. Die Strafe ist Gefängnis, und der Täter wird von Amts wegen verfolgt, wenn er Gift, eine Waffe oder einen gefährlichen Gegenstand gebraucht …» Und in Artikel § 126 heißt es: «Wer gegen jemanden Tätlichkeiten verübt, die keine Schädigung des Körpers oder der

Gesundheit zur Folge haben, wird, auf Antrag, mit Haft oder mit Buße bestraft.»

Durch die Formulierung «schädigt» kommt das Schweizer Strafrecht ohne einen Paragraphen aus, der es Ärzten wie im deutschen Recht gesondert ermöglicht, Eingriffe vorzunehmen. Nach einer Einwilligung wird hier gar nicht erst gefragt. Wenn man davon ausgeht, dass auch hier die «gefährlichen Gegenstände» wie in Deutschland verstanden werden, sind Schweizer Sadomasochisten damit rechtlich am schlechtesten gestellt. Offenbar liegt sehr viel im Ermessen des jeweiligen Richters, aber da für Schweizer Gerichte das «Gefühl des normal empfindenden Durchschnittsbürgers» wohl immer noch stärker als in Deutschland die rechtlichen Normen bestimmt, dürfte man dort als sexuelle Minderheit insgesamt schlechte Karten haben.

SM-Praktiken bewegen sich damit zum großen Teil in einer rechtlichen Grauzone. Langfristig wäre mehr Rechtssicherheit wünschenswert, denn was geschieht, wenn die Beurteilung sadomasochistischer Körperverletzungen richterlicher Willkür überlassen bleibt, sieht man am britischen «Spanner case»: Nachdem die britische Polizei 1987 in den Besitz privater Videoaufnahmen gelangte, auf denen schwule Männer bei einvernehmlichen SM-Praktiken zu sehen waren, wurden als Teil der drei Millionen Pfund (etwa neun Millionen DM) teuren Operation «Spanner» mehr als 100 Männer verhört und 42 schließlich wegen Körperverletzung vor Gericht gestellt. 1990 wurden 16 Angeklagte zu Freiheitsstrafen bis zu viereinhalb Jahren verurteilt und weitere 26 wegen Beihilfe zur – an ihnen selbst begangenen – Körperverletzung verwarnt. Bei den beanstandeten Praktiken handelte es sich lediglich um Play-Piercings und Cuttings. Drei der Verurteilten legten vor dem Europäischen Gerichtshof für Menschenrechte Klage gegen das Urteil ein. Der Europäische Gerichtshof bestätigte 1997 das Urteil der britischen Richter mit der Begründung, es sei grundsätzlich Sache des jeweiligen Staates, festzulegen, was er für strafwürdig halte.

Erpressung, Verleumdung und Bloßstellung

Das wahrscheinlich größte reale Rechtsrisiko für Sadomasochisten ist ein Bottom, der nach einem – womöglich schief gegangenen – Spiel seine Ansicht über die Einvernehmlichkeit der Aktion ändert. Der Bottom kann den Top jederzeit wegen Körperverletzung anzeigen und dabei behaupten, er habe entweder gar nicht in SM-Praktiken eingewilligt oder diese Einwilligung sei beispielsweise unter dem Einfluss von Alkohol zustande gekommen. Wenn zusätzlich noch Spuren von Schlägen oder anderen Praktiken zu sehen sind, hat der Top sehr schlechte Karten. Außerdem können zusätzlich die Vorwürfe der Nötigung und Freiheitsberaubung ins Spiel kommen. Auch unterzeichnete «Verträge» nützen da nichts, sondern können im Gegenteil vor Gericht zu Ungunsten des Tops ausgelegt werden.

Hier handelt es sich um ein schwieriges Rechtsgebiet, auf dem es noch kaum Erfahrungen gibt. Spuren von Gewaltanwendung, die in einem Vergewaltigungsfall belegen können, dass das Opfer Widerstand geleistet hat, bedeuten in einem SM-Zusammenhang leider gar nichts. Es ist weder sichergestellt, dass ein Opfer realer, als SM getarnter Gewalt vor Gericht Recht bekommen wird, noch sind Tops vor ungerechtfertigen Vorwürfen von Bottoms angemessen geschützt. Daran wird sich – wie in allen Fällen, in denen letzten Endes Aussage gegen Aussage steht – nicht viel ändern lassen; man kann nur hoffen, an Richter und Gutachter zu geraten, denen das Thema SM einigermaßen vertraut ist. Am sinnvollsten ist es natürlich, solchen Problemen vorzubeugen, indem man sich seine Partner sehr gut aussucht und sich weder als Top noch als Bottom Hals über Kopf auf ein Spiel mit Unbekannten einlässt.

Auch nach einer Trennung im Streit bieten SM-Interessen, die man in der Beziehung glücklich geteilt hat, vielfältige Möglichkeiten, dem Expartner Schwierigkeiten zu bereiten. Ein Fall aus der Anwaltspraxis:

«Nachdem sich meine Mandantin von ihrem Freund losgesagt hatte und allen seinen Versuchen widerstanden hatte, sie zur Rückkehr zu bewegen, schrieb er einen anonymen Brief an ihren Arbeitgeber, dem er ein Foto beifügte, das in einer SM-Zeitschrift abgedruckt war und die Mandantin bei einer Bondage zeigte, ziemlich nackt. Der Denunziant gab sich als alte Frau und noch ältere Kundin des Hauses aus und behauptete, der ‹Neffe› hätte sie auf dieses Bild aufmerksam gemacht. Solange derartige Personen in der Firma Kunden bedienen würden, würde sie keinen Fuß mehr in das Geschäft setzen. Ich habe ihn außergerichtlich auf Unterlassung in Anspruch genommen, der Herr meldete sich jedoch nicht. Er war selbst Mitglied der SM-Subkultur …»

Im Bereich der SM-Prostitution scheint Erpressung ebenfalls hin und wieder zum juristischen Problem zu werden. Wird man erpresst, sollte man sich auf jeden Fall an die Polizei wenden, die wie die Staatsanwaltschaft dazu verpflichtet ist, Erpressungsopfer zu schützen. Die Namen der Opfer werden also durch ein solches Verfahren nicht öffentlich bekannt.

Vorbeugung durch verstärkte Öffentlichkeitsarbeit und freiwilliges Outing, bevor es zum Zwangsouting kommt, können hier sinnvoll sein. Mit seiner Homosexualität ist heute kaum noch jemand beruflich zu erpressen; eines Tages wird sich die Lage – hoffentlich – auch für Sadomasochisten bessern.

Sorgerecht

Wenn nach einer Trennung vor Gericht entschieden werden muss, wer das Sorgerecht für gemeinsame Kinder erhält, scheinen SM-Neigungen eines Partners im Allgemeinen weniger Anlass zur Besorgnis zu geben, als Sadomasochisten oft vermuten. Die Zuständigen sind daran gewöhnt, dass nach einer Trennung allerhand schmutzige Wäsche gewaschen wird, und ordnen solche Vorwürfe zumindest in Deutschland anscheinend recht gelassen ein. Das

Sorgerecht für ein Kind kann nur dann eingeschränkt oder entzogen werden (antragsberechtigt sind Verwandte oder das Jugendamt), wenn in der Person des Sorgeberechtigten Gründe vorliegen, die eine kindgerechte Ausübung des Sorgerechts beeinträchtigen und die geeignet sind, das Kind zu schädigen. Beispiele wären Vernachlässigung der Ernährung oder der Gesundheitsfürsorge, Verwahrlosung, Missbrauch oder Misshandlung des Kindes, Geistesschwäche oder Krankheit. Sexuelle Vorlieben der Eltern gehören nicht zu den konkreten Gefahren, solange das Kind nicht in deren Praktiken einbezogen wird. Eine Mutter kann beispielsweise auch als Prostituierte arbeiten, ohne dass das Kindeswohl gefährdet ist. In der Literatur zur aktuellen Rechtsprechung scheint es keine Fälle zu geben, in denen sexuelle Vorlieben der Eltern als solche Gefährdung angesehen wurden – andererseits haben es Gerichte in den letzten Jahren nicht selten abgelehnt, das Sorgerecht einem homosexuellen Elternteil zu übertragen. Gerade angesichts der Tatsache, dass Sadismus und Masochismus von der WHO nach wie vor unter den psychischen Störungen geführt werden, könnte eine SM-Neigung den Ausschlag geben, wenn bereits andere ungünstige Faktoren im Spiel sind. Im Streitfall wird man mit Sicherheit mehr Beweise für die eigene Erziehungseignung erbringen müssen als Nichtsadomasochisten.

Arbeitsrecht

Sadomasochistische Interessen oder Aktivitäten des Arbeitnehmers sind kein Kündigungsgrund, nicht einmal in erzieherischen Berufen. Die private Lebensführung ist Sache des Einzelnen und geht den Arbeitgeber nichts an. Das Arbeitsgericht Berlin hat am 7. Juli 1999 entschieden, dass von der Norm abweichende Sexualpraktiken keine Kündigung rechtfertigen können: «Wenn ein Arbeitnehmer zum Sadomasochismus neigt, lässt dies noch nicht den Schluss zu, dass er im Rahmen des Arbeitsverhältnisses eher zu Distanzverletzungen neigt als MitarbeiterInnen, die sich im Rahmen des gesellschaftlich Akzeptierten sexuell betätigen.» Das bedeutet andererseits, dass irgendein Arbeitgeber auch 1999 noch der Ansicht war, die SM-Interessen eines Mitarbeiters seien ein Kündigungsgrund – und nicht jeder will sich auf einen Rechtsstreit wegen seiner privaten Vorlieben einlassen.

Beamte und Richter üben in Deutschland eine «sicherheitsempfindliche Tätigkeit aus» und dürfen daher nicht erpressbar sein. Auch andere Unternehmen können zur Geheimhaltung verpflichtet werden, sodass die dort Beschäftigten einer Sicherheitsüberprüfung unterzogen werden. Außerdem ist das Bundesamt für Verfassungsschutz berechtigt, im Rahmen des vorbeugenden Sabotageschutzes Personen zu überprüfen. In den entsprechenden Fragebögen wird nur allgemein nach «sonstigen Umständen» gefragt, «die für die Sicherheitsüberprüfung von Bedeutung sein können» – wie man diese Frage beantwortet, hängt davon ab, ob man sich selbst für erpressbar hält. Nur wer ein Doppelleben führt, kann hier eventuell als Sicherheitsrisiko betrachtet werden, während alle privat oder öffentlich Geouteten nichts zu befürchten haben.

Auch wer in einer kirchlichen Einrichtung arbeitet, hat Grund zur Sorge. Die Kirchen dürfen ihren Mitarbeitern die Pflicht auferlegen, ihre persönliche Lebensführung nach den Normen der betreffenden Kirche auszurichten. So verweigerte beispielsweise im Herbst 1994 die «Evangelische Familienbildungsstätte» in Neumünster einer Mitbegründerin der «AG S/M und Öffentlichkeit» die Verlängerung ihres Honorarlehrvertrags. Als Begründung wurde ihre Teilnahme an einer Live-Diskussion in der ZDF-Reihe «Doppelpunkt» zum Thema «Was heißt hier schon pervers?» angeführt. Eine weitere Beschäftigung sei aus pädagogischen Gründen («Erziehung zur Gewaltfreiheit») und mit Rücksicht auf Kollegium, Kirchenleitung, Arbeitsamt und Eltern leider «nicht mehr zu verantworten». Diese Diskriminierung betrifft Sadomasochisten allerdings nur am Rande – Hauptleidtragende sind Schwule und Lesben. Wer die kirchlichen Normen nicht mit seinen persönlichen Ansichten in Einklang bringen kann, dem bleibt nichts anderes übrig, als die Kirchen als Arbeitgeber zu meiden. In manchen Berufszweigen (zum Beispiel Kindergärtner) ist das allerdings nicht ganz einfach.

Wenn es der Arbeitgeber darauf anlegt, kann er sich natürlich suspekter Mitarbeiter auch mit fadenscheinigen Kündigungsgründen entledigen oder sie einfach durch Mobbing vertreiben. Dagegen ist kein Kraut gewachsen. Ein frühzeitiges Outing am jeweiligen Arbeitsplatz kann Angriffen vorbeugen – man muss ja nicht laut «He, Chef, ich bin pervers» rufen, aber man sollte auch keinen Hehl aus seiner sexuellen Orientierung machen. Grundsätzlich ist es sicherer, bereits am Anfang des Berufslebens offen zu seinen sadomasochistischen Interessen zu stehen und für sie einzutreten – dass sie sich als Karrierehindernisse erweisen, ist weniger wahrscheinlich, als wenn konservative Kunden oder Arbeitgeber später und womöglich unbeabsichtigt damit konfrontiert werden.

Missverständnisse

Hin und wieder passiert es, dass sich Fotolabors an die Polizei wenden, weil man auf Privatfotos verbotene Pornographie oder Straftaten entdeckt zu haben glaubt. Man sollte das niemandem verübeln: Sadomasochistische Darstellungen sind für Außenstehende oft erschreckend, und die Aufmerksamkeit des Fotolabors kann ein andermal durchaus den Opfern realer Verbrechen zugute kommen. Die Anschaffung einer Digital- oder Sofortbildkamera, das Entwickeln im eigenen Labor oder der Kontakt zu einem SM-interessierten Fotografen können hier Probleme vermeiden helfen.

Wenn der Arzt nachfragt, woher dieser oder jener blauer Fleck oder die seltsamen Striemen kommen, sollte man offen Auskunft geben. Ein Arzt, der angesichts solcher Spuren von Gewaltanwendung nicht nachfragt, ist kein guter Arzt, und es wird ihn in der Regel beruhigen, zu hören, dass sie durch einvernehmliche Praktiken und nicht durch eheliche Gewalt entstanden sind.

Auch Nachbarn, die die Polizei rufen, weil sie Schreie und seltsame Geräusche hören, sind im Prinzip bessere Nachbarn als solche, die die Ohren verschließen. Immerhin können sie nicht wissen, ob man wirklich vorher vereinbart hat, dass man mit dem Teppichklopfer an der Haustür empfangen werden möchte. Wenn die Polizei während eines Spiels auftaucht, sollte man ruhig und freundlich bleiben und sie hereinbitten, damit sie sich selbst ein Bild machen können. Auch wenn man sich diskriminiert und zu Unrecht verdächtigt fühlt, ist es alles andere als ratsam, die Polizeibeamten am Betreten der Wohnung zu hindern. Am besten lässt man den Bottom reden – er wird die Freunde und Helfer in der Regel am schnellsten davon überzeugen können, dass es sich nicht um häusliche Gewalt handelt. Rot zu werden braucht man in so einer Situation auch nicht, weil Polizisten, ähnlich wie Ärzte in der Notaufnahme, so ziemlich alles schon mal gesehen haben. Trotzdem dringend verkneifen sollte man sich die Sätze: «Kann ich mal Ihre Handschellen ausleihen?» – «Bestrafen Sie mich unbarmherzig, Officer!» – «Los, Schlampe, sag, dass es dir Spaß gemacht hat!»

Sklavenverträge

Es gibt immer wieder mal geborene Bürokraten, die sich danach sehnen, die Rollen- und Aufgabenverteilung in ihrer Partnerschaft schriftlich niederzulegen und mit allerhand hübschen Stempeln zu versehen. Auf Mailing-Listen erkundigen sie sich regelmäßig, ob es nicht doch irgendeinen juristischen Trick gibt, sich das Recht auf Selbstbestimmung, körperliche Unversehrtheit und

Fernsehen aberkennen zu lassen. Das geht zum Glück nicht, denn diverse Grundrechte sind, wie es so schön heißt, unveräußerlich. Verträge, in denen man dem Partner allerhand Verfügungsgewalt über die eigene Person einräumt, sind in der Regel sittenwidrig und damit ungültig. Aber wo ein Wille ist, ist auch ein Weg, und so finden immer wieder Menschen – im Allgemeinen Frauen – Möglichkeiten, sich in eine wirtschaftlich noch weit ungünstigere Lage anderen Menschen – im Allgemeinen Männern – gegenüber zu begeben, als selbst das altbewährte Mittel der Ehe vorsieht. Auch bei diesen Paaren kommt es nicht seltener als bei anderen Leuten (also ziemlich oft) zu schmutzigen Trennungen und Scheidungen, und wenn man dann nach einigen gerichtlichen Instanzen sein Hab und Gut wieder sieht, ist man noch glimpflich davongekommen. Wir raten eindringlich von allen Regelungen ab, die tatsächlich gegen den Willen des Bottoms in dessen Lebensverhältnisse eingreifen können. So viel Spaß sie im Spiel auch machen mögen: Genau dort sollten sie auch bleiben. Solange man gewisse Regeln freiwillig einhält, braucht man keinen Vertrag, und wenn es mit der Freiwilligkeit einmal aus ist, ist es auch mit der Beziehung aus – dann bereut man bitterlich, dass man dem Top das Familienvermögen überschrieben hat. Als Faustregel gilt: Die Tatsache, dass man mit einem (nicht nur symbolischen) Sklavenvertrag liebäugelt, bedeutet gleichzeitig, dass man zu den Leuten gehört, die besser keinen abschließen.

Zum Weiterlesen:

Nadine Strossen: «Zur Verteidigung der Pornographie. Für die Freiheit des Wortes, Sex und die Rechte der Frauen», Haffmans Verlag 1997

Valentin Sitzmann: «Zur Strafbarkeit sado-masochistischer Körperverletzungen», in: P.-G. Pötz (Hrsg.): Goltdammers Archiv für Strafrecht 2/91, S. 71–81

Olaf May: «Strafrecht und Sadomasochismus», Shaker Verlag, Aachen 1997

Eine staubtrockene, aber umfassende Abhandlung des Themas, die durch Mays schlechte Praxisrecherche ein wenig beeinträchtigt wird. Besonders angetan hat es ihm offenbar das Zopfabschneiden, ein seit mehreren Generationen quasi ausgestorbener Fetisch. Auch das von May angenommene hohe Aids-Risiko, da über die Hälfte der sadomasochistischen Kontakte zu Prostituierten ohne Kondome stattfinde, ist realitätsfremd: Bei solchen Kontakten kommt es in aller Regel überhaupt nicht zum Geschlechtsverkehr.

Harald Niedermair: «Körperverletzung mit Einwilligung und die Guten Sitten – Zum Funktionsverlust einer Generalklausel», C. H. Beck, München 1999

BDSM & Recht bei Andersartig: http://www.andersartig.net/recht.htm

de.talk.liebesakt-FAQ: Recht, was ist erlaubt? http://www.detebe.org/3.14/dtl/recht.html

Seiten des LSVD, «Lesben und Schwule im Recht»: http://www.lsvd.de/recht/

6 Nackte Fakten

100-Prozent-Statistik für Zahlenfetischisten

«Wir stellen die Normalität augenblicklich wieder her, sobald wir wissen, was eigentlich normal ist.»

DOUGLAS ADAMS, PER ANHALTER DURCH DIE GALAXIS

Wem die Beteuerungen, dass es eine ganze Menge Leute gibt, die die eigenen Vorlieben teilen, nicht genügen, dem kann geholfen werden: Für Skeptiker, Erbsenzähler und Forschernaturen haben wir hier die wichtigsten Statistiken, die es über Sadomasochisten gibt, zusammengetragen. All diejenigen, die es nicht weiter interessiert, dass offenbar jedes volle U-Bahn-Abteil genügend Sadomasochisten für eine durchschnittliche Orgie enthält, dürfen getrost weiterblättern.

Die Zahl der Studien ist insgesamt recht überschaubar, wenngleich in den letzten Jahren ein vermehrtes Interesse der Wissenschaft an BDSM-Fragebogenuntersuchungen zu erkennen ist – sicher auch Folge der gewachsenen Auskunftsbereitschaft und Offenheit der Subkultur. Vielleicht sind dies ja die lobenswerten Anfänge einer seriösen Subkulturforschung, die das Rätselraten und oft von persönlichen Moralvorstellungen geprägte Theoretisieren der älteren Literatur ersetzen könnte.

Natürlich sind unsere Angaben nur Ausschnitte der jeweiligen Studien, die wiederum je nach Erhebungsverfahren unterschiedlich zuverlässig ausfallen. Doch obwohl einzelne Aussagen der verschiedenen Studien widersprüchlich sind (wenn es etwa um den Frauenanteil geht), sind die Studien doch zumindest in einem Punkt sehr aussagekräftig: Sadomasochistische Vorlieben sind alles andere als selten.

1902 Albert Eulenburg schreibt, das sadomasochistische Weib sei eine Schöpfung des sadomasochistischen Mannes.[1]

1929 G. V. Hamilton befragt 100 Männer und 100 Frauen zu ihren ehelichen Gewohnheiten. 51 Prozent der Männer und 32 Prozent der Frauen haben schon einmal einen «angenehmen Kitzel» verspürt, wenn sie Tieren oder Menschen Schmerzen zufügten, und bei 33 Prozent der Männer und 19 Prozent der Frauen macht sich diese Tendenz weiterhin bemerkbar. 28 Prozent der Männer und 29 Prozent der Frauen geben an, es schon einmal genossen zu haben, wenn andere Personen ihnen Schmerzen zufügten. Bei 20 Prozent der Männer und 27 Prozent der Frauen ist das nach wie vor der Fall.[2]

1953 Der Zoologe Alfred C. Kinsey veröffentlicht den zweiten Teil seiner umfassenden Studie zum menschlichen Sexualverhalten, «Sexual Behaviour in the Human Female». Kinsey hatte für diese Studie ausführliche Interviews mit weit über 10 000 Männern und Frauen geführt. 3 Prozent der Frauen und 10 Prozent der Männer geben an, eindeutig oder regelmäßig durch sadomasochistische Geschichten erregt zu werden, weitere 9 Prozent der Frauen und 12 Prozent der Männer reagieren manchmal mit Erregung. 26 Prozent der Frauen und 26 Prozent der Männer erregt es definitiv oder immer, beim Sex gebissen zu werden, weitere 29 Prozent der Frauen und 24 Prozent der Männer nur manchmal.[3]

1972 Larry Townsend veröffentlicht in seinem «Leatherman's Handbook» die Ergebnisse einer selbst durchgeführten Fragebogenaktion in schwulen SM-Clubs. 276 Männer wurden befragt, 40 Prozent bezeichnen sich als Sadisten, 85 Prozent als Masochisten. (Die Überschneidung kommt dadurch zustande, dass einige beides ankreuzen.) Das Durchschnittsalter der Sadisten liegt bei 38 Jahren, das der Masochisten bei 24. 70 Prozent der Masochisten, aber nur 30 Prozent der Sadisten sind beschnitten.[4]

1974 Im Auftrag der «Playboy Foundation» lässt ein unabhängiges amerikanisches Forschungsinstitut eine repräsentative Bevölkerungsstichprobe insgesamt 2026 Fragebögen ausfüllen. Bei den Befragten unter 35 hatten 18 Prozent der Männer und 3 Prozent der Frauen schon einmal Masturbationsphantasien, in denen sie jemanden zum Sex zwangen. Umgekehrt hatten 14 Prozent der Männer und 24 Prozent der Frauen unter 35 schon einmal Masturbationsphantasien, in denen sie zum Sex gezwungen wurden. Bei den Befragten über 35 waren solche Phantasien nur etwa halb so verbreitet. 7 Prozent der Männer und 3 Prozent der Frauen hatten schon einmal sexuelle Erregung empfunden, wenn sie jemandem Schmerzen zufügten; 4 Prozent der Männer und 6 Prozent der Frauen fanden es erregend, Schmerzen zugefügt zu bekommen. Auch hier liegen die Werte bei den über 35-Jährigen deutlich niedriger.[5]

1974–75 Der Psychiater und Sexualwissenschaftler Andreas Spengler führt eine Fragebogenuntersuchung an 245 Männern durch. Die Fragebögen werden teilweise an die Chiffreadressen von Kontaktanzeigen in verschiedenen SM-Magazinen verschickt, teilweise aber auch innerhalb von hetero- und homosexuellen SM-Organisationen verteilt. Im Heterobereich dürfte es sich dabei um das Flagellantenmagazin *freies forum für erziehungsfragen* gehandelt haben, dessen Clubmitglieder laut Spengler sich nicht wie die schwulen Befragten auch persönlich trafen, sondern nur schriftlich durch das interne Kontaktmagazin verbunden waren. Es werden nur Männer und Paare angeschrieben; die Auswertung enthält keine Daten über Frauen. Er könne nicht abschließend belegen, so Spengler, ob es wirklich so wenig sadomasochistisch interessierte Frauen gebe. 30 Prozent der 245 Befragten sind ausschließlich heterosexuell, 31 Prozent bisexuell und 38 Prozent ausschließlich homosexuell. 32 Prozent geben an, ausschließlich oder überwiegend die aktive Seite zu bevorzugen, 38 Prozent ausschließlich oder überwiegend die passive, und 29 Prozent fühlen sich auf beiden Seiten gleich wohl. Die Ehefrauen sind in 54 Prozent der Fälle nicht informiert, 12 Prozent vermuten es, 34 Prozent sind informiert. In 43 Prozent der Fälle weiß kein Freund Bescheid. Nur 28 Prozent der verheirateten Befragten, deren Ehefrau informiert war, berichten über eine positive Reaktion ihrer Frau. 15 Prozent geben an, ausschließlich durch SM-Handlungen zum Orgasmus kommen zu können; bei 44 Prozent scheinen (die Beschreibung ist unklar) SM-Phantasien nötig zu sein. 45 Prozent kommen auch ganz ohne SM zum Höhepunkt.

Spengler ist der Erste, der sich dem Thema mit sozialwissenschaftlichen Methoden nähert. Seine Fragestellungen erweisen sich als sinnvolle Neuerungen und werden später von mehreren Forschern wieder aufgegriffen.[6]

1976 In einer vom *Playboy* in Auftrag gegebenen Studie eines unabhängigen Forschungsinstituts geben 2 Prozent der befragten 3700 College-Studenten an, sie hätten schon einmal Schmerzen beim Sex erlitten oder zugefügt und es genossen. Weitere 4 Prozent würden gern damit experimentieren. 3 Prozent haben positive Erfahrungen mit Bondage oder Master-Slave-Rollenspielen gemacht. Insgesamt wären etwa 12 Prozent der Frauen und 18 Prozent der Männer bereit, solche Praktiken auszuprobieren. Außerdem geben 5 Prozent der Männer und 8 Prozent der Frauen an, sexuelle Phantasien zu haben, die vom Zufügen oder Erleiden von Schmerzen handeln.[7]

1982 Breslow, Evans und Langley veröffentlichen einen Fragebogen in zwei US-amerikanischen SM-Magazinen und bitten außerdem die Verfasser sadomasochistischer Kontaktanzeigen um ihre Mitarbeit. 130 Männer und 52 Frauen beteiligen sich an der Umfrage. Das Durchschnittsalter der Männer liegt bei 36 Jahren, das der Frauen bei 33. 75 Prozent der Männer und 98 Prozent der Frauen geben an, ihre Partner wüssten Bescheid. Männer entdeckten ihr Interesse an SM im Schnitt mit 14, Frauen erst mit 21. 64

Prozent der Männer und 21 Prozent der Frauen interessieren sich seit ihrer Kindheit für das Thema, 8 Prozent der Männer und 62 Prozent der Frauen sind durch eine andere Person mit SM in Berührung gekommen. 21 Prozent der Männer und 15 Prozent der Frauen sind ausschließlich dominant, 27 Prozent der Männer und 22 Prozent der Frauen ausschließlich submissiv, 52 Prozent der Männer und 63 Prozent der Frauen wechseln hin und wieder die Rollen. 27 Prozent der Männer und 41 Prozent der Frauen betrachten SM als Vorspiel, 8 Prozent der Männer und 13 Prozent der Frauen als «Lifestyle». 73 Prozent der Männer und 77 Prozent der Frauen fühlen sich selten oder nie «schmutzig» oder «pervers» wegen ihrer sexuellen Vorlieben, 4 Prozent der Männer und 15 Prozent der Frauen aber häufig oder immer. Die beliebtesten Praktiken der Männer sind Spanking, Master-Slave-Beziehungen und oraler Sex, bei den Frauen belegen oraler Sex, Bondage und Reizwäsche die ersten drei Plätze. Schmerzen sind für 51 Prozent der Männer und 34 Prozent der Frauen wichtig. Fetischistische Vorlieben für Gummi, Leder, Stiefel und Schuhe sind auf beiden Seiten gleich stark vertreten, bei den Frauen werden sie sogar etwas öfter genannt.[8]

1984 Breslow, Evans und Langley vergrößern den männlichen Teil ihrer ursprünglichen Stichprobe, indem sie ihren Fragebogen an weitere Inserenten in SM-Magazinen verschicken. Von den 272 untersuchten Männern sind 50 Prozent immer oder vorwiegend heterosexuell und 33 Prozent immer oder vorwiegend homosexuell. 65 Prozent geben an, sich von allein für das Thema interessiert zu haben, 19 Prozent der Homosexuellen, aber nur 9 Prozent der Heterosexuellen sind durch einen Partner auf die Idee gebracht worden. Pornographie war der Einstieg für 27 Prozent der Heterosexuellen und 13 Prozent der Homosexuellen. 9 Prozent berichten, das Interesse sei bereits vor ihrem sechsten Lebensjahr aufgetreten; insgesamt sind 70 Prozent ihre SM-Interessen bis zu ihrem sechzehnten Lebensjahr klar geworden. 49 Prozent der Heterosexuellen, aber nur 9 Prozent der Homosexuellen haben keine

Freunde oder Bekannten mit SM-Interessen. Die Partner wissen in 76 Prozent der Fälle Bescheid – also deutlich häufiger als noch bei Spengler. 34 Prozent der Heterosexuellen und 12 Prozent der Homosexuellen haben schon einmal die Dienste professioneller SM-Anbieter in Anspruch genommen. 5 Prozent der Befragten wurden als Kinder sexuell missbraucht, 27 Prozent geben an, emotional missbraucht worden zu sein. 75 Prozent der Heterosexuellen und 89 Prozent der Homosexuellen fühlen sich selten oder nie schmutzig oder pervers wegen ihrer SM-Interessen. 27 Prozent sind immer oder überwiegend dominant, 37 Prozent immer oder überwiegend submissiv und 36 Prozent switchen.[9]

Die hohe Anzahl von Befragten, die Pornographie als «Einstiegsdroge» nennen, muss übrigens noch nicht bedeuten, dass Pornographie tatsächlich die Ursache ihrer SM-Interessen ist. Man hört nicht selten von Sadomasochisten, dass es ihnen beim Lesen der «Geschichte der O» oder während eines Films wie Schuppen von den Augen gefallen sei und dieser Moment den Beginn ihres Coming-out markiere. Es ist denkbar, dass die bereits vorhandenen Interessen in diesem Moment erst ins Bewusstsein vordringen oder sich erst anhand von Pornographie ein konkretes Modell für die bis dahin nur vage umrissenen Vorstellungen bildet. Nach den Details wurde in dieser Untersuchung nicht gefragt.

1986 Der Sexualwissenschaftler Eberhard Schorsch schreibt: «Von der Seite der Perversion betrachtet, ist es fraglich, ob die reichhaltige Domäne männlicher Abweichungen ihre Entsprechung in der weiblichen Sphäre findet: sexuelle Deviationen sind bei Frauen eine Rarität. […] Weiblicher Masochismus als sexuelle Deviation ist, soweit bekannt, sehr selten; seine angebliche Verbreitung scheint mehr das Produkt von Männerphantasien zu sein. […] Ähnliches gilt für den weiblichen Sadismus, der überwiegend als Entsprechung männlicher Wünsche in der Prostitution angeboten wird und selten einem devianten Interesse bei der Frau entspringt.»[10]

Schorsch bietet drei Erklärungshypothesen für diese Beobachtung – die Möglichkeit, dass Frauen mit Paraphilien eventuell einem geringeren Leidensdruck ausgesetzt sind und daher einfach seltener einen Therapeuten oder gar Psychoanalytiker aufsuchen als Männer, ist nicht dabei. Frauen sind vermutlich seltener als Männer außerstande, einen Partner zu finden, der ihre Interessen teilt. Und wer in einer zufrieden stellenden SM-Beziehung lebt, wird sich kaum genötigt fühlen, therapeutische Hilfe in Anspruch zu nehmen. Diese «klinische Verzerrung» des Bildes findet man in der Literatur häufig.

1987 Moser und Levitt befragen 178 Männer und 47 Frauen aus SM-Gruppen. Die Befragten haben erste Erfahrungen im Schnitt mit 22,9 Jahren gemacht und ihr Coming-out mit 25,9 Jahren. Nur 6 Prozent wünschen sich, keine SMler zu sein. 59 Prozent finden SM befriedigender als normalen Sex, 37 Prozent finden beides gleich interessant. 30 Prozent geben an, sadomasochistische Stimulation zum befriedigenden Sex zu brauchen.[11]

1988 Der Münchner Psychologe Henner Ertel befragt eine repräsentative Zufallsstichprobe von 5963 Personen zum Gebrauch von Erotika und Pornographie. Von den Befragten, die keine Pornographie konsumieren, haben 14–96 Prozent der Männer und 10–65 Prozent der Frauen sexuelle Phantasien über spielerisch-rituelle Gewalt, freiwillige Unterwerfung, Demütigung und Erniedrigung. Von realen aggressiven Handlungen phantasieren 4–9 Prozent der Männer und 2–10 Prozent der Frauen. Jeweils 41 Prozent geben an, ihre sexuellen Phantasien hätten nichts mit ihrem wirklichen Sexualleben zu tun. Die befragten Pornographiekonsumenten haben solche Phantasien nur geringfügig häufiger, zum Teil sogar seltener.[12]

1991 Die Psychoanalytikerin Louise Kaplan schreibt in «Weibliche Perversionen», beim sexuellen Masochismus käme auf etwa zwanzig Männer eine Frau, während ansonsten weniger als ein Prozent der sexuellen Perversionen Frauen beträfen. Eine Quelle für diese Zahlen ist nicht angegeben.[13]

1993 Eine Forschergruppe der Universität Trier befragt 143 Sadomasochisten, 38 Prozent davon Frauen. 39 Prozent der Interviewten sind jünger als 30 Jahre. Ein Großteil der Befragten kommt aus dem Umfeld des «S/M Sündikat Hamburg», der aktivsten Heterogruppe der frühen Neunziger. Die passive Rolle wird von 54 Prozent der Frauen und 28 Prozent der Männer bevorzugt, 24 Prozent switchen, 29 Prozent der Männer und 37 Prozent der Frauen nehmen lieber die aktive Rolle ein. Diese Zahlen sind schlecht mit denen anderer Untersuchungen zu vergleichen, weil im Text nicht angegeben ist, ob nach der bevorzugten oder einer ausschließlichen Rolle gefragt wurde. Die hohe Zahl der Frauen in der aktiven Rolle legt im Vergleich zu Michael Pertillers Ergebnissen (siehe unten) nahe, dass die bevorzugte Rolle gemeint war und damit der Anteil der Switcher eigentlich höher liegt als angegeben.

«Ehe der Forscher ein erstes Gespräch mit einem Sadomasochisten führen kann», schreiben die Autoren, «muss er zunächst einmal eine Mauer aus Misstrauen, Angst, Schamgefühlen und Desinteresse überwinden.» Das hat sich mittlerweile gründlich geändert; die meisten deutschsprachigen Gruppen würden es begrüßen, wenn sich die amtliche Sexualwissenschaft mehr für ihre Belange interessieren würde. Offenbar schreckt aber die Vorstellung, man müsste sich für eine solche Untersuchung erst mühselig Zugang zu einer konspirativen Subkultur verschaffen, die meisten Forscher weiterhin ab.[14]

1994 Moser, Levitt und Jameson befragen 45 Frauen aus der SM-Subkultur, von denen 34 keine Prostituierten sind. Der Großteil der Frauen stammt aus den zwei größten amerikanischen SM-Gruppen, «The Society of Janus» und «The Eulenspiegel Society». Das Durchschnittsalter liegt bei 31 Jahren. 12 Prozent bevorzugen die dominante Rolle, 41 Prozent schätzen beide Seiten, und 47 Prozent sind submissiv. Spanking ist die beliebteste Aktivität; einen Gummi- oder Lederfetisch geben 47 Prozent der Befragten an. 13 Prozent wären lieber keine Sadomasochistinnen.[15]

1995 Die schwedischen Psychologen Kurt E. Ernulf und Sune M. Innala veröffentlichen die Ergebnisse ihrer Analyse von 514 Beiträgen zum Thema Bondage, die 1990 in der Newsgroup alt.sex.bondage gepostet wurden. 24 Prozent der Beiträge stammen von Frauen. 71 Prozent der heterosexuellen Männer, 11 Prozent der heterosexuellen Frauen und 12 Prozent der homosexuellen Männer geben an, die dominante Seite zu bevorzugen. 29 Prozent der heterosexuellen Männer, 89 Prozent der heterosexuellen Frauen und 88 Prozent der homosexuellen Männer ziehen die submissive Seite vor. 33 Prozent geben an, Bondage zusammen mit sadomasochistischen Praktiken auszuüben oder die beiden Bereiche als zusammengehörig zu betrachten.[16]

1996 Die US-amerikanische Zeitschrift *Details* sammelt 1752 Fragebögen zum Sexualleben von College-Studenten. 57 Prozent der Studenten ist es zu peinlich, ihrem Partner oder ihrer Partnerin ihre sexuellen Phantasien anzuvertrauen. 16 Prozent haben ihre Phantasien bisher nicht in die Tat umgesetzt, weil sie ihnen Angst machen. 44 Prozent der heterosexuellen Männer, aber nur 13 Prozent der heterosexuellen Frauen klagen darüber, dass ihr Partner oder ihre Partnerin ihre Phantasien ablehnt. 24 Prozent haben sexuelle Phantasien, die von Bondage handeln – dabei führen die homo- und bisexuellen Männer mit 40 Prozent, gefolgt von den lesbischen und bisexuellen Frauen mit 32 Prozent, 24 Prozent der heterosexuellen Frauen und 21 Prozent der heterosexuellen Männer. Bereits ausprobiert haben Bondage 48 Prozent aller lesbischen und bisexuellen Frauen, 34 Prozent der homo- und bisexuellen Männer und um die 25 Prozent aller Heteros. SM-Phantasien haben 21 Prozent der lesbischen und bisexuellen

Frauen, 15 Prozent der homosexuellen Männer, 11 Prozent der heterosexuellen Männer und 9 Prozent der heterosexuellen Frauen. In allen Gruppen haben um die 6 Prozent praktische Erfahrungen mit SM, bis auf die lesbischen und bisexuellen Frauen: Dort sind es stattliche 21 Prozent. Von Sex in Verbindung mit Gewalt phantasieren 16 Prozent der homosexuellen Frauen und Männer, 11 Prozent der heterosexuellen Frauen und 9 Prozent der heterosexuellen Männer. 18 Prozent der lesbischen und bisexuellen Frauen haben Erfahrung damit; bei den homo- und bisexuellen Männern sind es 9 Prozent, bei den heterosexuellen Frauen 6 Prozent und den heterosexuellen Männern 5 Prozent. Spanking interessiert etwa 12 Prozent aller Männer unabhängig von ihrer sexuellen Orientierung, 8 Prozent der heterosexuellen Frauen und 16 Prozent der bisexuellen und lesbischen Frauen. 33 Prozent der bisexuellen und lesbischen Frauen, 30 Prozent der heterosexuellen Männer und 24 Prozent der schwulen und bisexuellen Männer und der Heterofrauen haben Erfahrung damit.[17]

In dieser Umfrage übersteigen sowohl das Interesse der heterosexuellen Frauen an «Sex in Verbindung mit Gewalt» als auch das Ausmaß ihrer praktischen Erfahrungen damit erstmals das der Männer. Denkbar wäre zwar, dass die durch politisch korrekte Verhaltensmaßregeln eingeschüchterten Männer noch weniger als früher wagen, ihre Gewaltphantasien einzugestehen, aber angesichts der insgesamt hohen Zahlen ist das eher unwahrscheinlich. Auffällig ist auch, dass bisexuelle und lesbische Frauen in einigen Rubriken mit mehreren Längen führen.

1996 Im offiziellen *Diagnostischen und statistischen Manual psychischer Störungen DSM-IV* der WHO heißt es: «Mit Ausnahme des sexuellen Masochismus, bei dem das Geschlechtsverhältnis auf 20 Männer pro 1 Frau geschätzt wird, werden andere Paraphilien bei Frauen praktisch nie diagnostiziert, wenn auch über Einzelfälle in der Literatur berichtet wurde.» Quellen für diese Schätzung fehlen.[18]

1996 Das Standardwerk «Klinische Psychologie» konstatiert: «Die Statistiken der Prävalenz zeigen, dass Paraphile, gleichgültig welcher sexuellen Orientierung, fast immer Männer sind. Nur beim Masochismus findet man eine gewisse Zahl von Frauen, aber auch hier werden sie im Verhältnis von 20 zu 1 von den Männern übertroffen.» Die verwendeten Statistiken sind nicht angegeben.[19]

1996 Der deutsche Sexualwissenschaftler Gunter Schmidt schreibt in «Sexuelle Verhältnisse»: «Auf zehn männliche Perversionen, so schätzt man, kommt eine weibliche.» Grundlagen für diese Schätzung fehlen.[20]

1998 In der Sendereihe «Planetopia» auf SAT1 heißt es in einem Beitrag zu «Lust und Schmerz», es gebe «700 000 Deutsche mit SM-Phantasien». Eine Quelle für diese Zahl fehlt. Mit unter 1 Prozent der Gesamtbevölkerung liegt dieser Wert jedenfalls deutlich unter den Ergebnissen aller Studien – die hier aufgeführten Untersuchungen legen eher die Vermutung nahe, dass zwischen 4 und 60 Millionen Deutsche entsprechende Phantasien haben.

1999 Gloria Brame erhebt in einer offenen Internet-Umfrage Daten von 6997 Sadomasochisten und Fetischisten, davon 43 Prozent Frauen. 68 Prozent der Befragten sind heterosexuell, 21 Prozent bisexuell und jeweils 4 Prozent schwul oder lesbisch. 36 Prozent haben in ihrer Herkunftsfamilie häusliche Gewalt oder emotionalen Missbrauch erlebt. 24 Prozent bemerkten ihre abweichenden Interessen vor ihrem zwölften Lebensjahr, weitere 34 Prozent vor dem 17. Lebensjahr und 23 Prozent vor dem 26. Lebensjahr. 52 Prozent hatten sich schon einmal – in unterschiedlichem Ausmaß – für ihre BDSM- oder Fetischinteressen geschämt oder deshalb schlecht gefühlt. 36 Prozent hatten schon einmal mehr oder weniger entschlossen versucht, ihre BDSM- oder Fetischinteressen aufzugeben, um normaler zu sein. 4 Prozent hatten schon einmal Selbstmordgedanken wegen ihrer sexuellen Interessen. Nur 7 Prozent hatten wegen ihrer sexuellen Interessen therapeutische Hilfe gesucht. 13 Prozent der Befragten machen aus ihrer sexuellen Orientierung kein Geheimnis, bei 14 Prozent weiß dagegen überhaupt niemand Bescheid.

Gloria Brame kommentiert auf einer Mailing-Liste den hohen Wert von 36 Prozent Teilnehmern mit schwierigem familiärem Hintergrund dahin gehend, es gebe Schätzungen, dass bis zu 94 Prozent aller amerikanischen Haushalte dysfunktional seien; Sadomasochisten seien daher unter Umständen sogar besser dran als der Bevölkerungsdurchschnitt. Allerdings sei diese hohe Zahl eine wilde – wenn auch in den Medien häufig zitierte – Schätzung, und die Wahrheit werde vermutlich irgendwo in der Mitte liegen. Ihrer persönlichen Meinung nach hätten Sadomasochisten nicht häufiger unter diesen Problemen zu leiden als andere Leute auch.

Dass nur 7 Prozent der Teilnehmer jemals einen Therapeuten aufgesucht hatten, deutet auf eine erhebliche Verzerrung der Zahlen in der Literatur hin, die sich auf den klinischen Augenschein verlässt. Offensichtlich bekommen Psychologen die überwiegende Mehrheit der Sadomasochisten und Fetischisten gar nicht erst zu Gesicht.

Die endgültige Auswertung dieser Umfrage lag bei Redaktionsschluss dieses Buches leider noch nicht vor, sollte aber inzwischen unter www.gloria-brame.com zur Verfügung stehen.

1999 Michael Pertiller erhebt für seine Psychologie-Diplomarbeit «Empirische Untersuchung zur Persönlichkeit, zu Erfahrungen sowie sexuellen Präferenzen von Sadomasochisten» Daten von 132 Teilnehmern von SM-Gruppen (hauptsächlich SMart Rhein-Ruhr e. V.), davon 39 Prozent Frauen. Das Durchschnittsalter der Befragten liegt bei 33 Jahren, wobei – anders als 1972 bei Larry Townsend – kein Altersunterschied zwischen Aktiven und Passiven erkennbar ist. Das durchschnittliche Alter, in dem die ersten SM-Phantasien auftraten, liegt bei 12 Jahren, das durchschnittliche Coming-out-Alter bei 23 Jahren. Pertiller unterteilt die Befragten in ausschließliche Masochisten, M-Switcher, Switcher, S-Switcher und Sadisten. In der Gruppe der reinen Sadisten finden sich 23 Prozent der Männer, aber keine einzige Frau. Vor dem Coming-out waren alle Befragten relativ unzufrieden mit ihren sexuellen Aktivitäten; nach dem Coming-out wird die sexuelle Entwicklung als zufrieden stellender wahrgenommen, es gibt kaum noch Schuldgefühle, und das Selbstbewusstsein steigt. Dass die sadomasochistischen Phantasien schöner erlebt werden als die Realität, trifft für die Mehrheit nicht zu. Die untersuchten Sadomasochisten weisen nach einem zusätzlich durchgeführten Persönlichkeitstest unauffällige oder günstige, zum Teil sogar ausgesprochen günstige Persönlichkeitsprofile auf.[21]

Dass sich unter den ausschließlichen Sadisten keine Frau findet, muss nicht bedeuten, dass Frauen keine sadistischen Neigungen haben. Unter den Switchern und S-lastigen Switchern finden sich immerhin 45 Prozent der befragten Frauen. Eine mögliche Deutung wäre zum Beispiel, dass der Hang zum kompletten Vermeiden masochistischer Erlebnisse ausschließlich bei Männern auftritt. Das ist nicht ganz unwahrscheinlich; schließlich ist der Konflikt zwischen gesellschaftlich erwünschter Alltagspersönlichkeit und sexueller Rolle bei keiner Konstellation so groß wie bei den männlichen Masochisten.

1999 Stefan Pokroppa befragt für seine Psychologie-Diplomarbeit «Sado-Masochismus – Die sadomasochistischen Rollen in Beziehung zu relevanten Persönlichkeitsvariablen» 110 männliche und 44 weibliche Versuchspersonen mit Hilfe eines Fragebogens. Die Hälfte der Versuchspersonen waren – zum Großteil über SMart Rhein-Ruhr e. V. rekrutierte – Sadomasochisten, die andere Hälfte eine Kontrollgruppe. Pokroppa dürfte damit der erste Forscher auf diesem Gebiet sein, der sich überhaupt die Mühe macht, seine Ergebnisse anhand einer Kontrollgruppe mit der

Gesamtbevölkerung zu vergleichen. Er untersucht den Zusammenhang zwischen sadomasochistischen Interessen und den Persönlichkeitsvariablen «Selbstunsicherheit», «Autokratismus», «Neurotizismus» und «Extraversion». Solche Zusammenhänge wurden in der Literatur häufig angenommen, lassen sich in dieser Studie aber nicht feststellen.[22]

1999 Trevor Jacques, Autor eines SM-Handbuchs, veranstaltet im Internet eine enorm ausführliche anonyme Fragebogenuntersuchung an Sadomasochisten. 244 Fragen, zum Teil mit zahlreichen Unterpunkten, waren zu beantworten – Masochisten werden also unter den Teilnehmern vermutlich überrepräsentiert sein. 1100 Fragebögen wurden ausgefüllt, aber bei Redaktionsschluss dieses Buches hatten wir leider noch keine Ergebnisse zur Verfügung. Unter www.sexresearch.org kann man sie auf Englisch nachlesen; unter www.die-wahl-der-qual.de werden wir dieses Kapitel mit einer deutschen Zusammenfassung ergänzen.

2000 Die BDSM-Info-Website www.datenschlag.org stellt in einer offenen Internet-Umfrage einige Fragen aus älteren Untersuchungen der siebziger und achtziger Jahre noch einmal. Bei einer vorläufigen Auswertung der ersten 250 Fragebögen (davon 100 von Frauen) ergeben sich einige Unterschiede zu den Ergebnissen von damals: So wissen bei Spengler nur 34 % der Ehefrauen über die SM-Interessen der Befragten Bescheid, in dieser Umfrage aber 80 % der Partnerinnen und 93 % der Partner. Der Anteil der Befragten ohne Freunde oder Bekannte mit SM-Interessen beträgt nur noch 21 % (bei Breslow waren es 48,5 %). 60 % der Frauen und 34 % der Männer haben schon einmal einen SM-Partner über das Internet gefunden, während Kontaktanzeigen und Partnerbekehrung jeweils bei etwa 20 % liegen, 8 % empfinden ihre SM-Interessen als belastend, aber nur 2 % wären sie lieber los. Als Urprung dieser Interessen geben 54 % an, sie seien bereits in der Kindheit oder frühen Jugend vorhanden gewesen, 4 %

nennen Pornogaphie als Auslöser, 21 % sonstige Dastellungen in Büchern oder Filmen, und 13 % sind über ihren Partner zu SM gekommen.[23]

Alle Prozentwerte sind gerundet.

Anmerkungen

1 Albert Eulenburg: «Sadismus und Masochismus», Wiesbaden 1902. Zitiert nach: Andreas Spengler: «Sadomasochisten und ihre Subkulturen», Campus Verlag, Frankfurt am Main 1979

2 G. V. Hamilton: «A Research in Marriage», New York 1929. Zitiert nach: Charles Moser, Eugene E. Levitt: «An Exploratory-Descriptive Study of a Sadomasochistically Oriented Sample», The Journal of Sex Research 23 (1987), S. 322–337

3 Alfred C. Kinsey u. a.: «Das sexuelle Verhalten der Frau», G. B. Fischer Verlag 1954

4 Larry Townsend: «The Leatherman's Handbook», Los Angeles 1972

5 Fußnote: Morton Hunt: «Sexual Behavior in the 1970s», Chicago 1974

6 Andreas Spengler: «Sadomasochisten und ihre Subkulturen», Campus Verlag, Frankfurt am Main 1979

7 «What's Really Happening on Campus», Playboy Oktober 1976, S. 128–131, 160–164, 169. Zitiert nach: Charles Moser, Eugene E. Levitt: «An Exploratory-Descriptive Study of a Sadomasochistically Oriented Sample», The Journal of Sex Research 23 (1987), S. 322–337

8 Norman Breslow / Linda Evans / Jill Langley: «On the Prevalence and Roles of Females in the Sadomasochistic Subculture: Report of an Empirical Study», Archives of Sexual Behavior 14 (1985), S. 303–317

9 Norman Breslow / Linda Evans / Jill Langley: «Comparisons Among Heterosexual, Bisexual, and Homosexual Male Sado-Masochists», Journal of Homosexuality 13(1), 1986, S. 83–107

10 Eberhard Schorsch: «Die sexuellen Deviationen und sexuell motivierte Straftaten». Zitiert nach: Isabelle Azoulay: «Phantastische

Abgründe. Die Gewalt in der sexuellen Phantasie von Frauen», Brandes & Apsel 1996

11 Charles Moser / Eugene E. Levitt: «An Exploratory-Descriptive Study of a Sadomasochistically Oriented Sample», The Journal of Sex Research 23 (1987), S. 322–337

12 Henner Ertel: «Erotika und Pornographie. Repräsentative Befragung und psychophysiologische Langzeitstudie zu Konsum und Wirkung», Psychologie Verlags Union, München 1990

13 Louise J. Kaplan: «Weibliche Perversionen», Hoffmann und Campe, Hamburg 1991

14 Thomas A. Wetzstein u. a.: «Sadomasochismus – Szenen und Rituale», Rowohlt, Hamburg 1993

15 Eugene E. Levitt / Charles Moser / Karen Jamison: «The Prevalence and Some Attributes of Females in the Sadomasochistic Subculture: A Second Report», Archives of Sexual Behavior 4 (1994), S. 465–473

16 Kurt E. Ernulf / Sune M. Innala: «Sexual Bondage: A Review and Unobtrusive Investigation», Archives of Sexual Behavior 6 (1994), S. 631–654

17 Leland Elliott / Cynthia Brantley: «Sex on Campus», Random House, New York 1997

18 «Diagnostisches und statistisches Manual psychischer Störungen DSM-IV», Hogrefe Verlag für Psychologie 1996

19 Gerald C. Davison / John M. Neale: «Klinische Psychologie», Beltz Psychologie Verlags Union 1996

20 Gunter Schmidt: «Sexuelle Verhältnisse. Über das Verschwinden der Sexualmoral», Ingrid Klein Verlag, Hamburg 1996

21 Michael Pertiller: «Empirische Untersuchung zur Persönlichkeit, zu Erfahrungen sowie sexuellen Präferenzen von Sadomasochisten», unveröffentlichte Diplomarbeit, Gießen 1999

22 Stefan Pokroppa: «Sado-Masochismus – Die sadomasochistischen Rollen in Beziehung zu relevanten Persönlichkeitsvariablen», unveröffentlichte Diplomarbeit, Aachen 1999

23 www.datenschlag.org/umfrage/dpb1_ergebnisse.html

7 Die schnelle Sadomaso-Nummer

BDSM in den Medien

«Fichten! Fichten! Fichten!»

HELMUT MARKWORT

Sadomasochismus ist für die Medien immer wieder ein dankbares Sommerlochthema. Je nach Programm oder Zeitschrift hängt man sich dabei gern ein mehr oder weniger seriöses Deckmäntelchen um, doch leider zeigt sich nur allzu oft, dass der Redakteur entweder (wohlmeinende Interpretation) keine Zeit zum Recherchieren hatte oder (realistische Interpretation) die Reportage aus den Untiefen der «Sadomaso-Szene» genau dann Leser und Zuschauer zieht, wenn sie sich an vertrauten Klischees entlanghangelt. Selbst wenn die Autoren mutig genug sind, einen Blick ins Internet zu wagen, wo man ja durchaus einiges über Sadomasochisten erfahren könnte, beschränken sich ihre Aktivitäten darauf, irgendeinen Begriff in eine Suchmaschine einzugeben, um hinterher zu erklären: «Eine ganz normale Suchmaschine im Internet liefert auf einen einzigen Mausklick 4822 Treffer zum Thema ‹Sado-Maso-Bizarr›» *(Elle)* oder «‹Alta Vista›, die Suchmaschine, zählt in Sekundenschnelle, wie viele englische Wörter für Lust und Schmerz im Online-Universum abrufbar sind ... masochism 74 471, sadism 54 513» *(Spiegel special).* Wenn es der Etat zulässt, schaut der Redakteur im nächsten Dominastudio vorbei und interviewt eine der Damen: Dort weiß man ja bekanntlich genau über die SM-Subkultur Bescheid. Für eine Reportage übers Hochseefischen würde er sich vermutlich an die Verkäuferin hinter der «Nordsee»-Theke wenden. Heraus kommen dann gern mal Artikel, die sich von «Megaparty auf Ballermann 6»-Berichten lediglich dadurch unterscheiden, dass die handelnden Personen nicht in der Badehose agieren. Oft werden Experten bemüht, die keine sind, und so entsteht der Eindruck, der entsprechende Bericht sei hieb- und stichfest und wissenschaftlich verankert. Leider sind fast all diese Reportagen weit von dem entfernt, was den Alltag von SMlern ausmacht.

Wann immer sich die Medien des Themas Sadomasochismus bedienen, greifen sie auf eine kleine Hand voll oft widersprüchlicher Ansichten und Herangehensweisen zurück. So schwankt die Berichterstattung zwischen Faszination, Abscheu und Spott, je nachdem, was gerade besser ins Konzept passt. Da ist zum Beispiel die immer wieder gern genommene Vorstellung von SM als Trend. «Ein Ende der Maso-Welle ist nicht in Sicht», schreibt 1990 der *Spiegel* und spricht von einem «aufblühenden Sado-Maso-Trend», der sich allerdings «vor allem in den Medien abspielt, die damit höchst erfolgreich klassische Männerphantasien bedienen». Wenn denn Sadomasochismus eine Modeerscheinung ist, so ist er doch eine für unsere Zeit recht langlebige: Noch im *Spiegel special* 1996 ist SM «für viele der letzte Schrei», der *Spiegel* gibt sich pseudokritisch und beschreibt die Szene als «wahrlich kein erotisches Elysium, eher eine wilde Lifestyle-Maskerade». Und *BILD* schreibt noch 2000, SM sei «plötzlich so in». Fast möchte man die Jungs vom Guinness-Buch anrufen und einen Eintrag für den längsten letzten Schrei des ausgehenden Jahrtausends fordern.

Nicht weniger daneben sind die Artikel und Fernsehberichte, die den Rezipienten zu einer seltsamen Mischung aus Mitgefühl, Empörung und Betroffenheit auffordern, ohne sich große Mühe zu geben, die eigene moralische Überheblichkeit zu dämpfen oder auch nur zu verschleiern. Der Ruch verderbter Dekadenz schwingt vorwurfsvoll und gleichzeitig irgendwie angetan mit. «Genuss-Sucht. Unsere Gesellschaft ist so satt, dass sie immer wieder neue Extreme braucht, um Befriedigung zu finden», wettert *BILD* und liegt damit gar nicht so weit vom *Spiegel special* entfernt. «Womöglich hat das Interesse an den schmerzbetonten

Spielarten der Lust – am Sadomasochismus – in unseren analgetisch saturierten Zeiten deshalb zugenommen, weil das Erleben existentiell erschütternder Schmerzen weitgehend aus dem Alltag verschwunden ist.» Und laut *Emma* kommt der Sadomasochismus sowieso «direkt aus den Kerkern der Inquisition».

Gern genommen werden auch immer wieder die gleichen pseudowissenschaftlichen Klischees zur Entstehung von Perversionen, SMler als arme, kranke Opfer einer wahlweise traumatischen («Masochismus, der durch schwere körperlich-psychosexuelle Misshandlungen in der Kindheit oder Jugend entsteht», *Frankfurter Rundschau*) oder zumindest schwierigen («Männer, die ein Sex-Doppelleben führen, stammen oft aus so genannten Zwangsfamilien», *Elle*) Kindheit dargestellt. Überhaupt, die «Defizite aus der Kindheit» *(P.M.)* sind es, die den Perversen zum Perversen machen. Oder waren's nicht doch die dekadenten Zeiten? Die Empörung ist jedenfalls meist recht unverhohlen, und es schwingt immer auch ein bisschen Entmündigung mit, wenn zum Beispiel die *taz* konstatiert: «Um die eigene Geschichte der schmerzhaften Erniedrigungen, die man ihnen als Zeichen der Liebe verkauft hatte, vor sich geheim zu halten, gehen Männer zu Prostituierten, bezahlen sie für Auspeitschungen und reden sich ein, wie ihnen einst die Eltern Ähnliches eingeredet haben, sie würden diese tragische Situation (den Verlust der Würde und inneren Orientierung) genießen.» Hier weiß der Außenstehende wieder einmal viel besser, wie es dem Betroffenen geht und was in ihm vorgeht. Deshalb wären die Perversen selbstverständlich lieber «ganz normal, und das immer». Und natürlich sind derartig gestörte Kerle «im Alltag konfliktscheu». *(Elle)* Beim *Spiegel* liest man aber offenbar andere Zeitschriften: «Das Zynische der Medien besteht aber darin, dass sie mit perversen Menschen reden, ohne die gestörte Beziehung in der Perversion und die oft traumatische Genese zu thematisieren.» Na ja, so was bekommt man schon mal zu hören, wenn man versehentlich anstelle des Hamburger Sexualwissenschaftlers Günter Amendt den Bremer Soziologen Gerhard Amendt interviewt …

Interessanterweise aber wird Sadomasochismus gleichzeitig als etwas mittlerweile ganz Normales dargestellt – und das wird dann, je nach Medium, gefeiert oder kritisiert. «Was sich früher als ‹Perversion› verstecken musste, ist heute ‹normal› geworden», mault die *Emma* 1998 wenig erfreut. Und laut der scheinbar besonders abgeklärten *Allegra* ist «die Verschnürnummer mittlerweile zur erotischen Routineübung verkommen», und «wer heutzutage keine Fesseln oder Handschellen unterm Kopfkissen hat, muss sich ja schon fast auslachen lassen». Schön wär's, denkt der Perverse, und wundert sich, in welcher Welt da recherchiert wurde.

Den ganz normalen Anstrich betont man dann auch in der Vorstellung und Beschreibung der Interviewpartner: Die sind immer ein bisschen hilflos und irgendwie spießig, ihre Wohnungen immer extrem aufgeräumt und sauber – einfach so normal, dass es schon wieder nicht mehr normal ist. Natürlich, irgendeinen Grund muss sie ja haben für ihren komischen SM-Kram, die «im mühevollen Alltag mollig gewordene Hausfrau, die bemüht ist, alles richtig zu machen» *(Stern)*. «‹Guten Abend, wir sind Gaby und Thomas›, grüßt ein Pärchen unerwartet brav und schüttelt Hände. SM ist eine höfliche Angelegenheit.» *(zitty)* Schlagen sich nicht schon zur Begrüßung in die Fresse? Immer wieder für eine Überraschung gut, diese Sadomasochisten. Mindestens aber haben sie «Brillengläser wie Glasbausteine» *(Tempo)* oder sind «blass» *(taz)*. Auf jeden Fall könnte sie «gut und gerne Bürokauffrau sein, er Kfz-Mechaniker» *(taz)*. Herrje, natürlich könnte sie das. Vielleicht ist sie es auch. Vielleicht aber entspricht sie auch ein bisschen weniger dem Klischee vom spießbürgerlichen Doppelleben, als der Journaille lieb ist.

Über die Anhängerschaft der Sado-Maso-Nummer sind sich die Medien jedenfalls fast einig: Verhalten sprechen *Spiegel* und *P.M.* von «mehreren hunderttausend», während *BILD*, nicht überraschend, in die Vollen greift und verkündet: «Bereits rund eine Million Männer und Frauen bekennen sich zu Sadomaso», um dann noch eins draufzusetzen: «Jeder von uns trägt unterschwellig Sadomaso-Neigungen in sich.» Freut uns, wenn's denn so ist.

Und auch darüber, wer denn nun SM betreibt, wissen alle genauestens Bescheid – wenn die Subkultur das auch anders sehen mag. «Häufig lassen sich besonders intelligente Männer als Sklaven behandeln, die im Beruf das Sagen haben», meint *BILD*. «Mächtige Manager» und «erfolgreiche Unternehmer» weiß der *Stern*, und *Elle* fügt hinzu: «Anwälte, Ärzte, Manager» – in jedem Fall, laut *Spiegel*, «nach wie vor fast ausschließlich Männer». Schon klar, Frauen sind schließlich nur selten mächtige Manager und erfolgreiche Unternehmer …

Die Folgen allerdings, Modewelle hin oder her, sind in jedem Fall gravierend. «Sadomasochismus macht süchtig», erkennt *Tempo*, und *Coupé* ergänzt: «Leder-Liebhaberei kann leicht zur Sucht ausarten, die daneben nichts anderes mehr zulässt.» «Die Lust auf gewalttätigen und/oder schmerzhaften, quälenden Sex kann sich zur Sucht nach immer extremeren, aufwendigeren Spielarten entwickeln» *(Elle)*. Am besten, man hält seine Wünsche schön unter Verschluss, denn: «Die Verwirklichung einer Phantasie lässt neue, extremere Phantasien entstehen. Die Verwirklichung dieser Phantasien noch extremere und so fort. Das ist die Sadomaso-Spirale, und sie macht mir Angst.» *(Tempo)* Zum Glück gibt es Abhilfe: «Kann SM süchtig machen? – Ja, unser Tipp: Legen Sie nur einen SM-Tag pro Woche ein.» *(KECK)* Aber auch für die Gesellschaft sind die Folgen ganz und gar fatal: «Tödlich für die Erotik und tödlich für die Frauen» *(Emma)*. Und für alle gilt: «Nicht nur in SM-Clubs, sondern vor allem im Alltag entwickelt sich die destruktive Spirale gegenseitiger Entwertung und Demütigung. Die Phantasie beider Partner, die Qualen des anderen oder die eigenen beherrschen und kontrollieren zu können, führt zu einer endlosen Kette gegenseitiger Provokationen und Gewalt» *(Frankfurter Rundschau)*. Wir werden's unseren Freunden ausrichten, die bislang trotz SM eigentlich ganz friedlich und glücklich miteinander gelebt haben – die machen offensichtlich was falsch.

Unsere persönlichen Lieblinge unter den Medienberichten sind aber noch immer die kuriosen Insider-Tipps aus der Szene. «Leder-Fans haben im Autokennzeichen meistens ein L» und «Auf der Piste erkennen sich Leder-Fans, indem sie kurz am Uhren-Lederarmband riechen. Wer's weiß, macht's ebenfalls. So kommt man schnell in Kontakt», hilft uns *Coupé* weiter. Danke. Da hätten wir uns das Kapitel zum Thema Partnersuche auch sparen können.

Auch die unzähligen SM-Talkshows der letzten zehn Jahre sind im Allgemeinen höflich genug, ihren Zuschauern keine ungefilterten Informationen über die raue und schmutzige Perversenwelt da draußen zuzumuten:

> «Ich wurde mal eingeladen, bei einer Talkshow zum Thema SM zu sprechen, als Angehöriger der schwulen Lederszene. Beim Telefonkontakt wurde ich nur gefragt, ob ich gut auswendig lernen kann. Ich hab gesagt, das ist für mich kein Problem, ich bin ausgebildeter Rhetoriker, ich les mir einen Text zwei-, dreimal durch, dann hab ich den im Kopf. Dann sagten die, die Antworten schreiben wir dann vorher, und ich sollte die auswendig lernen.» PETER

Insgesamt kann man aus den Medien ungefähr so viel über SM lernen wie aus dem IKEA-Katalog über Schweden: Wer sich keinen besseren Reiseführer leisten kann, dem ist wirklich nicht zu helfen. Die Berichterstattung über Sadomasochismus in den Medien jedenfalls ist wenig hilfreich – weder für diejenigen, die SM praktizieren oder damit liebäugeln, noch für die, die als Außenstehende darüber lesen. Kaum einer unserer Interviewpartner hatte über SM-Artikel und Fernsehreportagen Positives zu berichten; die meisten waren gerade durch diese Berichterstattung jahrelang davon abgehalten worden, sich selbst ein Bild von der Subkultur zu machen. Eine echte Auseinandersetzung mit den vielfältigen Ausprägungen menschlicher Sexualität findet in den Medien praktisch nicht statt. Stattdessen werden die Bemühungen der SM-Öffentlichkeitsarbeiter mehr oder weniger subtil unterlaufen: Die Simulation von Aufklärung verhindert eine tatsächliche Aufklärung. Schade eigentlich.

8 Was bisher geschah

Eine kurze Geschichte der SM-Subkultur

«Wir stehen auf den Schultern großer Männer ... großer, starker Männer, die im Staub liegen und winseln.»
KATHRIN

Da die SM-Subkultur bis in die achtziger Jahre hinein das Licht der Öffentlichkeit scheute, ist die Geschichtsschreibung bisher ausgesprochen lückenhaft geblieben. Wir können hier nur einen ersten kurzen Überblick bieten, der in Ermangelung handfester Daten auch einiges Anekdotische und Nebensächliche versammelt. Aber jede Subkultur hat mal klein angefangen, und es gibt im Moment mehrere Projekte, die die Geschichte des Sadomasochismus unter verschiedenen Aspekten zu dokumentieren versuchen. Die Autoren künftiger Veröffentlichungen werden ihre Daten hoffentlich weniger mühsam zusammenscharren müssen als wir.

Es gibt Belege für die lustvolle Verbindung von Liebe und Schmerz schon bei den alten Römern, im Talmud und im «Kamasutra». In England ist die flagellantische Prostitution seit etwa 1650 dokumentiert; insbesondere ab dem frühen 19. Jahrhundert erfreuten sich Flagellationsbordelle und sadomasochistische Romane großer Beliebtheit. Für die Zwecke dieser Chronik beginnen wir aber erst mit Leopold von Sacher-Masoch, da es hier erstmals greifbare Belege für die Entstehung einer nicht kommerziellen SM-Subkultur gibt.

1870 Leopold von Sacher-Masoch veröffentlicht seinen Roman «Venus im Pelz», der zum Bestseller wird.

In der Folge bilden sich Sacher-Masoch-Lesezirkel und -Fan-Clubs, die zu Keimzellen einer sadomasochistischen Subkultur werden. Auch in Kleinanzeigen wird unter Hinweis auf Sacher-Masoch verklausuliert nach Gleichgesinnten oder Partnern gesucht.

1899 Der deutsche Sexualwissenschaftler Albert Moll berichtet über Fälle von Flagellation zwischen homosexuellen Männern und zieht eine Parallele zwischen der passiven Flagellation und der Vorliebe für passiven Analverkehr, die er beide auf die Begierde nach einer Reizung der Gesäßgegend zurückführt.

6. Mai 1933 Nazis verwüsten das von Magnus Hirschfeld gegründete Institut für Sexualwissenschaft in Berlin. Die umfangreiche Fachbibliothek wird auf dem Opernplatz öffentlich verbrannt. Unter den Exponaten des Instituts waren «Peitschen, Ketten und Folterwerkzeuge, die für praktizierende Schmerzliebhaber bestimmt waren». Die Bibliothek und die unersetzlichen Sammlungen und Archive des Instituts gehen damit verloren.

Zweiter Weltkrieg In den Bordellen der deutschen Wehrmacht ist der Besitz und Gebrauch von sadomasochistischen Instrumenten streng verboten.

1946–1959 In John Willies Bondage-Magazin *Bizarre* entstehen auf insgesamt etwa 1600 Seiten Figuren wie «Sweet Gwendoline», die enormen Einfluss auf die spätere heterosexuelle Subkultur haben. Die Hefte enthalten eine Vielzahl von Leserbriefen, in denen Themen von Bondage über Fetischismus bis zu Dominanzspielen besprochen werden.

Ab 1950 In den USA entsteht die heute als «Old Guard» bezeichnete schwule sadomasochistische Subkultur. Sie ist von starren Regeln, einer starken Abschottung nach außen und einem ritterlichen Ehrenkodex geprägt. Ihre Angehörigen, darunter zahlreiche schwule US-Veteranen des Zweiten Weltkriegs, schließen sich vielfach in Motorradclubs zusammen; die Zahl der Tops soll die der Bottoms um den Faktor zehn übertroffen haben. Die Old Guard beeinflusst mit ihrem schwarzen Leder, dem Links-rechts-Code für die Identifizierung als Top oder Bottom und einer Ablehnung des Switchens viele spätere SM-Subkulturen im Westen, ob hetero- oder homosexuell.

1954 In Frankreich erscheint unter dem Pseudonym Pauline Réage der Roman «Geschichte der O» und gewinnt 1955 den französischen Literaturpreis Deux Magots. Das Buch hat großen Einfluss auf die heterosexuellen und lesbischen Subkulturen. Alle deutschen Ausgaben werden von der BPjS indiziert. Erst 1991 bleibt eine als Dokumentation getarnte Neuauflage von der Indizierung verschont und wird damit wieder für ein deutsches Publikum zugänglich. Literaturwissenschaftliche und psychologische Abhandlungen sind sich einig, dass ein solches Buch nur von einem Mann geschrieben worden sein kann, bis 1994 Dominique Aury ihre Autorschaft gesteht. Sie habe das Buch als einen Liebesbrief an den französischen Literaturkritiker Jean Paulhan verfasst.

1960 Im Ehebuch «Fünf Lektionen der Liebe» rät Allan Baxter dazu, alle sexuellen Praktiken, «die zu Sadismus oder Masochismus in irgendeinem Zusammenhang stehen könnten», zu vermeiden, um versteckte sadomasochistische Neigungen nicht zu erwecken.

1961 In Großbritannien läuft die Agentenserie «The Avengers» (dt. «Mit Schirm, Charme und Melone») an, in der zunächst Honor Blackman, dann Diana Rigg und später Linda Thorson die Rolle der lederbekleideten Agentin Mrs. Emma Peel übernehmen. Peels ursprünglich geplantes Lederkostüm mit Schnürstiefeln, Korsage und Gesichtsmaske wird von den Produzenten als zu erotisch verworfen. Trotzdem wird besonders Diana Rigg in den kommenden Jahren zu einer Leitfigur der britischen Fetisch- und SM-Subkultur. Der Name «Mrs. Emma Peel» soll sich angeblich von «Miss SM-Appeal» ableiten.

1964 Gründung eines schwulen Lederstammtisches in Köln, der in privaten Räumen stattfindet und von sechs bis acht Leuten besucht wird. 1968 zieht das Treffen in den Kohlenkeller eines Lokals um. Einladungen erfolgen aus Angst vor der Polizei mündlich; am Eingang zum Keller steht immer eine Wache. Im gleichen Jahr entsteht aus diesem Treffen der erste schwule Motorradsport-Club (MSC) Kontinentaleuropas, der MSC Köln. Zum ersten Treffen 1969 erscheinen bereits 100 Männer. 1973 hat der MSC Köln 1000 Mitglieder.

1967 In Oswalt Kolles Aufklärungsbuch «Dein Mann, das unbekannte Wesen» findet sich das Kapitel «Mein Mann ist pervers». Kolle stellt die Thematik insgesamt relativ unvoreingenommen und ermutigend dar: «‹Jeder Topf findet seinen Deckel›, heißt es im Volksmund.» In Kolles ebenfalls 1967 erschienenem Buch «Deine Frau, das unbekannte Wesen» gibt es allerdings kein entsprechendes Kapitel.

15. März 1967 Die Flagellantenzeitschrift *freies forum für erziehungsfragen* erscheint zum ersten Mal. In den achtziger Jahren werden zahlreiche Ausgaben als verbotene Gewaltpornographie beschlagnahmt.

Juni 1969 Reform des deutschen StGB; der noch aus NS-Zeiten gültige § 175 wird entschärft. Homosexualität wird ab 21 Jahren straffrei. In den nächsten Jahren entwickeln sich sehr schnell zahlreiche schwule Lederclubs, an deren Veranstaltungen in den siebziger Jahren teilweise mehrere tausend Männer teilnehmen. Offiziell haben sich die meisten dieser Clubs bis heute die «Förderung des Motorradsports» auf die Fahnen geschrieben; in der Praxis geht es darum eher selten. Die ersten reinen Lederbars in Deutschland sind die «Loreley-Bar» in Hamburg, die «S-Bahn-Quelle» in Berlin, die «Goldene 13» in Frankfurt am Main und «Gusti's Ochsengarten» in München. Seit 1977 erscheint viermal jährlich der *Stiefel*, eine Zeitschrift mit Clubnachrichten der deutschsprachigen schwulen Lederclubs.

Februar 1971 In New York entsteht die erste offene SM-Gruppe in den USA, die nach Till Eulenspiegel benannte «Eulenspiegel Society» (TES). Die TES und die 1974 gegründete «Society of Janus» in San Francisco gehören bis heute zu den größten und bekanntesten Gruppen der USA. Beide Gruppen wurden in der Anfangszeit von Schwulen und einigen Lesben getragen, sind seit den achtziger Jahren aber weitgehend heterosexuell.

1973 In Deutschland wird durch das 4. Strafrechtsreformgesetz die «einfache Pornographie» für Erwachsene freigegeben. Herstellung, Erwerb, Vertrieb, Handel und Verleih von Pornographie, die Gewalttätigkeiten zum Gegenstand hat, bleiben allerdings weiterhin verboten.

1979 Der deutsche Arzt Andreas Spengler veröffentlicht «Sadomasochisten und ihre Subkulturen», die weltweit erste empirische Untersuchung der sadomasochistischen Subkultur auf der Grundlage soziologischer Untersuchungsmethoden. Erstmals werden Sadomasochisten nicht als isolierte Kranke beschrieben, sondern als Mitglieder einer komplexen Subkultur. Für die bislang angenommenen geistigen Schäden bei Sadomasochisten kann Spengler keine Hinweise finden. Da Spengler fast ausschließlich die schwule Subkultur untersucht, findet er keinen Grund, an der bisherigen Lehrmeinung zu zweifeln, dass es keine Sadomasochistinnen gibt. Dieser Glaube hält sich in der Forschung teilweise bis in die Gegenwart.

1979 Die schwulen SM-Gruppen gründen die «Ständige Konferenz der Vertreter deutschsprachiger Clubs» (SKVdC). 2000 sind 23 Gruppen und damit etwa 1800 Ledermänner Mitglieder der SKVdC.

1979 In Chicago wird erstmals der schwule «International Mr. Leather Contest» ausgetragen und findet seitdem jährlich statt.

1980 Die US-Frauenrechtsgruppe «National Organization for Women» (NOW) veröffentlicht ihre Schrift «Delineation of Lesbian Rights» zu den Rechten der Lesben. Danach soll jeder Frau das Recht auf freie Gestaltung ihrer Sexualität zugesprochen werden, mit Ausnahme sadomasochistischer Praktiken. Sadomasochismus wird als Frage der Ausbeutung, nicht als sexuelle Spielart gesehen. Diese umfassende Ablehnung wird von Frauenrechtsgruppen und Feministinnen auch in Deutschland zum Dogma erhoben. Erst durch die Lobbyarbeit des «S/M Policy Reform Projects» innerhalb der NOW werden die SM-feindlichen Passagen fast zwanzig Jahre später, im Juli 1999, gestrichen. Sadomasochistinnen werden damit wie jede andere sexuelle Minderheit auch von der NOW anerkannt.

1982 Im Rowohlt Verlag erscheint «Die furchtbare Wahrheit: Frauen und Masochismus», die Lebensgeschichte der dänischen Fernsehjournalistin und Feministin Maria Marcus, in der sie positiv über ihre sadomasochistischen Neigungen berichtet.

1984 In Deutschland fällt das staatliche Fernseh- und Rundfunkmonopol. Die Privatsender machen Sadomasochismus zum ersten Mal zum Thema im deutschen Fernsehen. Zwar werden Sadomasochisten in den neuen Talkshows und Sex-Magazinen häufig als Freaks dargestellt – eine objektive oder informative Berichterstattung scheint weder möglich noch gewünscht –, die Botschaft jedoch, dass man als Sadomasochist mit seinen Neigungen alles andere als allein ist, wird deutlich.

1984 Die 16. Auflage des verbreitetsten DDR-Aufklärungsbuchs «Mann und Frau intim» von Siegfried Schnabl enthält ein ausführliches Kapitel über «Abweichungen des Geschlechtslebens». Sadismus wird in einem Atemzug mit Lustmord genannt, Sadisten seien oft weichlich, rührselig, empfindsam, sadistische Frauen häufig frigide. «Wenn einer gern quält und jemanden findet, der sich das mit keiner geringeren Wollust gefallen lässt, so ist das beinah eine gute Partnerwahl. Beinah! Denn wirkliches Glück erfährt das Paar auf dieser abwegigen Plattform umso weniger, je mehr es sich vom Wesen menschlicher Liebe entfernt.»

1985 Der amerikanische Sexualwissenschaftler Norman Breslow dokumentiert erstmals, dass es auch Frauen in der sadomasochistischen Subkultur gibt, die keine Dominas oder Prostituierten sind.

Ende der 80er Jahre Nachdem heterosexueller SM sich bisher, wenn überhaupt, in kleinen, abgeschotteten Privatzirkeln abgespielt hatte, entstehen jetzt die ersten offen zugänglichen Gruppen: der «Offene Gesprächskreis Sadomasochismus» in Berlin, die Libertine Wien und das sehr erfolgreiche S/M-Sündikat Hamburg, aus dem später die Zeitschrift *Schlagzeilen* und der dazugehörige Charon-Verlag hervorgehen. Ab etwa 1990 steigt die Zahl der Veröffentlichungen zum Thema SM innerhalb und außerhalb der Subkultur sprunghaft an.

1988 Im Internet entsteht mit der Newsgroup alt.sex.bondage zum ersten Mal ein internationales Forum für offene Diskussionen unter Sadomasochisten. Ein großer Teil der heutigen deutschsprachigen Angebote im Internet hat seinen Ursprung in der einen oder anderen Form in alt.sex.bondage. Diese Newsgroup hat die heterosexuelle Subkultur der 90er Jahre letzten Endes wahrscheinlich stärker beeinflusst als alle SM-Aktivitäten außerhalb des Internet.

November 1988 Die SM-Zeitschrift *Schlagzeilen* erscheint zum ersten Mal, zunächst noch mit dem Untertitel «Zentralorgan des S/M-Sündikats Hamburg». Vorher hatte es bereits eine Nullnummer mit dem Titel «SM-Blättle» gegeben. Umfang der ersten Ausgabe sind 27 Seiten, fotokopiert und klebegebunden. Es gehen 35 schriftliche Bestellungen ein, dazu kommen etwa 20 Handverkäufe zum Preis von 5 DM. Man hofft darauf, 300 Stück zu verkaufen, geplant waren drei bis fünf Ausgaben. 2000 erscheinen die *Schlagzeilen* im Charon-Verlag in einer Auflage von fast 10 000 Stück und zum Preis von 25 DM.

Mai 1989 Die von Anthony DeBlase entworfene Leather Pride Flag (blau-weiß-schwarz gestreift mit einem roten Herz) taucht beim Mr.-Leather-Wettbewerb in Chicago erstmals öffentlich als SM-Symbol auf. Im schwul-lesbischen Bereich wird sie schnell zum Erkennungssymbol, unter Heteros bleiben ihre Verbreitung und ihr Bekanntheitsgrad gering.

August 1989 Das S/M-Sündikat Hamburg veranstaltet seine erste Großfete in der Hamburger «Galerie Abriss», wo gleichzeitig eine Ausstellung von SM-Fotos der Fotografin Krista Beinstein eröffnet wird. Es wird kein Eintritt genommen, und die öffentlichen Einladungen locken etwa 700 Personen an – darunter etwa 30 Mitglieder der linken Hausbesetzer-Szene der Hafenstraße. Eine Woche später werfen zehn Männer und Frauen aus der Hafenstraße nachts die Fenster der «Galerie Abriss» ein und zerschlagen die ausgestellten Bilder auf dem Gehweg.

1989 Die ersten öffentlichen heterosexuellen SM-Feten finden monatlich in Berlin in der «Domino-Bar» statt. Hamburg und Karlsruhe ziehen nach, und kurze Zeit später gibt es in den meisten größeren Städten regelmäßig Partys.

1989 Das Berliner Stadtmagazin *zitty*, das bereits seit einiger Zeit eindeutige SM-Kontaktanzeigen abdruckt, anstatt sie zurückzuschicken, führt die Rubrik «Harte Welle» für sie ein. Die Konkurrenzzeitschrift *tip* weigert sich dagegen noch einige Jahre, solche Anzeigen zu drucken. Heute ist die «Harte Welle» vermutlich die größte SM-Kontaktanzeigenrubrik in einem Mainstream-Magazin in Deutschland. In vielen Städten lehnt es die lokale Presse aber weiterhin regelmäßig ab, auf SM-Veranstaltungen hinzuweisen oder eindeutige SM-Kontaktanzeigen zu veröffentlichen.

März 1990 Die Sadomasochistin Sina-Aline Geißler veröffentlicht ihre literarisch eher belanglose Lebensgeschichte in dem Buch «Lust an der Unterwerfung. Frauen bekennen sich zum Masochismus». Geißlers Geschichte wird wesentlich bekannter als die von Maria Marcus. Viele Sadomasochistinnen sprechen später von einer entscheidenden Botschaft, die ihnen das Buch vermittelt habe: dass sie mit ihrer Neigung nicht allein seien. Geißler wird von zahlreichen Magazinen und privaten TV-Sendern in Deutschland interviewt. Nach einem Bericht des *Stern* über das Buch wird die *Stern*-Redaktion besetzt, und eine Frauengruppe namens «Die Klapperschlangen» erklärt in der Hamburger Ausgabe der *taz*, Strafanzeige gegen das Magazin gestellt zu haben. Als Grund werden genannt: Verherrlichung von Gewalt und Aufforderung zu Gewalt- und Willkürmaßnahmen gegen Frauen und Mädchen, öffentliche Aufforderung zum sexuellen Missbrauch und zur Vergewaltigung, weiterhin Aufforderung zur Misshandlung von Kindern, Beleidigung, Herabwürdigung von Frauen und Mädchen zu Sexualobjekten.

«Ich hab 1990 oder 91 eine Anzeige geschaltet in einem lokalen Anzeigenmagazin, und da haben sich so etwa zehn bis fünfzehn Leute gemeldet, mehr Männer als Frauen, aber es waren auch Frauen dabei. Es gab damals in Hamburg Gruppen, es gab in Karlsruhe eine Gruppe, in Berlin gab's eine Gruppe, aber das war im Prinzip alles. Es war alles sehr dünn gesät, niemand wusste voneinander, keiner hatte eine Ahnung, dass es auf der Welt noch andere SMler gibt, jeder dachte, er sei der Einzige und völlig alleine. Und es war mein Ziel, das zu durchbrechen, einfach Leute zu finden, die ähnlich drauf sind und mit denen man halt erst mal reden kann über SM, über das Coming-out. Ich war natürlich irre froh, als wir dann eine Einladung zu einer Party in Karlsruhe kriegten, die erste Einladung überhaupt, und ich den Eindruck hatte, es ist nicht nur in Marburg was los, sondern auch im Rest der Welt. Die meisten Leute aus der Gruppe waren, als ich ihnen das gezeigt habe, völlig schockiert. Niemand hat sich getraut mitzukommen.» MARTIN

Dezember 1991 Zwei Physiker machen die feministische Zeitschrift *Emma* auf die alt.sex-Newsgroups im Internet aufmerksam. Resultat ist ein Bericht mit dem Titel «Was Studenten an Uni-Computern treiben». Darin wird erklärt, dass C4-Professoren an Hochschulen sich den Alltag mit Computersex und harter Pornographie beleben. Es wird ausführlich auf sadomasochistische Newsgroups und Bilder hingewiesen. Als Beispiele für «pornographische Texte» werden Anfragen wie «Wie kann ich meine Freundin am besten fesseln?» und «Meine Freundin ist allergisch auf Gummi, was soll ich tun?» genannt. In der Folge sperren die meisten Universitäten von sich aus den Zugang zu allen Newsgroups, in deren Name das Wort «Sex» vorkommt. Zu diesem Zeitpunkt gibt es außerhalb der Universitäten kaum Zugänge zum Internet.

«Mein Onkel, der Systemanalytiker war, hat mir dann einfach so mal das Internet gezeigt. Damals gab's noch keine Webbrowser, damals gab's eigentlich nur die Newsgruppen, und zwar passten die noch in eine relativ kleine Datei, und es gab E-Mail. Und unter diesen Newsgruppen gab es eine, die hieß alt.sex.bondage. Und da hab ich beschlossen: Ich will ins Internet. Das war damals nicht so einfach, weil mein Computer war ein Atari ST. Mit relativ vielen technischen Schwierigkeiten und gutem Willen hab ich das dann geschafft … ich war so mit meinem Surfbrett zwischen diesen ganzen Öltankern, aber es hat geklappt. Damals gab's noch keinen Spam, damals gab's noch keine Werbung, man hatte also einfach nur eine Gruppe von Leuten, die sich alle nach einer Zeit kannten und sehr viel miteinander geredet haben, und ich habe damals unglaublich viel gelernt. Einmal einfach, dass es wieder andere gibt – dieser Effekt, du bist nicht alleine –, dann andere praktische Sachen, und da habe ich auch zum ersten Mal gehört, dass es so was wie eine Subkultur gab.» WOLF

April 1992 Im kalifornischen Palo Alto findet der erste regelmäßige Munch statt, ein öffentliches Treffen von Sadomasochisten. Organisiert wird es von STella [sic] auf der Newsgroups alt.sex.bondage. Zuvor hatten bereits sporadisch einzelne Treffen dieser Art stattgefunden. Das Munch (vom englischen Wort für «mampfen») wird in den USA wie auch in Mitteleuropa zu einer der erfolgreichsten Organisationsformen für SM-Gruppen, da es ein Treffen mit niedriger Hemmschwelle an einem öffentlichen Ort ohne direktes Outing ermöglicht.

November 1992 In der Talkshow «Hans Meiser» des Privatsenders RTL treten Jan und Matthias von den *Schlagzeilen*, Andrea aus dem S/M-Sündikat Hamburg sowie eine Profi-Domina aus München und ihre männliche Zofe auf. Drei Millionen Zuschauer sehen die Sendung. An den nächsten Tagen steht das Beratungstelefon der *Schlagzeilen* nicht still. Noch Monate später wird die Redaktion mit Briefen und Anrufen bestürmt. Die jüngste Anruferin ist 14 Jahre alt. Es ist das erste Mal, dass im Fernsehen das Thema SM nicht nur am Rande gestreift wird.

1992 Die *Schlagzeilen* führen etwa 20 heterosexuelle SM-Gruppen im deutschsprachigen Raum auf. Knapp die Hälfte davon existiert noch im Jahr 2000.

November 1993 Die Studie «Sadomasochismus – Szenen und Rituale», ein Forschungsprojekt der Universität Trier unter der Leitung des Soziologen Thomas A. Wetzstein, erscheint im Rowohlt Verlag. An den Befragungen für das Projekt hatten sich zahlreiche Mitglieder von SM-Gruppen beteiligt. Bis 2000 erreicht die Gesamtauflage 22 000 Exemplare.

Januar 1994 Im *Spiegel* erscheint «Die Lust der Quälgeister», ein ausnahmsweise sachlicher Artikel über SM. Die Zahl der (Hetero-)SM-Gruppen in Deutschland wird auf mehr als 40 geschätzt.

November 1995 The Leather Archives & Museum (www.leatherarchives.org) wird in Chicago mit dem Ziel gegründet, die Geschichte und Kultur des Sadomasochimus zu dokumentieren.

Ab 1996 Zahlreiche deutschsprachige SM-Info-Websites entstehen, die in den kommenden Jahren fast alle – zum Teil mehrfach – von ihren Providern unter dem Vorwurf der Pornographie gelöscht werden, bis sie zu liberaleren Anbietern abwandern.

1996 Im Internet entsteht der IRC-Channel #bdsm.de. Aus dem Gesprächsforum entsteht, zum größten Teil unabhängig von den bis dahin entstandenen Gruppen, eine Vielzahl von lokalen und überregionalen Treffen und Veranstaltungen in ganz Deutschland. Aus diesen wiederum bilden sich neue Gruppen wie Schlagwerk Hamburg und BDSM Berlin.

1996 Das überregionale SM-Lesbennetzwerk SchMacht! (stadt.gay-web.de/schmacht) entsteht.

1996 Matthias T. J. Grimme veröffentlicht im Charon-Verlag das «SM-Handbuch». Der Inhalt beruht auf Grimmes in den *Schlagzeilen* erschienenem «Sicherheitsbrevier». Anfang 2000 liegt die verkaufte Auflage bei etwa 22 000 Exemplaren.

Mai 1997 Die Nachrichten-Mailing-Liste *Schlagworte* nimmt die Arbeit auf. *Schlagworte* entsteht als Reaktion auf den Zusammenbruch des Informationsflusses zwischen den deutschsprachigen SM-Gruppen nach dem «Spanner»-Urteil des Europäischen Gerichtshofs (siehe *Rechtslage*). Alle SM-Gruppen sollen Zugriff auf diesen einen gemeinsamen Informationskanal erhalten können, auf dem nur Nachrichten, jedoch keine Diskussionen, Aufrufe oder Werbung erlaubt sind. Zwei Jahre später nehmen etwa 60 Organisationen aus Deutschland, Österreich, der Schweiz und den Niederlanden teil.

Mai 1997 Die SM-Info-Website *Datenschlag* erstellt die erste Karte heterosexueller SM-Gruppen in Deutschland. Zu dieser Zeit gibt es 53 Gruppen in 45 Städten.

Etwa ab 1998 Immer mehr SMler ringen sich dazu durch, unter vollem Namen aufzutreten. Bisher war es üblich gewesen, in SM-Veröffentlichungen, auf Mailing-Listen und den eigenen Websites Pseudonyme zu verwenden, was in den USA aufgrund der unsichereren Rechtslage nach wie vor die Regel ist.

Ostern 1998 Berlin Leder und Fetisch e. V. richtet die ersten Wahlen zum «German Mr Leather» aus, die seitdem jährlich stattfinden.

September 1998 Zum 15. jährlichen SM-Straßenfest «Folsom Street Fair» in San Francisco – nur mal so zum Größenvergleich – erscheinen nach Schätzungen der Veranstalter und der Polizei mehr als 300 000 Besucher.

November 1998 Nach einer Zählung der Nachrichten-Mailing-Liste *Schlagworte* gibt es in Deutschland insgesamt 121 öffentlich zugängliche SM-Gruppen oder Regionalgruppen, davon 4 lesbische oder überwiegend lesbische, 39 schwule oder überwiegend schwule und 78 heterosexuelle oder überwiegend heterosexuelle. Das einzige Bundesland ohne Anlaufstelle ist Mecklenburg-Vorpommern.

Ostern 1999 In Berlin findet zum ersten Mal die «International Women's SM Leather Conference» mit etwa 50 Teilnehmerinnen aus mehreren europäischen Ländern statt.

Sommer 1999 Beim Kölner Christopher Street Day treten – neben 40 000 Schwulen und Lesben – über 80 hauptsächlich hetero- und bisexuelle Sadomasochisten aus ganz Deutschland unter dem Banner von SMart Rhein-Ruhr e. V. erstmals als Gruppe von wahrnehmbarer Größe auf. Lacht nur, Schwule. Für uns war das ein großer Tag.

Dieses Kapitel ist ein Auszug aus dem DACHS, der «Datenschlag-Chronik des Sadomasochismus» von Wolf Deunan und Kathrin Passig. Wir danken Wolf Deunan für die freundliche Genehmigung. Wer es ganz genau wissen will, kann die wesentlich detailliertere und aktuellere Version unter www.datenschlag.org/dachs/ einsehen; dort sind auch die Quellen angegeben. Für diese Zusammenstellung haben wir nur die Daten zur Geschichte der SM-Subkultur herausgegriffen, während in der vollständigen Fassung auch die Entwicklungen der Forschung und der Literatur sowie die Lebensdaten der wichtigsten Personen berücksichtigt sind.

9 Aus dem Nähkästchen

Coming-out

Rainer:

Ende 92 hab ich meinen ersten Freund kennen gelernt. Ab da hab ich dann schon gemerkt, aha, ich würde so was schon auch gern mal ausprobieren, aber das hat ganz lange gedauert, bis ich den Mut hatte, das von innen nach außen zu transportieren. Das hat echt lange gedauert. Vorher fand ich das immer spannend, aber so richtig rangekommen bin ich da nie. Ich hab mich nicht getraut, weil das Thema ja mit unheimlich vielen Vorurteilen behaftet ist, auch in der schwulen Gesellschaft, da wird man dann gleich in so eine gewalttätige Schublade gesteckt, auch bei den Schwulen. Das heißt, ich hab das befürchtet – so begegnet ist mir das eigentlich nicht. Mittlerweile würde mir das auch nichts mehr ausmachen. Ich lebe nicht, um anderen zu gefallen.

Das schwule Coming-out hilft bestimmt, als Erfahrung – aber sich Interesse an SM einzugestehen, das ist nochmal ganz was anderes, als sich einzugestehen, dass man schwul ist. Damit hatte ich wirklich gar keine Probleme: Ich hatte den ersten Sex mit einem Mann, und dann war mir klar, o. k., dann bleibst du halt dabei. Das ging wirklich über Nacht. Damit hatte ich keine Probleme, und da hab ich mir auch keine Gedanken drüber gemacht. Aber SM ... die Entwicklung, die hat richtig lange gedauert. Dafür hab ich Jahre gebraucht. Ich denke mal, das lag an Vorurteilen und Angst – nicht zu wissen, wie man das in seine Persönlichkeit einbauen soll. Schwer zu sagen. Die Vorurteile kriegt man, glaube ich, anerzogen ... und aus Gesprächen mit anderen, die auch ihre Vorurteile haben, kriegt man so seine Klischees mit, und es ist unheimlich schwer, sich davon zu lösen. Da werden halt so Bemerkungen und Witze gemacht, diskriminierende Sachen, um das abzuschwächen, um es von sich zu weisen. Man kennt das zwar, aber man möchte nicht, dass jemand auf die Idee kommt, dass man was damit zu tun hat. Das ist in der Schwulenszene genauso. Ich war zwar immer bemüht, tolerant und offen zu sein, aber das für mich anzunehmen, das hat ganz lange gedauert. Weil auch durch die Medien SM immer was mit einer perversen, krankhaften Sexualität zu tun hat. Das Bild kriegt man einfach mit. Das, was man aus einer heterosexuellen Erziehung genossen hat zu dem Thema, das prägt, glaube ich, weitaus mehr als das, was man irgendwann mal so unter Schwulen mitkriegt.

Ich wollte das immer mal ausprobieren, stand aber völlig überfordert da, weil ich natürlich auch nirgends eine Einführung gekriegt hab, wie man das überhaupt macht, wie man damit umgeht, Literatur stand mir auch nicht so richtig zur Verfügung, eigentlich gar nichts, außer vielleicht die eine oder andere Kleinanzeige, wo irgendwelche Praktiken angeboten oder abgefragt wurden, wo man dann seine Phantasie spielen lassen konnte. Die schwule Literatur, die es dazu gibt, hab ich mich nicht zu kaufen getraut, das war so negativ besetzt.

Meine Vorurteile beschränkten sich auf irgendwelche Domina-Klischees von Prostituierten, viel mehr konnte ich mir unter SM früher nicht vorstellen. Das war eine Ecke, die mir überhaupt nicht zugänglich war, die wohl irgendwie spannend war, weil sie verboten war, Rotlichtmilieu und so. Überhaupt da irgendeinen Hintergrund zu finden, warum die Leute so was machen, was die dabei fühlen, da konnte ich mir überhaupt nichts drunter vorstellen. Später dann, in der Schwulenszene, hatte mein Umfeld auch überhaupt keine positive Einstellung dazu. Das geht mir bis heute so – wenn ich meine alten Freunde besuche, wenn man da sagt, dass man SM toll findet, Leder, Latex, Leute schlagen und diese und jene Praktik, da können die wirklich nichts damit anfangen. Die wissen nicht, wo sie dich hinstecken sollen, weil die eigentlich wissen, das

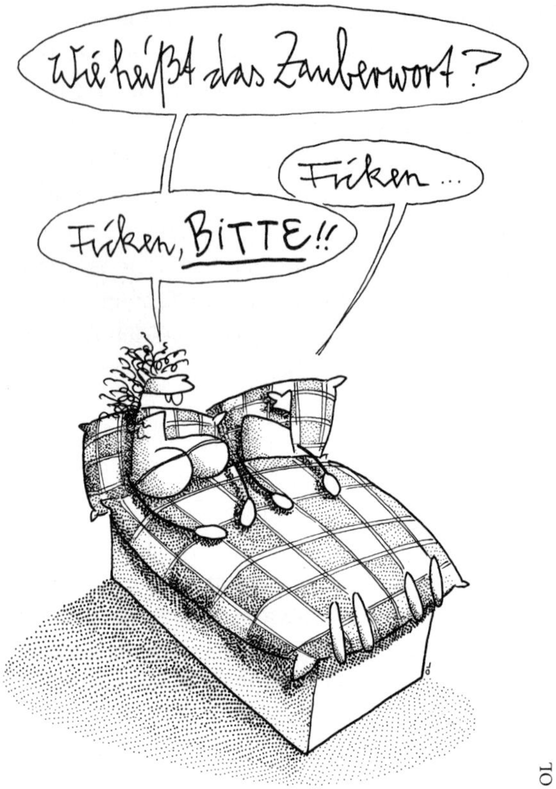

ist ein ganz netter Kerl, aber das ist irgendwie ein dunkles Terrain, das gefährlich ist, das man einfach nicht betritt. Es gibt halt diese sozialen Rollen für Homosexuelle, man ist schick, man hat Geschmack, das sind homosexuelle Attribute. Aber SM ist nicht in, es ist nicht schick, es ist einfach nicht en vogue in der Schwulenbewegung. Es ist halt einfach eine Minderheit in der Schwulenbewegung, und genauso wird sie auch behandelt. In Großstädten mag das noch ein bisschen anders sein, aber ein Großteil der Schwulen ist halt auch eher bürgerlich ... Ich glaube, das ist bei den Homos genauso wie in der heterosexuellen Welt, nur in Rosa.

Cecile:

Phantasien, die als solche nicht ganz ins Bild der klassisch angepassten pubertierenden Mädchen passen, hatte ich eigentlich schon, so lange ich mich erinnern kann. Ein passender Name und damit die zugehörige Schublade jedoch fehlten lange. Also nervte ich meinen zweiten Freund mit leicht abartigen sexuellen Phantasien, malte Bilder sich gegenseitig auspeitschender Lesben, träumte von den Handfesseln, die ich im Schaufenster eines sonst normalen Lederladens gesehen hatte, probierte ein wenig Fesseln und Hauen aus und kam zu dem Schluss: Wenn es andere mit meiner Neigung gibt, dann werde ich sie eh nie kennen lernen, und im Übrigen hatte ich meinen Freund ganz arg lieb und hätte eigentlich glücklich sein sollen.

Nun, wie es in diesem zarten Alter eben so ist (ich war 18), ging die Beziehung nach anderthalb Jahren zu Ende, und ich nahm die Einladung eines Chat-Bekannten an, auf eine große Chat-Party zu fahren, um auf neue Gedanken zu kommen. Dort beim Pizzaessen lernte ich meinen ersten «echten» SMler kennen – die (in der Szene als Erkennungszeichen so beliebten) Miniaturhandschellen an seinem Gürtel hatten andere am Tisch zu dümmlichen Witzen hingerissen; er ließ sich davon jedoch nicht verunsichern und erzählte offen und freimütig vom Sadomasochismus.

Ich hörte und staunte und fragte und war fasziniert – endlich jemand, der nachvollziehen konnte, was ich mit meinen halbausgegorenen Phantasien fühlte, der Gedanken an Seile und Fesseln und Schläge nicht völlig abartig fand, der noch dazu Worte und Erklärungen für alles hatte! Am selben Abend kam es dann zum ersten Spiel; der Rest des Wochenendes wurde ähnlich lustig verbracht, und ich kam nach Hause mit meiner frisch gezimmerten Schublade unterm Arm und voll Freude ob der Entdeckung, dass es mehr wie mich gab.

Meine Mutter, der ich natürlich die Details ersparte und nur was von frisch verliebt erzählte, fand mich nach diesem Wochenende seltsam bedrückt; als ob mich etwas Schwieriges beschäftigen würde. Ich jedoch fing an, alles, was mir an Information unter die Finger kam, zu verzehren – Mailing-Listen, Websites, diverse Bücher – und natürlich die Spielbeziehung mit diesem jungen Mann weiter auszubauen.

Und so wurde ich Sadomasochistin.

Mela:

Mit 19 hatte es mich von zu Hause, einem miefigen 700-Seelen-Nest, weggetrieben. Gelandet war ich, durchaus beabsichtigt, in der Ostberliner Hausbesetzer- und Autonomen-Szene. Wer sich nur am Rande mit dieser Szene auskennt, weiß, dass bedauerlich viele ihrer Mitglieder Sex mit Sexismus verwechseln und es wohl kaum ein sexualitätsfeindlicheres Umfeld gibt. Auch wenn sich in manchen seltsamen Bevölkerungsgruppen die Vorstellung gehalten hat, dass die Bewohner besetzter Häuser mindestens alle zwei Tage eine Riesenorgie abfeiern … dem ist nicht so.

Gesprochen wurde über das Thema wenig und schon gar nicht über lustige, ausgefallene Praktiken. Die von der Pubertät mitgeschleppten Phantasien lebte ich zu der Zeit hauptsächlich dadurch aus, das ich die alten *zittys* in meinem Zimmer hortete und gelegentlich starr, grauenergriffen die Kontaktanzeigenrubrik «Harte Welle» durchlas. Natürlich heimlich bei abgeschlossener Zimmertür.

Nun begab es sich, dass sich der weibliche Teil der Bewohner mehr oder weniger regelmäßig im Zimmer unserer Quotenlesbe (Modell Männertod) traf. Eines Tages kreiste das Thema um Kunst. Ich weiß nicht mehr, wie wir darauf gekommen waren, aber irgendwann erzählte uns eben diese Lesbe mit wutvibrierender Stimme von einem Künstler, der mit Stacheldraht gefesselte Frauen fotografierte und das Ganze als Kunst vermarktete. Auf dem Gipfel ihrer Empörung angekommen, meinte sie: «Wartet, ich such euch die Artikel raus.» Worauf sie in ihrem umfangreichem *Emma*-Stapel zu wühlen begann.

Ich wippte unruhig auf dem Gymnastikball unserer Gastgeberin hin und her und dachte: «Oh, toll, hoffentlich sind da auch Bilder dabei.» In dem Moment traf mich eine Art mentaler Gongschlag, und ich wusste mit einem Mal sicher, dass ich irgendwie anders war und mir das nur nicht eingestehen wollte. Nach diesem Ereignis besorgte ich mir anfangs verschämt (peinlich berührt bei Zweitausendeins «Mut zur Demut» gekauft), später immer offener (die «Trierer Studie» in der Bibliothek ausgeliehen) Material zu dem Thema. Bis ich nach zwei Jahren endlich sicher war, dass ich nur als SMlerin weiterleben wollte, und erste Schritte nach außen wagte … aber das ist wieder eine andere Geschichte.

10 www.wo-geht's-denn-hier-zu-den-perversen.de?

BDSM im Internet

> «Für den sexuell Perversen stellt sich das Problem des sozialen Außenseitertums in erheblich verstärktem Maße; denn mit Ausnahme der Homosexualität ist sexuelle Perversion verbunden mit totaler Vereinzelung. Eine Gruppenbildung, ein subkultureller Zusammenschluss ist z. B. für den Fetischisten, den Exhibitionisten, den Voyeur im Prinzip eine Unmöglichkeit.»
>
> EBERHARD SCHORSCH,
> SEXUALWISSENSCHAFTLER, 1980

Was haben wir uns noch vor wenigen Jahren abmühen müssen, wenn wir Informationen über abweichende sexuelle Vorlieben haben wollten. Im Biologiebuch wurde anhand verschämter anatomischer Zeichnungen gerade mal die genitale Mechanik heterosexueller Kopulation abgehandelt. Das Dr.-Sommer-Team hatte nichts für Themen übrig, die über jugendfreie heterosexuelle Praktiken hinausgingen. Selbst in den progressivsten Aufklärungsbüchern war (und ist) von SM nicht die Rede. Wir mussten uns notgedrungen selbst anhand dubioser Berichte über Dominas, Freier und schwäbische Fetischistenpärchen im *Stern* kundig machen oder sorgenvoll die wenig schmeichelhaften Beschreibungen im Konversationslexikon der Eltern studieren.

Heute geht das alles viel unkomplizierter: Man kauft sich ein Modem und geht ins Internet. Bei Redaktionsschluss hat in Deutschland über die Hälfte der Bevölkerung zwischen 14 und 59 Jahren Zugang zum Internet, und es ist kein Ende des Wachstums in Sicht.

Egal, ob man nur Bilder anschauen will oder sich eingehend über biologische, kulturelle, technische oder gesetzliche Grundlagen informieren möchte, ob man den Austausch mit Gleichgesinnten sucht oder regelmäßig aktuelle Infos beziehen will: Im Internet findet sich für jeden Informationsbedarf die richtige Adresse. Allerdings gerät man nicht unbedingt auf Anhieb an vernünftig recherchierte und gehaltvolle Infosites, die über das von lodernden Fackeln umgebene Statement «Meine Hobbys sind Schwimmen, Lesen und BDSM» und «Auf dem Bild seht ihr mich und meine Sub Tina bei einer Party in Frankfurt» hinausgehen. Am Ende dieses Kapitels findet sich deshalb eine Liste mit Websites, die relativ verlässliche Informationen zum Thema zur Verfügung stellen.

Neben dem WWW bietet das Internet aber noch eine ganze Reihe von Diensten, die nicht nur das passive Konsumieren von Information jeglicher Art, sondern auch den Austausch mit anderen ermöglichen. Im Laufe weniger Jahre ist so bereits eine lebendige BDSM-Internetszene entstanden, und in Chats, auf Mailing-Listen und in Newsgroups zu den verschiedensten Teilbereichen und mit den verschiedensten Schwerpunkten trifft man auf Interessierte und Praktizierende, mit denen man Erfahrungen austauschen kann, denen man Fragen stellen kann oder mit denen man es virtuell treiben kann.

Die Entstehung dieser Internetszene hat in den letzten Jahren auch innerhalb der bereits bestehenden SM-Subkultur große Umwälzungen mit sich gebracht. Zahlreiche neue Gruppen, Treffen und Veranstaltungen sind aus dem Internet hervorgegangen, und die oft rigiden Konventionen konspirativ abgeschotteter Grüppchen haben an Bedeutung verloren.

> «Bevor es das Internet gab und bevor es im Internet Gruppen und Möglichkeiten gab, über SM zu reden, hatte SMart schon lange Einsteigertreffen und eigene Gruppenstrukturen. Und bei diesen Gruppen war es einfach so, dass man Schwarz trug. Es war nie offizielle Politik, es wurde nie etwas gesagt, aber man trug einfach

Schwarz. Und einer der größeren Unterschiede, als die Internet-SMler kamen, die sich unabhängig von den SMart-Gruppen entwickelt hatten, war, dass sie einfach normale Straßenkleidung trugen. Die tauchten bei den SMart-Gruppen in Jeans, alten Turnschuhen und Sweatshirts auf, was am Anfang zu einiger Verwunderung führte. Inzwischen kann man sehen, wie weit das Internet auch schon diese Gruppen durchdrungen hat, dadurch, dass die Leute all diese reine Schwarz-Sache fast aufgegeben haben. Es besteht immer noch eine gewisse Vorliebe für Schwarz, aber man sieht nicht mehr ein Heer schwarzer Gestalten. Das würde ich auf den Einfluss dieser Internetleute zurückführen. Es ist alles weniger dogmatisch geworden.» WOLF

Für die wenigsten Mitglieder der neuen Online-Gemeinschaften beschränkt sich dabei der Austausch auf den virtuellen Raum: Viele sind im richtigen Leben ebenso aktiv wie online und besuchen Mitglieder anderer lokaler Gruppen, Arbeitsgemeinschaften, Vereine, Stammtische und ähnlicher Zusammenschlüsse im deutschsprachigen Raum und manchmal sogar über dessen Grenzen hinaus. Man reist zu Partys und lädt zu Workshops ein. Und jeder kann sich die von ihm gewünschte Information abrufen oder anfordern, Fragen stellen oder einen Experten konsultieren – egal ob der im Nachbarort sitzt oder in Kalifornien.

Das Angenehme an der Vernetzung mit einer Online-BDSM-Community ist, gerade für Anfänger, dass man selbst entscheidet, wie weit man sich «outet», wie viel Informationen man aus seinem richtigen Leben preisgibt und ob und wann man sich mit anderen treffen will. Das Internet bietet also Schutz an einem Punkt, an dem man sich verletzlich oder zumindest unbehaglich fühlt: Es erlaubt einem, sich mit den eigenen Phantasien auseinander zu setzen und darüber auszutauschen, ohne das Risiko der Bloßstellung einzugehen. Allein die Tatsache, dass man sich jederzeit wieder ausklinken kann, dass man sein Gesicht nicht zeigen muss, dass man sich hinter einem Nickname verbergen kann und dass man Gespräche in der vertrauten Umgebung, zu Hause mit einem Gläschen Wein neben dem Rechner, führt, senkt die Schamgrenze auf ein angenehm erträgliches Maß.

> «Der große Sprung war sicher das Internet. Von den Bondage-Pics gelangte ich zum Begriff BDSM, dann zu SM, dann zu deutschen Seiten. Die Infos waren eigentlich fast immer fundiert, über Verhalten bei Partys, Bastelanleitungen bis zu Gedanken zum Selbstbild war alles zu finden. Einige Bilder oder ausformulierte Phantasien waren schon harter Tobak für mich als «nur mal Reinschnuppernder» und haben mir anfangs echt Sorgen über die Subkultur bereitet. Im BDSM-Chat habe ich mich zum ersten Mal eins zu eins mit SMlern unterhalten und ein durchweg positives Bild erhalten. Ganz normale, nette Leute halt. Es wurde sich wirklich gekümmert, man konnte sogar auf der Website Bilder betrachten, mit wem man sich denn nun gerade unterhält. Alles gab ein positives Bild, die Angst, sich mit kriminellen Brutalos einzulassen, ließ sich nicht lange aufrechterhalten. Ich sagte zu, zum nächsten Stammtisch zu kommen, und das tat ich dann auch.» STEFAN

Im Netz existieren die verschiedensten BDSM-Gemeinschaften mit den verschiedensten Regeln, und wenn man nicht gleich eine findet, die einem sympathisch ist, sollte man sich davon nicht entmutigen lassen. Wie im richtigen Leben, wenn man zum Beispiel in eine neue Stadt zieht, kann es ein bisschen dauern, bis man auf Leute trifft, zu denen man einen guten Draht hat. Natürlich ist Sympathie eine ganz persönliche Sache, und deshalb gilt es hier ein wenig Geduld zu investieren – jeder Netzmensch hat sicher schon mehr als eine Mailing-Liste oder ein Chat-Forum verlassen, einfach weil ihm die Beteiligten auf den Keks gingen. Das Schöne am Internet ist aber, dass es nicht, wie beim Fernsehen, nur 25 Kanäle gibt, sondern Tausende. BDSM gibt es nun einmal in Hunderten von Geschmacksrichtungen, Kragenweiten und Konfektionsgrößen. Und das bedeutet im Alltag, dass für jeden irgendwo im Netz die richtige Anlaufstelle zu finden ist.

Weil man online viele Leute trifft, die BDSM in ihren Alltag integriert haben und die auch im richtigen Leben organisiert sind, ist der Schritt in die Newsgroup oder den Chat oft auch der erste Schritt hin zum persönlichen Kontakt mit einzelnen Channel-Freunden oder offiziellen regionalen oder lokalen BDSM-Gruppen. Ob man diesen nächsten Schritt macht und wann man ihn machen möchte, entscheidet man ganz allein. Mit etwas Glück findet sich in der Online-Gemeinschaft aber auch eine Art Mentor, der einen bei den aufregenden ersten Schritten in die richtige BDSM-Welt an die Hand nimmt.

> «Das Internet führte innerhalb kurzer Zeit (weniger als 2 Monaten) zu einer völligen Revision meiner Haltung gegenüber meinen eigenen SM-Phantasien. In den Jahren zuvor hatte ich SM als etwas eingeordnet, das sich in meiner Phantasie und in Unter-der-Ladentheke-Heftchen, die offensichtlich darauf ausgerichtet waren, aus den Phantasien von Leuten wie mir Geld zu machen, abspielte. Nun wurde ich im Internet plötzlich damit konfrontiert, dass es jede Menge Leute gab, die nicht nur ähnliche Phantasien wie ich hatten, sondern diese darüber hinaus akzeptierten und mit ebenso orientierten Partnern auslebten; Leute, die sich mehr oder weniger öffentlich dazu bekannten und für die das mit Schmuddelsex nun überhaupt nichts zu tun hatte. Mir wurde bewusst, dass meine Ablehnung meiner eigenen Phantasien durchaus voreilig gewesen sein konnte. Das Akzeptieren meiner eigenen sexuellen Vorstellungen war der erste Schritt; mir wurde aber bald klar, dass ich mich auch beim Surfen im WWW weiterhin nur in einer Phantasiewelt befand (wenn sie auch für andere real sein mochte). Um zu überprüfen, inwieweit diese Phantasien für mich in die Realität umzusetzen waren, benötigte ich den Kontakt zu (und die Hilfe von) konkreten Personen. Dafür sah ich auf Anhieb zwei Ansatzpunkte: Kontakt knüpfen über das Internet einerseits und die Kontaktmöglichkeiten unabhängig vom Netz in meiner unmittelbaren räumlichen Umgebung.» HEIKO

Das Internet hat sich für den vernetzten Teil der BDSM-Szene in Deutschland zu einer Art Katalysator entwickelt: Während viele Leute früher über Jahre mit sich und ihren Phantasien allein und in haderndem Unfrieden lebten, finden heute immer mehr Menschen relativ früh im Netz die Beratung und Unterstützung, die ihnen in ihrem realen privaten Umfeld versagt geblieben ist. Das hat zur Folge, dass die «Inkubationszeit» bis zum Coming-out sich in der Internetgeneration der SMler deutlich verkürzt hat und sich das Coming-out-Alter insgesamt nach vorne verlagert hat. Leute, die früher vielleicht erst Mitte dreißig den Mut gefunden hätten, zu sich und ihren sexuellen Vorlieben zu stehen, tun dies jetzt, mit Hilfe virtuellen und realen Supports, schon Anfang zwanzig oder früher. Begrüßenswert, wenn man bedenkt, dass die meisten damit eine Zeit der Selbstzweifel und der nagenden Schuldgefühle hinter sich lassen und dass die, die diesen Schritt ins richtige Leben getan haben, froh sind, endlich zu sich und der eigenen Lust stehen zu können.

Was das Internet für den Einzelnen leisten kann und was man tun und beachten muss, um diese Leistungen für sich zu nutzen, soll auf den folgenden Seiten näher betrachtet werden. Weil das Internet ein schnelllebiges Medium ist, werden allerdings einige Informationen, die zum Zeitpunkt der Drucklegung dieses Buches noch aktuell waren, schon bald nicht mehr stimmen. Unter www.die-wahl-der-qual.de versuchen wir deshalb, Adressen und Informationen auf einem aktuellen Stand zu halten.

Get on the Scene like a Text Machine – BDSM-Chats

Chats ermöglichen es dem Nutzer, sich direkt mit anderen via Computer zu unterhalten. Dabei ist es ganz egal, wo man sitzt, Hauptsache, man hat eine Telefonleitung, in die man sich einstöpseln kann. Zu fast jedem Thema existiert irgendwo ein Channel oder Webchat. Welche Applikation man dabei bevorzugt, ist wohl Geschmacks- und auch Gewohnheitssache.

Für viele, die zum ersten Mal einen Chat betreten, geht zunächst einmal einfach alles viel zu schnell. Besonders wenn der

Chat-Raum oder Channel sehr voll ist, zieht die Hälfte des Gesagten/Geschriebenen einfach vorbei, und es fällt sehr schwer, einen Gesprächsfaden zu verfolgen und im Gespräch mitzuhalten. Die meisten gewöhnen sich relativ schnell an die Geschwindigkeit, allerdings eben nicht jeder. Wem nach zwei Wochen immer noch alles zu schnell geht, der sollte sich überlegen, ob er nicht einen weniger stark frequentierten Channel aufsucht oder auf Mailing-Listen und Newsgroups ausweicht. Dort ist der Austausch zwar weniger spontan, aber dafür bestimmt man auch selbst die Geschwindigkeit.

Auch ist die rein textbasierte Form der Chats leider nicht für jeden gemacht. So wie es Leute gibt, die gern stundenlang telefonieren, während andere nur zum Telefon greifen, wenn es unbedingt sein muss, gibt es einfach auch Leute, die mit Chats nicht so recht klarkommen, weil ihnen der schriftliche Austausch nicht liegt oder weil ihnen der Klang der Stimme und die Mimik fehlen. Andere wiederum stürzen sich kopfüber in den Chat und fühlen sich dort sofort wie zu Hause. Zu welchem Typ man selbst gehört, muss man einfach ausprobieren.

Wenn einem das Medium Chat liegt, kann es jedenfalls eine große Bereicherung darstellen. Gerade, wenn man ein bisschen schüchtern ist oder es einem schwer fällt, über Gefühle zu sprechen, kann das Chatten ein hilfreicher Ausgleich sein. Hier sieht keiner, wenn man rot wird, man ist geschützt und kann auch mal aus sich herausgehen, ohne dass die alten Freunde einen verwundert anschauen. Viele Nutzer sind sehr erstaunt darüber, wie schnell und wie selbstverständlich offen man im Chat über Dinge spricht, die man nicht mal seiner besten Freundin anvertrauen würde.

> «Alle haben vom Chat geredet, und ich dachte: Chat? Was ist Chat? Das muss ich mir angucken. Aber ich fand das totlangweilig. Ich hab da reingeguckt und dachte, das sind nur Schwachsinnige, die irgendwie «boah» und «hallo» und «ich geb jetzt einen aus» machen, na ja, diesen ganzen Blödsinn halt, den man im Chat

einfach nur liest, wenn man nicht weiß, was in den Nebenräumen abläuft. Davon wusste ich ja erst mal auch nichts, als absoluter Internetdummy. Dann bin ich irgendwann mal nachts um zwei aus dem KitKat Club gekommen und dachte, ach, guckste mal, was nachts im Chat passiert. Und hab dann also in diesen Kanal reingeguckt, und da war richtig was los. Und dann hab ich diese Frau kennen gelernt, die wohl auch das erste oder zweite Mal drin war, wir haben uns unterhalten, und dann ging das dermaßen schnell los, ich wusste gar nicht, wie mir geschieht, und das ging bis um vier oder fünf, bis der Rechner irgendwann abgeschmiert ist. Damit fing es an, und wir haben uns immer wieder getroffen, wir haben uns dann auch richtig im Chat verabredet. Das war aber dann nicht nur Chat, wir haben dann auch Briefe geschrieben, also erst mal Mails geschrieben jede Menge, da gibt's eine Riesenmailsammlung, den Ordner hab ich noch, das waren bestimmt 500 Mails hin und her, und dann später eben auch einen Briefwechsel. Der Witz war auch, dass wir über ein Jahr lang nicht voneinander wussten, wie wir aussehen, es hat sich so ergeben, dass wir uns kein Bild geschickt haben, nichts. Man lernt sich beim Chatten auch ziemlich gut kennen, gerade da lernt man sich gut kennen, denk ich, und man lernt auch den Partner ganz anders kennen, als man jemanden im realen Leben kennen lernt. Man zäumt das Pferd ja von hinten auf. Ich hab von dieser Frau nach einem halben Jahr Chatten, ach, eigentlich schon nach einem Monat Chatten mehr gewusst, als ich von meiner Freundin, mit der ich zehn Jahre zusammen war, bis zum Ende erfahren habe. Das hat mich so fasziniert an der Sache.» INGO

Ein großer Vorteil ist auch, dass man wohl – wenn man nicht zufällig ein ganz und gar extrovertierter Partylöwe ist – nirgendwo so schnell und mühelos so viele Menschen kennen lernen kann wie im Chat. Die Menge allein sorgt dafür, dass man zwangsläufig relativ bald an jemanden gerät, mit dem man sich prima versteht. Der einzige Nachteil dabei ist, dass man in der Folge viel Geld für Bahnfahrten quer durch Deutschland ausgeben muss.

«Ich hab die Websites zum IRC-Channel #bdsm.de gefunden, und ich wusste: Das ist es, da willst du hin, darauf wartest du seit Jahren. So ekelhaft hätten die dort gar nicht zu mir sein können, dass ich wieder gegangen wäre. Ich hatte dann aber sowieso Glück: Es gab kaum dumme Baggereien, und ich hab fast sofort nette, hilfsbereite Leute kennen gelernt. Nach ein paar Tagen hab ich mich mit einer Frau vom Channel getroffen, nach ein paar Wochen war ich zum ersten Mal bei einem Channel-Stammtisch, Outing vor dem Freund, erste Party – das ging alles ganz schnell und schmerzlos. In den nächsten zwei Jahren hab ich jede Menge Zeit im IRC verbracht, sehr viel Spaß dabei gehabt und viel gelernt.» GISA

Viele Chats dienen in erster Linie der Diskussion und dem Kennenlernen, andere sind reine Cybersex-Foren. Mit Cybersex sind dabei keine technischen Spielereien mit futuristischen «Data-Suits» gemeint, wie Journalisten hin und wieder irrtümlich vermuten, sondern lediglich gemeinsames sexuelles Phantasieren an der Tastatur. «Wer Cybersex mit Liebe verwechselt, ist reif für die Psychiatrie», schrieb Hans Magnus Enzensberger noch im Frühjahr 2000 im *Spiegel*, aber zum einen ist natürlich grundsätzlich nicht ganz dicht, wer Sex mit Liebe verwechselt, und zum anderen darf man wohl davon ausgehen, dass Enzensberger – wie die meisten Journalisten – bestenfalls eine sehr vage Vorstellung von Cybersex hat. Schade, wenn ausgerechnet Schriftsteller die Macht des geschriebenen Wortes so unterschätzen.

In Cybersex-Channels kann man seine Phantasien etwas realer gestalten und mit anderen teilen, man kann sich ausprobieren und unverbindlichen Spaß haben. Oft entstehen auch feste Online-Beziehungen, die in der Realität nie ausgelebt werden. Cybersex ist reine Geschmackssache, und der Spaß, den man daran hat, hängt allein von der verbalen Ausdrucksfähigkeit, der Phantasie und Verspieltheit der Beteiligten ab. Ob einem ein Cybersex-Partner liegt, spürt man meist schon nach dem Austausch weniger Sätze.

Als Grundregel für das Verhalten in Diskussions-Channels kann man sich am Verhalten bei einem Kneipen- oder Partybesuch orientieren: Dort fordert man ja auch nicht das erstbeste attraktiv erscheinende Wesen zur Kopulation auf. Eines der 10 Gebote des Cyberspace lautet: «Wenn du keine sozialen Fähigkeiten hast, dann verschaff dir welche.» Dies gilt, vielleicht sogar im verstärkten Maße, für BDSM-Chats. Dass Nein auch Nein bedeutet, sollte ebenso selbstverständlich sein wie das Akzeptieren eines «Ich möchte mich mit dir nicht unterhalten» oder der Tatsache, dass man ignoriert wird. Und nur weil man anonym unterwegs ist, ist das kein Grund, sich wie eine offene Hose aufzuführen.

Natürlich gibt es überall Idioten, die die anfängliche Unsicherheit von Neulingen auszunutzen versuchen. Es schadet also nicht, ein bisschen auf der Hut zu sein und nicht zu schnell allzu viel von sich selbst preiszugeben. Vernünftige Gesprächspartner zeichnen sich unter anderem dadurch aus, dass sie Verständnis haben, wenn man persönliche Informationen nicht sofort preisgibt, sondern lieber abwartet und erst mal anonym bleiben möchte. Es gibt auch keine Verpflichtung, sich mit Leuten zu unterhalten, die einen ansprechen.

Wenn man sich in einem Chat, der einem zunächst attraktiv erschien, unwohl fühlt, sollte man ihn einfach verlassen. In manchen geht es schon recht heftig zu, und hin und wieder kommt es auch zu wüsten Streitereien, die einem ganz schön an die Nieren gehen können. Sensiblere Gemüter sollten die Macht des Wortes hier nicht unterschätzen, auch wenn es «nur virtuell» ist – Chat-Situationen können nach kurzer Eingewöhnung ausgesprochen real erscheinen.

Zumindest im BDSM-Bereich scheint übrigens an der alten und von der Presse nach Kräften beförderten Mär, alle vermeintlichen Frauen im Internet seien in Wirklichkeit picklige Informatikstudenten namens Holger, nichts dran zu sein. Chattern, die einander persönlich kennen, passiert regelmäßig Folgendes:

Zwei Uhr morgens. Ein beliebiger BDSM-Chat. Fünfzehn Leute sind anwesend, davon zehn Frauen. MajorTom betritt den Raum. Das Gespräch über den Einsatz von Akkus oder doch besser Batterien in Vibratoren verstummt.

MajorTom: Hallo, allerseits!

Vereinzelte Grüße.

MajorTom: Welche Sie möchte sich mit mir unterhalten?

Kein besonders interessanter Einstieg. Das können wir ohne Tom besser. Das Gespräch wird über seinen Kopf hinweg wieder aufgenommen.

MajorTom: Na ja, hier sind wahrscheinlich eh keine Frauen.

Allgemeine Zustimmung. Nein, hier sind keine Frauen. Waren hier schon mal Frauen? Habt ihr hier schon mal Frauen gesehen, Jungs?

Wir schütteln verneinend unsere großen Klöten.

MajorTom: Hab ich mir gleich gedacht. Dann noch viel Spaß beim Fachsimpeln.

Abgang MajorTom, gefolgt von mädchenhaftem Gekicher.

Im Internet und bei BDSM-Veranstaltungen, die aus dem Internet heraus organisiert werden, ist der Frauenanteil meist ausgesprochen hoch. In einer geschützten, anonymen Umgebung, aus der sie sich mit einem Tastendruck zurückziehen können, fällt es Frauen einfach leichter, das sadomasochistische Neuland zu betreten. Das macht die Frage, ob Frauen anwesend seien, so überflüssig wie tölpelhaft. Selbstverständlich sind welche anwesend. Es sind allerdings weder unbedingt die mit den Frauennamen, noch verbergen sich hinter den neutral oder männlich klingenden Namen notwendigerweise Männer. Man wird sich wohl die Mühe machen müssen, mit den Anwesenden ins Gespräch zu kommen.

Der Chat ist zwar irgendwie eine eigene Welt, aber es gibt immer wieder Schnittstellen zur Außenwelt. Sei es nun, dass man sich mit einer Chat-Bekanntschaft verabredet, Channel-Treffen organisiert, einen im Chat annoncierten Stammtisch oder Munch besucht oder zur Kinky-Geburtstagsparty eines Chat-Freundes eingeladen wird. Ob, wann und mit wem man sich trifft, muss man schon selbst entscheiden, denn RL-Treffen können die Online-Beziehung nicht nur zum Positiven verändern. Gerade wenn man sich im Netz mit jemandem ganz und gar ideal verstanden hat – oder vielleicht sogar ein bisschen in den anderen Nick verliebt ist –, ist die Chance relativ hoch, dass man zu hohe Erwartungen auf die Person projiziert und dann beim Treffen enttäuscht ist. Andererseits sind auch Fälle bekannt, in denen aus Online-Freundschaften glückliche Ehen entstanden sind. Es ist eben nicht nur online alles möglich. Was man bei einem RL-Treffen beachten sollte, damit es kein totaler Reinfall oder gar gefährlich wird, werden wir weiter hinten noch näher beleuchten. Erst einmal aber zu den Chats.

BDSM-Webchats

Webchats haben für technisch Ahnungslose einen entscheidenden Vorteil: Man kann sie ganz einfach mit Hilfe eines der gängigen Webbrowser besuchen. Zwei Klicks, vielleicht noch das Setzen eines Passworts, und schon ist man mitten im Geschehen. Andererseits sind die Chats oft sehr umständlich. Ebenso sind private Unterhaltungen oft mit großem Aufwand verbunden.

Die kinderleichte Zugänglichkeit von Webchats hat darüber hinaus auch ihre Nachteile: Webchats haben im Allgemeinen eine recht hohe Besucherfluktuation. Auch sind sie oft, mangels Moderation und Operatoren, mit einer recht hohen Idiotenquote geschlagen, die eine vernünftige Unterhaltung zumindest im offenen Chat-Raum oft fast unmöglich macht. Unsere Testbesuche einzelner Webchats haben gezeigt, dass die ersten Kontakte mit den Mit-Chattern ganz gern mal auf Cybersex beschränkt bleiben. Später kann sich das durchaus bessern.

> «Ich guck eigentlich überall mal rein, wo ich sehe, dass ein Chat ist. Ich bin da neugierig, weil ich festgestellt hab: So schlimm ein Chat am Anfang auch aussieht, es gibt immer irgendwo einen festen

Kern. Und wenn du den festen Kern von Leuten kennen gelernt hast, dann wird es interessant. Grade bei diesen Webchats, da sind am Anfang neunzig Prozent Müll und vielleicht ein, zwei nette Leute, und wenn du dann länger drin bist und auch bekannt bist, dann unterhalten sich plötzlich immer mehr Leute mit dir. Wenn du diesen festen Kern kennen gelernt hast, ist es ganz witzig.
Ich hab die Erfahrung gemacht, dass du dich am Anfang einfach durchbeißen musst. Du lernst am Anfang nur Nullen kennen, es ist unglaublich. Du musst schon einen gewissen bizarren Humor haben, wenn die zwanzigste Anmache nach dem Motto «Knie dich hin und antworte mir!» kommt – das ist eine sehr beliebte Anmache, oder «M oder W?» oder «Woher bist du?». Das ist eine wesentlich massivere Anmache als alles, was ich im IRC je erlebt habe. Über diese Baggerer musst du erst mal wegkommen, und dann lernst du die eigentlichen Leute kennen.» KIRSTEN

In Webchats gibt es im Allgemeinen kaum Regeln; man vertraut auf ihre Selbstregulationskraft. Das hat seine Vor- und Nachteile. Als – inbesondere weiblicher – Neuling braucht man starke Nerven, um in der Flut dummer Anmachen nicht unterzugehen. Andererseits bleiben einem die ständigen Diskussionen um den Sinn des Regelwerks erspart.

Webchats der angenehmeren Art sind zum Beispiel:

www.schlagzeilen.com unterhält einen Webchat, der wohl vor allem abends recht rege besucht wird. Die Schlagzeilen selbst empfehlen einen Besuch gegen 22 Uhr, da sei die Chance, Leute anzutreffen, am besten. Für einen Webchat geht's bei den Schlagzeilen angenehm zivilisiert und sehr familiär zu. Der Chat ist nicht so überfüllt wie viele andere, und Diskussionen sind hier ebenso möglich wie Spiele. Der Altersdurchschnitt liegt bei Ende dreißig, und Konventionen (korrektes Benehmen, Großschreibung der Top-Namen und Kleinschreibung der Bottoms) sind hier wichtiger als in den meisten anderen Chats.

www.zarthart.de bietet neben Theorie- und Praxis-Infos, Buchempfehlungen und anderen nützlichen Dingen auch einen Webchat namens SMall-Talk an, in dem viele recht angenehme Leute vorzufinden sind. Prädikat: entspanntes Chatten mit erotischer Komponente. In verschiedenen Städten gibt es mehr oder weniger regelmäßige Chatter-Treffen.

www.chatcity.de/chat unterhält diverse Gay-Chats sowie einen so genannten BizarreTalk. Einige unserer Interviewpartner haben sich hier gut aufgehoben gefühlt oder tun das noch immer, und wenn man ein bisschen Glück und Geduld hat, findet man sehr nette Gesprächspartner. Wer Webchats gewöhnt ist, wird sich sicher auch hier wohl fühlen können. Der Altersdurchschnitt liegt bei Mitte bis Ende dreißig. Zum Chat gibt es eine eigene Mailing-Liste und unregelmäßig stattfindende Chatter-Treffen.

www.peitsche.de Ähnlich wie der Chatcity-BizarreTalk. Auch hier gibt es unregelmäßige Chatter-Treffen.

Bitte keine textuelle Belästigung! – IRC für Anfänger

IRC bedeutet Internet Relay Chat und ist ein Netz im Netz. Allgemeine Informationen zum IRC gibt es unter irc.pages.de. IRC ist ein rein textbasierter Chat, für den man spezielle Software benötigt – wenn man gewisse anfängliche Hürden überwunden hat, funktioniert dann dafür technisch alles deutlich reibungsloser, schneller und angenehmer als im Webchat.

In der Regel empfiehlt es sich, sich beim erstmaligen Betreten eines Channels zu erkundigen, was es dort für Regeln gibt, um nicht einen vorzeitigen Rausschmiss zu riskieren. Wer in einen Diskussions-Channel hereinpoltert mit einer Botschaft wie «tabulos und willig, mache alles, message me» oder alles, was einen

Frauennamen trägt, ungefragt angräbt, braucht sich nicht zu wundern, wenn er bald wieder vor der Tür steht.

Im IRC versammelt sich im BDSM-Bereich eher eine jüngere Klientel als in den Webchats; der Altersdurchschnitt dürfte gegen Ende zwanzig liegen. Viele, aber nicht alle Teilnehmer sind technisch versierte Leute, in deren Leben das Internet auch sonst eine wichtige Rolle spielt. Die meisten IRC-Channels haben ein eigenes Regelwerk, das mal mehr, mal weniger streng ausfällt. Es soll verhindern, dass einzelne Teilnehmer belästigt werden, und den Raum für einen wirklichen Austausch freihalten – ob es diesen Zweck immer erfüllt, ist eine andere Frage. Am besten, man erkundigt sich oder beobachtet erst eine Weile, wie sich die anderen verhalten.

Was es im IRC so alles gibt ...

Inzwischen gibt es eine ganze Reihe von IRC-Netzen, darunter IRCnet, Undernet und DALNET. Aufgrund der Natur des IRC kann es durchaus vorkommen, dass früher gelistetete Channels nicht mehr bestehen oder dass Channels ihren Charakter mit der Zeit verändern. #bondage im IRCnet zum Beispiel war früher wesentlich besser besucht, und es gab noch zahlreiche Aktivisten, die Diskussionsabende und Ähnliches veranstalteten. Heute gibt es diese Diskussionsabende nicht mehr, einige der Aktivisten sind abgewandert, und obwohl noch immer zahlreiche Regulars sich abends dort herumtreiben, ist der Charakter des Channels inzwischen weniger streng diskussionsorientiert. Das heißt natürlich nicht, dass ein Besuch dort nicht lohnen würde, denn die «Bewohner» des Channels sind nach wie vor ein sehr freundliches Völkchen, und viele sind darunter, die in diesem Channel ebenfalls als absolute Neulinge angefangen haben. Deshalb wird man dort für Fragen immer ein offenes Ohr haben.

Mittels /list kann man erfahren, welche IRC-Channels gerade

existieren und wie gut sie besucht sind. Den einen, für alle optimalen BDSM-Channel gibt es sicher nicht – deshalb muss man sich einfach ein bisschen umschauen und sich da niederlassen, wo es einem am besten gefällt. Wenn alles nichts hilft, kann man immer noch seinen eigenen Channel aufmachen – dem dann Leben einzuhauchen kostet allerdings mindestens so viel Energie, wie sich in einer der unten aufgelisteten Online-Communities zu etablieren …

BDSM-Channels im Internet

#bdsm.de

Gut, vielleicht zu gut besucht und deutschsprachig; als Anfänger sollte man Geduld und Hartnäckigkeit mitbringen, weil man eventuell im allgemeinen Rauschen untergeht und das Gefühl kriegt, die Leute kennen sich alle schon ewig. (Teilweise ist dem auch so, aber das macht ja nichts – die haben sich auch mal irgendwann kennen gelernt.) Mutwillig ignoriert werden Leute eigentlich nur, wenn sie sich danebenbenehmen. Ach ja – nicht wundern, wenn auch mal eine Stunde lang kein Wort über BDSM fällt: Es wird über Gott und die Welt geredet, übers Programmieren, über Politik und über Essen. Eingehendere Diskussionen finden, wenn es voll ist – also praktisch immer –, fast nur in Queries oder in für kurze Zeit eröffneten Ableger-Channels statt, sodass man davon als Einsteiger wenig mitbekommt. #bdsm.de hat eine gut ausgebaute Infrastruktur mit zahlreichen Stammtischen und großen Channel-Treffen in ganz Deutschland. Auf persönliche Bekanntschaft wird Wert gelegt; wer langfristig anonym bleiben will, ist hier weniger gut aufgehoben. Die Website zum Channel unter bdsm-de.home.pages.de bietet grundlegende Texte und Infos.

#sm.de

Deutschsprachiger BDSM-Channel mit Diskussionsschwerpunkt, auf dem auch Anfängerfragen (solange sie nicht heißen: «Wer peitscht mich aus?» oder «Willst du meine Sklavin sein?») gern und freundlich beantwortet werden. Regelwerk: www.e-werk.at/smde. Diese Website bietet auch Näheres über die Channel-Regulars, ein paar Links, die Möglichkeit zum Abonnieren einer Mailing-Liste und eine Sammlung wichtiger IRC-Befehle. Der Name ist kein Programm; alle BDSM-Themen sind hier ebenso willkommen wie auf #bdsm.de.

www.andersartig.net

Unterhält neben der Web-Präsenz auch einen eigenen IRC-Diskussions-Channel. Wie man dort hingelangt, die Grundregeln des Channels sowie die Möglichkeit zum webIRCen für technisch Hilflose – all diese praktischen Auskünfte finden sich kompakt gebündelt auf der Website unter der Rubrik «Interaktives» in der Kategorie «Chat».

#bdsm.at

BDSM in Österreich. Hier scheinen insbesondere die Wiener aktiv zu sein. Na ja, aktiv ist vielleicht das falsche Wort. So richtig aktiv sieht man den Channel nicht oft, aber zum einen kann das ja noch werden, zum anderen sind dadurch im Unterschied zu #bdsm.de echte Diskussionen im Channel möglich. Homepage: members.tripod.com/~LordSuess/bdsm/

#bdsm.ch

Für die Schweizer … Im Wesentlichen gilt dasselbe wie für #bdsm.at – noch nicht allzu häufig besetzt.

#gaysm.de

Hierhin sollte man sich vielleicht was zu lesen mitbringen, denn im Channel selbst ist es über lange Phasen sehr ruhig. Woraus man schließen kann,

a) dass SM hier gar nicht für Sadomasochismus, sondern für Stille Meditation steht und der Channel eher kontemplativen Charakter hat oder

b) dass das meiste im Query abläuft.

Höflichkeit ist auch hier geboten, auf die Frage nach Regeln kriegt man entweder keine Antwort oder ein «Find sie raus». Ansonsten geht man hier scheinbar zum Lachen in den Keller. Also – wer auf grimmige, wortkarge Typen steht … nix wie hin.

Homepage: http://home.kamp.net/home/albert/indexgaysm.html

#bondage

Englischsprachig, hauptsächlich von Europäern besucht. Der Channel liegt tagsüber eher brach, aber wenn man die Abendzeit erwischt, zu der auch die Regulars anwesend sind, findet man freundliche Zeitgenossen, die einem auch mit Informationen weiterhelfen. Ursprünglich war #bondage ein diskussionsorientierter Channel, und plumpe Anmachen wurden überhaupt nicht geduldet. Inzwischen scheint die Handhabe etwas laxer (auch aufgrund der meist schlafenden Ops), und es wird wohl auch hin und wieder in Queries gespielt. Dreistes Baggern kann man sich in der Regel aber auch hier ebenso sparen wie ungefragte Queries. Aus dem Anekdotenkästlein gibt es noch zu berichten, dass aus diesem Channel mindestens zwei transkontinentale Ehen hervorgegangen sind.

#femdom

Englischsprachiger Channel, in dem die Damen das Sagen haben – und allzu aufdringliche Herren das Nachsehen. Überwiegend europäisches Publikum, in der Regel sehr nette Leute, allerdings werden dumme Anmachen recht gnadenlos gehandhabt. Meist nicht besonders üppig besetzt.

Undernet, Dalnet

Im Undernet und im Dalnet gibt es zahlreiche interessante englischsprachige Channels. Ein /list und die Lektüre der zu den einzelnen Channels gehörigen Websites lohnt sich.

BDSMnet

Das BDSMnet, ein ganzes IRC-Netzwerk, in dem sich alles um BDSM dreht, erreicht man über den Server irc.bondage.com, Port 6667. Die meisten Channels haben ihre speziellen Regeln bereits im Topic bzw. auf der angegebenen Homepage. Recht viele Channels haben feste Regeln wie etwa die, dass Bottoms kleingeschriebene Nicks tragen müssen, dass Bottoms beim Joinen fragen müssen, ob sie eintreten dürfen, und später um Erlaubnis bitten müssen, den Channel wieder zu verlassen. Viele der Channels sind auch Gor-orientiert, was für Anfänger meist wenig empfehlenswert ist.

BDSMnet ist übrigens eines der wenigen Netze, in denen wir auf vernünftige Women-only-Channels gestoßen sind (was natürlich nicht heißen muss, dass es woanders keine gibt). Fast alle Kanäle im BDSMnet sind englischsprachig. Da das BDSMnet eine überschaubare Anzahl an Channels hat und alle Channels im weitesten Sinn mit BDSM zu tun haben, ist ein /list hier empfehlenswert und dauert nicht allzu lang …

ICQ

Wegen seiner praktischen Features ist ICQ inzwischen eins der beliebtesten Kommunikations-Tools im Netz. ICQ ist kostenlos, es läuft ständig verfügbar im Hintergrund, es meldet, wenn bestimmte Leute online sind, es erspart unnötige E-Mails, man chattet zu zweit oder mit vielen Leuten, kann Dateien austauschen und vieles mehr. Als Erstes muss dazu ICQ installiert werden – die Software ist überall im Web zu finden, eine Suchmaschine hilft weiter. Bei der Anmeldung bekommt jeder Benutzer eine «Universal Internet Number» (UIN) zugeteilt, die ihn im ICQ unverwechselbar kennzeichnet und etwa einer E-Mail-Adresse entspricht. www.zarthart.com unterhält eine sehr große ICQ-Group zum Thema BDSM.

AOL

AOL ist, wie immer, eine kleine Welt für sich. SMler treffen sich dort im Chat-Raum «Reduit», der maximal 23 Personen gleichzeitig fasst und dessen Fangemeinde daher naturgemäß begrenzt ist. Wenn das Thema allzu konkret zur Sprache kommt oder gar gespielt werden soll, greifen AOL-eigene Schergen ein und schließen den Raum. Genau richtig für alle, die sich gern von finsteren Mächten entmündigen lassen.

Die Entdeckung der Langsamkeit – Newsgroups und Mailing-Listen

Netznutzer, denen die Chats zu schnell und zu wirr sind, finden vielleicht in Newsgroups oder Mailing-Listen eine bessere Möglichkeit, sich mit anderen Interessierten über BDSM auszutauschen. Die Teilnehmer überlegen sich in der Regel länger, was sie sagen wollen, als das im Chat der Fall ist, und Diskussionen können konzentrierter und mit mehr Tiefgang geführt werden. Das bedeutet allerdings nicht, dass es nicht zu überaus emotionalen Auseinandersetzungen kommen kann – schließlich befassen sich die Leute hier mit einem recht persönlichen Thema und betrachten sich selbst ganz gern mal als Experten auf ihrem Gebiet. Erschwerend kommt hinzu, dass die Hemmschwelle, mit Unbekannten grob umzuspringen, deutlich niedriger ist als im realen Umgang mit bekannten Gesichtern.

Wenn man Geduld, starke Nerven und unerschütterliche gute Manieren hat, können Usenet und Mailing-Listen eine große Bereicherung darstellen. Diskussionen können länger geführt und die eigenen Beiträge besser durchdacht und recherchiert werden als bei RL-Treffen oder im Chat, und nirgendwo anders bekommt man so leicht einen Einblick in die Vielfalt der möglichen Meinungen zu jedem beliebigen Thema. Hat man die erste «Internet-Sozialisation» hinter sich, ohne entnervt wieder abzuspringen, können diese Diskussionsforen einen zu einem höflicheren, toleranteren und besser informierten Menschen machen.

Das Niveau der Diskussionen unterliegt im Laufe der Zeit starken Schwankungen – die Newsgroup, die einen noch voriges Jahr tödlich genervt hat, kann dieses Jahr fruchtbaren Meinungsaustausch bieten, und die Mailing-Liste, auf der man sich noch vor vier Wochen zu Hause gefühlt hat, kann durch ein oder zwei neue Nervensägen schnell langweilig werden oder in zähem, unerträglichem Kleinkrieg versinken. Oder man hat sich einfach selbst weiterentwickelt und findet die behandelten Themen nicht mehr so interessant wie früher. In jedem Fall empfiehlt es sich, einige Monate Geduld mitzubringen und sich, wenn man eines Tages wirklich die Nase voll hat, ohne Murren zu verabschieden.

Newsgroups

Das Usenet ist ein Dienst des Internet, so wie E-Mail, IRC und das WWW. Es besteht aus vielen tausend Diskussionsforen, in denen über jeweils ein ganz spezielles Thema Informationen, Bilder und

Meinungen ausgetauscht werden. Es gibt moderierte Newsgroups, in denen die eingehenden Beiträge nach festgelegten Kriterien vorgefiltert werden, um ausartende Streitereien und Diskussionen zu vermeiden, die meilenweit am eigentlichen Thema vorbeigehen. Die meisten Gruppen sind allerdings unmoderiert; dort kann jeder lesen und schreiben, ohne sich vorher – wie bei Mailing-Listen – irgendwo anmelden oder eintragen zu müssen. Generell werden anonyme Beiträge im Usenet nicht gern gesehen, in Gruppen mit sexuellen Themen macht man von dieser Regel aber oft Ausnahmen.

Mit einem Newsreader, der in den meisten Browsern bereits integriert ist, kann man auf Tausende von Newsgroups zugreifen – vorausgesetzt, der eigene Internet-Provider zensiert sie nicht, was häufig genug vorkommt. In dem Fall kann man sich entweder einen neuen, liberaleren Provider suchen oder den Umweg über www.deja.com nehmen. Dort werden alle Usenet-Beiträge seit etwa 1994 archiviert, was praktisch für jeden ist, der sich über die Vorgeschichte von Newsgroups oder über andere Teilnehmer informieren will (aber auch peinlich werden kann, wenn neugierige Kollegen über die eigenen dreihundert Postings an alt.sex.fetish.diapers stolpern). Dieser Service bietet die Möglichkeit – wenn auch etwas umständlicher –, in den Gruppen zu lesen und zu schreiben, die der eigene Provider einem nicht gönnt.

Jede Newsgroup hat ihre ganz eigenen Spielregeln und Kommunikationsgepflogenheiten. Deshalb sollte man sich, bevor man in einer Newsgroup postet – also einen Text dort platziert –, versichern, dass man damit den Regeln der Newsgroup gerecht wird. Andernfalls muss man damit rechnen, dass man unwirsch zurechtgewiesen oder schlimmstenfalls mit Mails bombardiert wird, bis der Arzt kommt. Am besten, man versucht eine Gebrauchsanweisung zur jeweiligen Newsgroup im Web zu finden, ehe man auch nur einen Mucks macht.

Im Usenet gibt es zahlreiche BDSM-bezogene Newsgroups –

die meisten davon sind englischsprachig und ziehen ein internationales Publikum an. Wer ganz neu im Usenet ist, sollte sich nicht sofort in eine BDSM-Newsgroup stürzen, sondern zuerst ein wenig Zeit in de.newusers.infos verbringen und eventuelle Fragen auf de.newusers.questions stellen. In diesen Nichtschwimmerbecken werden Anfängerfragen höflich und umfassend beantwortet. Hat man die Technik dann einigermaßen im Griff, steht einem die Welt offen.

de.soc.subkultur.bdsm

Die einzige deutschsprachige Newsgroup zum Thema. Das Niveau der Diskussionen schwankt, liegt aber meist unter dem von Mailing-Listen. Wer zivile Fragen stellt, bekommt sie im Allgemeinen beantwortet. Beiträge pro Tag: 10–20.

Die Charta lautet: «Die Themen der Gruppe setzen sich aus sämtlichen Aspekten von BDSM (B&D: Bondage/Discipline, D&S: Dominance/Submission, S&M: Sadomasochism) zusammen, seien es nun Praktiken, Diskussionen über die sadomasochistische Subkultur, SM-Feten, Sicherheitshinweise etc. Kontaktanzeigen sind hier ausdrücklich unerwünscht!»

soc.subculture.bondage-bdsm

Die wichtigste englischsprachige Newsgroup und der Nachfolger von alt.sex.bondage, der Newsgroup, mit der 1988 alles anfing. Beiträge pro Tag: 100–200.

Aus der Charta: «To provide a safe and open forum, where people of any gender or sexual orientation can engage in discussion, support, socialisation and general interchange concerning the various topics referred to collectively as ‹BDSM› (Bondage & Discipline, Dominance & Submission, Sadism & Masochism).»

Mehr Informationen unter www.unrealities.com/adult/ssbb/charter.htm und www.unrealities.com/adult/ssbb/faq.htm.

alt.torture

Beiträge pro Tag: 50–100.

Aus der Charta: «This newsgroup is a forum for the discussion of torture. It is believed that the newsgroup was originally set up for discussion of and opposition to non-consensual political and institutional torture, both historical and present day. It remains a forum for such topics. It also covers consensual Sadomasochism between adults.»

Mehr Informationen unter www.mordor.u-net.com/smbd/at_charter.html.

soc.sexuality.spanking

Moderierte Gruppe. Beiträge pro Tag: etwa 100.

Aus der Charta: «Soc.sexuality.spanking (SSS) is a moderated forum for adults to discuss spanking in an erotic context, whether as fantasy or consensual real-life experience. Suitable topics for discussion may include: original fiction and fantasies, anecdotes, childhood memories, real-life consensual spanking between adults, questions, advice, party announcements and other scene information. Anonymous posts are welcome, provided they meet the other criteria in this charter.»

Mehr Informationen unter www.amythest.com/sss.

soc.subculture.bondage-bdsm.femdom

Beiträge pro Tag: etwa 30.

Aus der Charta: «To provide a safe, open, pansexual forum for support, discussion, socialising and general interchange concerning the various aspects of female erotic and sensual domination of persons of any gender.»

Mehr Informationen unter www.tpe.com/ssbbf.html.

alt.sex.fetish.fashion

Beiträge pro Tag: etwa 20.

Aus dem FAQ: «To spread the knowledge about fetish fashion and dressing for pleasure; what it is, why we wear it, where to get it and so on. To show that we're not perverts, weirdos, psychopaths or worse, but only regular people with a special taste in clothing and/or footwear – people that are dressing for pleasure.»

Mehr Informationen unter www.faqs.org/faqs/by-newsgroup/alt/alt.sex.fetish.fashion.html.

rec.arts.bodyart

Beiträge pro Tag: mehrere hundert.

Aus der Charta: «Rec.arts.bodyart (RAB) is an unmoderated Usenet newsgroup for discussing ‹bodyart.› Bodyart here refers to tattoos, body pierces, brandings (on humans; not on animals) and cuttings, although other modifications that involve some *permanent* form of body alteration for decorative purposes also qualify.»

Mehr Informationen unter rabbithole.org.

de.rec.bodyart

Das deutschsprachige Pendant zu rec.arts.bodyart entsteht gerade zum Redaktionsschluss dieses Buches, sodass wir noch nichts dazu sagen können. Vermutlich wird die Gruppe dem englischsprachigen Vorbild bei geringerem Nachrichtenvolumen inhaltlich recht ähnlich sein.

Mailing-Listen

Bei Mailing-Listen findet der Austausch über ganz normale E-Mails statt, die aber statt an einen einzelnen Empfänger automatisch an alle Teilnehmer der Liste weitergeleitet werden. Anders als bei den Newsgroups muss man sich also zuerst vom Listenbetreiber in den Verteiler eintragen lassen. Wer in einer Mailing-Liste ganz und gar unerkannt bleiben will, sollte sich daher zuerst eine anonyme E-Mail-Adresse zulegen; diesen Service bieten derzeit zahlreiche Unternehmen im WWW kostenlos an.

Mailing-Listen sind leicht ins Leben zu rufen und vergehen auch ebenso schnell wieder, wenn sie nicht mehr gefragt sind. Während man bei den Newsgroups recht schnell einen Überblick über das vorhandene Angebot gewinnen kann, gibt es hier zu jedem beliebigen Zeitpunkt eine unüberschaubare Menge von großen, bekannten und kleinen, familiären, stark spezialisierten, regional begrenzten und eher unbekannten Mailing-Listen. Viele SM-Gruppen haben eigene Mailing-Listen, und auch für Partys werden oft kurzfristig neue Listen zur Planung von Workshops und Mitfahrgelegenheiten ins Leben gerufen.

Es gibt offene Listen, für die sich jeder einfach anmelden kann und in denen man dann auch einfach anonym mitlesen kann, wenn man das möchte. Bei anderen wiederum sind mehr oder weniger aufwendige Gesichtskontrollen bis hin zur persönlichen Bekanntschaft oder einem Telefongespräch mit dem Listenverwalter notwendig, bevor man zugelassen wird. Die Qualität der Diskussionen ist auf solchen Listen, auf denen sich die meisten Teilnehmer ganz gut kennen, meist deutlich höher als auf offenen Listen. Zu vielen Mailing-Listen findet man im Web kurze Beschreibungen, anhand derer man entscheiden kann, ob einen das Thema und die Art, in der es behandelt wird, interessieren. Häufig werden Mailing-Listen aber auch per Mundpropaganda weiterempfohlen und machen keine große Werbung für sich.

Einige deutschsprachige Mailing-Listen zu allgemeineren BDSM-Themen sind:

Zarthart

Die Mailing-Liste der Website www.zarthart.com hatte im April 2000 etwa 900 Teilnehmer und dürfte damit, technisch gesehen, die größte deutschsprachige BDSM-Mailing-Liste sein. Aktiv beteiligen sich davon vielleicht fünfzig Leute, die sich auch zum Großteil persönlich kennen, der Rest liest still mit und meldet sich nur regelmäßig mit hilflosen Beiträgen à la «Wie komm ich hier wieder raus?» und «Hilfe, so viel Mail!» zu Wort. Neue werden freundlich aufgenommen, Fragen meist hilfreich beantwortet, durch die starke Teilnehmerfluktuation und die vielen unbekannten Mitleser gehen die Diskussionen aber nur selten in die Tiefe. Über die Zarthart-Websites kann sich jeder Interessierte in die Liste eintragen. Beiträge pro Tag: 10–50.

Bittersweet

Bittersweet, ursprünglich eine Abspaltung aus der Zarthart-Liste, hatte im April 2000 etwa 350 Teilnehmer. Zwei Hand voll Erfahrene, die sich beteiligen, viele Anfänger und dementsprechende Fragen und Themen. Etliche Teilnehmer kennen sich persönlich, und dem Vernehmen nach ist man in jenen Kreisen ganz gut aufgehoben. Das Klima wechselt, ist aber meistens freundlich, auch wenn einige die «guten alten Zeiten» betrauern, als sie sich noch im kleinen Kreis von Freunden wähnten. Das Durchschnittsalter scheint etwas höher als auf der Zarthart-Liste zu liegen. Nähere Informationen unter www.bittersweet.ch. Beiträge pro Tag: 10–50.

Andersartig

Die offene Mailing-Liste zur Website www.andersartig.net hatte im März 2000 400 zumeist schweigende Teilnehmer. Das Niveau der Diskussionen schwankt stark, aber die Mailing-Liste ist noch relativ neu, und was nicht ist, kann ja noch werden. Infos zur Liste: www.andersartig.net. Beiträge pro Tag: 1–3.

Women only

Die Liste hat über 100 meist hetero- oder bisexuelle Teilnehmerinnen. Aus der Selbstbeschreibung: «Jede kann über das schreiben, wozu sie Lust hat, wenn es nur irgendwie mit SM zu tun hat. Es geht um SM-Techniken, Piercing, Emotionales, Beziehungsthemen, eine Menge, was mir jetzt nicht einfällt, und dann natürlich auch noch so manches, was klar off topic ist. Üblicherweise ist der Umgangston freundschaftlich, neugierig und friedlich. [...] Heterosexuelle, bi- und transsexuelle sowie lesbische Frauen sind uns herzlich willkommen. Bei transsexuellen Frauen schränken wir jedoch ein, dass es sich um Frauen handelt, die ihr tägliches Leben als Frau leben. Weiter müssen wir noch darauf hinweisen, dass wir auf spezielle Probleme von transsexuellen bzw. lesbischen Frauen nicht eingehen können. Dafür gibt es eigene Foren und Gesprächskreise.»

Um aufgenommen zu werden, muss man einer Teilnehmerin persönlich bekannt sein. Da auf der Liste Frauen aus ganz Deutschland, Österreich und der Schweiz vertreten sind, sollte sich aber immer eine finden lassen, die sich mit Interessentinnen auf eine Tasse Kaffee trifft. Eine Mail an die Listenbetreiberin helene@bdsm.at hilft weiter. Beiträge pro Tag: etwa 3.

Gayleather

Im März 2000 hatte die Liste 165 schwule Teilnehmer. Trend zu Kot-, Urin- und Schlamm-Themen; im Unterschied zu den anderen genannten Listen werden hier auch schon mal Bilder verschickt. Eintragen kann man sich mit einer Mail an gayleather-subscribe@onelist.com; Betreff und Text sind dabei egal. Beiträge pro Tag: 3–5.

Schlagworte

Schlagworte ist eine reine Nachrichten-Mailing-Liste und hatte im Februar 2000 150 Teilnehmer aus 65 BDSM-Organisationen. Alle Leser können Informationen beitragen, aber es gibt feste Regeln, welche Art von Nachrichten und Terminen in welchem Format für die Liste infrage kommen; Diskussionen auf der Liste sind ausdrücklich untersagt. Das Leather Archives and Museum in Chicago archiviert alle Schlagworte-Nachrichten in Papierform. Schlagworte steht allen Teilnehmern aus BDSM-Gruppen und geschlossenen Mailing-Listen offen; die Aufnahme erfolgt meist durch persönliche Weiterempfehlung, um die Liste weiterhin informativ und lesbar zu halten. Unter swladmins@schlagworte.org kann aber jeder mal höflich bei den Administratoren der Liste um Einlass ersuchen. Anonyme Postings sind nicht zugelassen. Beiträge pro Tag: 1–3.

Ist hier Weibsvolk anwesend? Taktlosigkeiten im Netz und wie man sie vermeiden kann

Neueinsteigern, die sich von den Beiträgen auf der Medienseite ihrer Tageszeitung blenden lassen, erscheint das ganze Internet gern erst mal als Kinderkram. Entsprechend wenig Respekt bringen sie den zum Teil langjährig gewachsenen Strukturen entgegen, die sie vorfinden. Viele betrachten gerade in der Anfangsphase ihres Online-Daseins das Netz als anonymen Spielplatz, und ihr erster Gedanke ist, dass sie sich hier ungestraft danebenbenehmen können. Auch wenn das momentan originell oder unterhaltsam erscheinen mag: Auf diese Idee kommen jeden Tag Tausende. Später möchte man dann nur ungern an das bauerntölpelhafte Benehmen erinnert werden, das man bei den ersten Gehversuchen im Netz an den Tag gelegt hat. Außerdem ist es mit der Anonymität im Internet ohnehin nicht so besonders weit her. Die allererste

Aufgabe lautet also, mittels einer Suchmaschine eine Seite mit der «Netiquette», also den gängigsten allgemeinen Verhaltensregeln, ausfindig zu machen und zu lesen. Es gibt von diesen Seiten so viele gleichen oder ähnlichen Inhalts, und sie spielen ein so munteres Bäumchen-wechsle-Dich unter ihren Adressen, dass wir hier keine spezielle nennen können.

Was folgt, sind einige auf den BDSM-Bereich zugeschnittene Erweiterungen.

Zuschauen, Entspannen, Nachdenken

Man muss nicht immer sofort zu allem seinen Senf geben. Jeder Chat, jede Mailing-Liste, jede Newsgroup hat eigene, meist ungeschriebene Konventionen, die man nicht nach fünf Minuten durchschaut und die meistens Tradition und Berechtigung haben. Gerade im BDSM-Bereich findet man oft deutlich mehr regulierende Maßnahmen vor als auf anderen Gebieten, die weniger stark von anonymen Spannern und Internetcafés voll kichernder Vierzehnjähriger heimgesucht werden. Kritik und Verbesserungsvorschläge werden gern gehört, wenn sie von Leuten stammen, die das betreffende Forum lange und gut kennen und beurteilen können, welche Regeln notwendig und welche eigentlich überflüssig sind. Wenn sie dagegen von unbekannten Neulingen stammen und in forderndem Tonfall vorgetragen werden, wird man sie mit Recht ignorieren. Es gibt genügend unterschiedliche Spielwiesen im Internet – wenn ein bestimmtes Forum den eigenen Ansprüchen nicht genügt, ist es der falsche Ansatz, es mit dem Vorschlaghammer diesen Ansprüchen anpassen zu wollen. Wenn man sich nicht einigermaßen wohl fühlt, sollte man weiterziehen, anstatt sich lautstark zu beklagen. Man darf nicht unterschätzen, mit wie viel Herzblut und unbezahltem Arbeitsaufwand viele BDSM-Angebote ins Leben gerufen und aufrechterhalten werden. Kritik aus einer faulen Konsumentenhaltung heraus wird da meist nicht gern gesehen. Das Internet ist in vielen Teilen nach wie vor kein

Dienstleistungsunternehmen. Gerade in der kleinen Oase der nicht kommerziellen BDSM-Angebote reagieren die Alteingesessenen oft ausgesprochen harsch, wenn sie sich von schlecht informierten Neulingen als bezahltes Unterhaltungsangebot behandelt fühlen. Umgekehrt ist es sehr selten, dass jemand die schriftlich niedergelegten Hinweise – so es sie zu einem bestimmten Forum gibt – tatsächlich liest. Indem man es doch tut und sich dort halbwegs höflich und zurückhaltend vorstellt, kann man mit wenig Aufwand schon angenehm auffallen.

Meister Eder sucht Sklavin O

In den meisten Chats, Newsgroups oder Mailing-Listen ist ein erster Auftritt mit sprechendem Namen wie «DeinMeister» «Sklavin_O» «erdevot» oder «Strumpfsklave» das Äquivalent zur offenen Hose. Im günstigsten Fall wird die Reaktion höflich-abweisend sein, im ungünstigsten begegnet man offenem Spott, was ziemlich schmerzhaft sein kann, wenn man gerade all seinen Mut zusammengerafft hat und eigentlich einen guten Eindruck machen wollte. Es gibt sicherlich auch Foren, in denen alle solche Namen tragen. Wenn man für den Einstieg einen möglichst neutralen Namen wählt und abwartet, wie die jeweiligen Sitten und Gebräuche aussehen, kann aber nicht viel schief gehen. Später umbenennen kann man sich immer noch. Von der Pornoecke der Videothek inspirierte Namen deuten oft darauf hin, dass die Betreffenden kein gesteigertes Interesse daran haben, tatsächlich echte SMler in Fleisch und Blut kennen zu lernen. Die Namen, unter denen man sich online kennen gelernt hat, erweisen sich im Allgemeinen als recht dauerhaft, und wer möchte schon anderen Leuten als «Und das ist der Christian» – «Welcher Christian?» – «Äh, im Chat heiße ich Fickstute» vorgestellt werden. Geschlechtsneutrale Namen, die nicht gleich ganze Kontaktanzeigen enthalten, sind zumindest für den Einstieg sehr zu empfehlen.

Auch in der Konversation sollte man sich das Kontaktanzeigenvokabular für den schon recht fortgeschrittenen Austausch mit Personen aufheben, die wirklich auf *dirty talk* abfahren und das explizit zu erkennen gegeben haben. Im ganz normalen Gespräch haben belastbare Sklavinnen, naturdevote Dreilochstuten, willige Ficksäue, dauergeile Schwanzlutscher und tabulose Tennissockenschnüffler nicht viel verloren. Und in der Vorstellung der eigenen Person in einem Forum, über dessen Regeln und Konventionen man überhaupt nichts weiß, schon gar nicht. Im Zweifelsfall verschafft man sich damit einen ausgesprochen schlechten Start.

Falscher Aufriss, schneller Rausschmiss

In Cybersex-Foren kann es durchaus sinnvoll sein, die eigenen Vorlieben und Pläne ohne Umschweife zu erläutern. In allen Newsgroups, Mailing-Listen und Chat-Foren, deren erklärtes Ziel nicht die schnelle virtuelle Nummer ist, tut man aber gut daran, die gleiche höfliche Zurückhaltung an den Tag zu legen wie im richtigen Leben (hoffentlich) auch. Der sicherste Weg, sich beim anderen – oder, wenn man das möchte, beim gleichen – Geschlecht interessant zu machen, sind interessante Gesprächsbeiträge. Äußerungen wie «Ich, bin 33, devot, und ich weiß schon, dass man hier nicht baggern soll, aber ich würde mich halt freuen, wenn eine Frau meine Besitzerin werden will» führen mit Sicherheit nicht dazu, dass ihr Autor von paarungswilligen Groupies überrannt wird – genauso wenig, wie «Ähem, möchtest du vielleicht Geschlechtsverkehr mit mir ausüben?» im Allgemeinen der große Renner unter den Partygesprächseinstiegen ist.

Auch Perverse sind Menschen

In den meisten Chats sollte man davon ausgehen, dass die Anwesenden nicht als Aufblaspuppen zur Erfüllung von SM-Phantasien, sondern als Menschen behandelt werden wollen. Es gibt Schnell-Aufreiß-Cybersex-Channels, in denen diese Regel nicht gilt und wo es genügt, sich anhand weniger Sätze oder anhand sprechender Namen schnell zu verständigen und dann ins Separee zu verschwinden und die Sau rauszulassen. In der überwiegenden Mehrheit der Chat- und Diskussionsforen macht man aber nichts verkehrt, wenn man sich vor Augen hält, dass das unsichtbare Gegenüber ein empfindsamer Mensch ist, der nett behandelt und unterhalten sein möchte. Schließlich könnte es sich um den eigenen Bruder handeln, mit dem man gerade spricht, oder um die sympathische Grafikerin von nebenan.

Nicht nörgeln, besser machen

Wenn sich die Diskussionen in einer Newsgroup oder Mailing-Liste nur um Themen drehen, die einem ganz und gar uninteressant erscheinen, ist es so zwecklos wie unhöflich, diesen Missstand mit Mails abhelfen zu wollen, die da lauten: «Meine Güte, ist das langweilig hier, habt ihr denn gar keine vernünftigen Gesprächsthemen? Ich dachte, hier geht es um ‹hier die eigenen Interessen einsetzen›, und dabei redet ihr nur von ‹hier die Interessen der anderen einsetzen›.» Wer nicht findet, wonach er gesucht hat, kann sich entweder verabschieden (ohne diese Enttäuschung laut und penetrant kundzutun) und anderswo auf die Suche nach grüneren Weiden machen oder versuchen, die anderen durch ein paar Beiträge zu den eigenen Lieblingsthemen wachzukitzeln. Das kann durchaus funktionieren, dauert aber oft ein Weilchen.

Respekt ist unsere Aufgabe

In den meisten BDSM-Diskussionsforen sind Menschen mit den unterschiedlichsten Vorlieben versammelt. Alle Teilnehmer sollten damit rechnen dürfen, auch mit den ungewöhnlichsten Interessen freundlich empfangen und akzeptiert zu werden. Daher gilt es als taktlos, die Vorlieben anderer abfällig zu kommentieren. Es ist keine Schande, die Praktiken, die dem Nachbarn als das höchste der Gefühle erscheinen, mit Gleichgültigkeit oder Abneigung zu betrachten – jeder Sadomasochist hat da so seine blinden Punkte. Man sollte allerdings zart fühlend genug sein, in einer Diskussion nicht laut «Igitt, wie kann man nur!» zu rufen, und schweigend hinnehmen, dass die Katze Mäuse mehr schätzt als man selbst. Manchmal führt höfliches Nachfragen, was denn an einer bestimmten Praktik Spaß machen könne, sogar zu einer Erweiterung des eigenen Horizonts.

Zum Weiterlesen:

Angus J. Kennedy: «Looses Internet Handbuch», Loose Verlag 2000

Eine handliche Einführung in alles, was man wissen muss, wenn man das Internet bisher für eine Schule mit Übernachtungsmöglichkeit gehalten hat. Auch wenn man sich über das Internet eigentlich kein Buch kaufen sollte – es steht schließlich alles im Netz selbst erklärt, und zwar ausführlicher, aktueller und ganz umsonst. Zum Beispiel in Webwunders Online-ABC: www.webwunder.de/abc/ oder im Akademie.de-Netlexikon: netlexikon.akademie.de

Datenschlag (www.datenschlag.org)

Diese Website widmet sich ausschließlich der Information. Es gibt keine Geschichten, keine Kontaktanzeigen, dafür diverse hilfreiche Texte, die Datenschlag-Chronik des Sadomasochismus (DACHS) und das BDSM-Lexikon «Papiertiger».

Zart & Hart (www.zarthart.com)

Eines der ersten deutschsprachigen SM-Magazine im Netz. Hier finden sich Geschichten, Kontaktanzeigen, Chats, Praxisinfos und die größte deutschsprachige Mailing-Liste zum Thema (Anmeldung etwas versteckt im Bereich «Club»). Außerdem unter «Häufige Fragen» die deutsche Übersetzung der FAQ aus der Newsgroup soc.subculture.bondage-bdsm; eine praktische Kurzfassung der BDSM-Grundlagen.

Andersartig (www.andersartig.net)

SM-Magazin, das ein breites Spektrum abdeckt. Das Gewicht liegt auf Interaktivität: Geschichten von Lesern, Diskussionsforen und Postkarten.

Bittersweet (www.bittersweet.ch)
Ähnlich wie Zart & Hart und Andersartig bietet Bittersweet eine Mailing-Liste, Chats, Geschichten, eine Link-Liste und eine Fotogalerie.

Schlagzeilen (www.schlagzeilen.com)
Die Website zur Zeitschrift. Termine, Kontaktanzeigen, Chats, ein Online-Shop und die aktuellste Liste der SM-Gruppen im deutschsprachigen Raum.

Lustschmerz (www.lustschmerz.com)
Artikel, Storys, Kontaktanzeigen und Nachrichten.

BDSM-Spaßguerilla (spassguerilla.home.pages.de)
Die seriöseste Info-Website von allen. Stets aktuell und in geschmackvollem, übersichtlichem Design.

Verzeichnisse:
Leider kranken alle Link-Sammlungen daran, dass sie aufwendig gewartet und aktualisiert werden müssen. Das macht der frisch gebackene Webmaster anfangs noch gern, später aber immer seltener, sodass es zwar zahlreiche Link-Sammlungen zum Thema BDSM im Web gibt, leider aber kaum eine halbwegs aktuelle.

Open Directory Project (dmoz.org/Adult/World/Deutsch/BDSM)
Ein «offenes Webverzeichnis-Projekt». Hier findet man sicher nicht alle deutschen Seiten, aber die verzeichneten Websites sind mit vernünftigen Kommentaren versehen und «herausragende» Seiten entsprechend gekennzeichnet. Im Gegensatz zu reinen Link-Listen erspart man sich viel Schrott und tote Links.

dykes Link-Liste (bdsm.de/home/intro/links.html)
Leider nicht besonders häufig aktualisiert, aber nach wie vor eine der besten deutschsprachigen Link-Listen.

BDSM in Österreich (www.bdsm.at)
Die zentrale Anlaufstelle für den österreichischen Raum.

James LiGates Website (bdsm.about.com)
Sehr gut gewartetes und gegliedertes, kommentiertes Verzeichnis wichtiger englischsprachiger Websites.

11 Die zehn beliebtesten Vorurteile über SM-Gruppen

1. **Die kennen sich schon alle.**
   Klar. Keiner von denen war je zum ersten Mal da. Zugestiegen? Ich bin hier geboren.
2. **Ich bin mit diesem Angebot nicht gemeint.**
   Die haben sicher alle ganz andere und viel extremere Interessen als ich. Die haben sicher alle ganz andere und viel harmlosere Interessen als ich. Oder beides.
3. **Das sind trübselige Selbsthilfegruppen.**
   Es gibt trübselige Selbsthilfegruppen und es gibt jede Menge andere. Sehen die Schwulen beim CSD aus wie trübselige Selbsthilfegruppen? Und doch haben sie vor nicht allzu langer Zeit genauso angefangen.
4. **Da treffen sich doch nur .... (passendes Vorurteil einsetzen) Leute.**
   SMler sind so unterschiedlich wie andere Menschen auch. Es gibt sie in hübschen, hässlichen, jungen, alten, sympathischen und unsympathischen Ausführungen mit und ohne Heckspoiler.
5. **Da treffen sich nur langweilige Pappnasen. Sonst wären sie doch stattdessen auf SM-Partys.**
   Und wer sich abends mit Freunden in der Kneipe trifft, ist auch nur zu feige, stattdessen tanzen zu gehen.
6. **Was soll ich da? Mit wildfremden Leuten über meine privaten Sexualpraktiken reden? Nein, danke.**
   Wozu abends mit Freunden in der Kneipe sitzen, wenn man auch schön zu Hause vor dem Fernseher eine gute Flasche Wein leeren kann? Sicher ist das Trinken das Wichtigste im

Leben der Leute in diesen «Kneipen». Bestimmt reden sie über nichts anderes.

7. **Ich bin da Freiwild.**
   So sehr sich das manch einer insgeheim wünschen mag: Dem ist nicht so. Selbst als Frau wird dir kaum mehr Interesse an deiner Person begegnen als bei jeder geselligen Veranstaltung deiner Firma. Und dein «Nein, danke» wird ernster genommen werden als dort.
8. **SM-Gruppen sind nur für Anfänger.**
   Und ins Schwimmbad geht man nur, um schwimmen zu lernen.
9. **SM-Gruppen sind nur für erfahrene SMler.**
   Das ist kein Vorurteil, sondern völlig korrekt. Manche sind sogar schon länger als vier Wochen dabei.
10. **Dort hinzugehen bedeutet das totale Outing vor Gott und der Welt und meinem Chef.**
    Gott weiß sowieso schon Bescheid. Der Welt ist das alles ziemlich gleichgültig, und dein Chef bleibt weiter ahnungslos, es sei denn, er besucht das gleiche Treffen.

12 Fast wie im richtigen Leben – SM-Gruppen und -Vereine

> Max: «Tja, Sam, wenn hundert Jahre abendländische Zivilisation den Bach runtergehen müssen, damit ein Rudel übel riechender quasimenschlicher Kreaturen in Frieden seinen abstoßenden Lebensstil pflegen kann: Mir soll's recht sein!»
>
> SAM AND MAX HIT THE ROAD

SM-Gruppen sind – wenn man nicht gerade das Glück hat, schwul zu sein – vielfach die einzigen Anlaufstellen für Einsteiger. Meist bieten sie darüber hinaus ein Angebot an Workshops, Gesprächsrunden und gemeinsamen Aktivitäten, das sie auch für erfahrenere Leute attraktiv macht, aber für Einsteiger ist die einfachste Kontaktmöglichkeit zur sadomasochistischen Subkultur in der Regel eine Gruppe vor Ort. Vorurteile über diese Gruppen sind eins der größten Coming-out-Hindernisse. Manche fühlen sich diffus bedroht wie Sabine:

> «Ich wäre nie auf die Idee gekommen, dass es Vereine gibt, die was anderes sind als Swingerclubs, und war auch der Meinung, wenn man einmal in die Fänge dieser Leute gerät, dass man dann ein echtes Problem hat und da auch nicht wieder rauskommt. Dass selbst, wenn man nicht mehr will, trotzdem weitergemacht wird. Das kam so aus dem Gefühl, weil, sind ja die Bösen.»

Andere befürchten eher, in nikotingelb gestrichene Selbsthilfegruppenräume zu geraten, wo einsame Männer in Gummi und Leder einander unter sozialpädagogischer Aufsicht ihr Leid klagen. Die meisten vorgefassten Ansichten über SM-Gruppen bedeuten aber in Wirklichkeit nur eines, und zwar: «Ich traue mich da nicht hin. Wer weiß, was mich da erwartet und ob ich damit fertig werde.» Es ist einfacher, daran zu glauben, dass die Trauben sauer sind, als sich einzugestehen, dass sich andere Leute trotz ihrer seltsamen Vorlieben ganz gut amüsieren, während man selbst noch auf den Nägeln kaut. Schließlich sind, selbst wenn sich alle Vorurteile bestätigen, nicht mehr als zwei Stunden unwiederbringliche Lebenszeit verplempert.

Um den Mut zu finden, die entsprechenden Organisationen zu kontaktieren, hilft vielleicht das Wissen um einen Umstand: Jeder, der heute in einer SM-Gruppe engagiert ist, hat den gleichen Schritt irgendwann einmal hinter sich gebracht und fand ihn genauso schwer. Sabine berichtet:

> «Ich bin dann doch nicht auf der Psychologencouch gelandet, sondern ich habe ‹Schreinemakers Live› gekuckt, das war 92. Da hatte sich SMart Rhein-Ruhr grade gegründet, und einer der Gründer saß da und hat davon erzählt. Und da hab ich Rhabarberblätterohren gekriegt und wollte einfach nur noch mehr drüber wissen, ich wollte da hin. Mein damaliger Freund war der Meinung, das wäre ein Swingerclub, da wollte er nicht hin. Ich hab mich dann durchgesetzt, hab drei Anläufe genommen, da anzurufen, und beim dritten hab ich's dann mit roten Ohren geschafft und hab dann meinem Freund eröffnet: Am Donnerstag treffen die sich, und ich geh da hin, was du machst, ist mir egal. Er ist dann mitgegangen, und wir beide haben dann nach fünf Minuten etwa schon gemerkt, dass es das ist. Da war ich 22. Ich war damals noch eine der Jüngsten da. Das Treffen selbst war einfach nur lustig. Erst mal, es waren ganz viele. Wir waren damals, glaub ich, zwanzig Leute. Ich hab gedacht, wir wären ein versprengtes Grüppchen von drei, und davon sind zwei wir oder so. Es waren Leute mit Humor, mit denen man sich sehr gut unterhalten konnte, über SM, aber eben auch über andere Sachen. Vor allen Dingen, man konnte sich endlich mal über SM unterhalten. Vorher hatte ich ja nur meinen Freund und sonst niemanden. Und auch er hatte nur mich und auch sonst niemanden. Und das Schöne war halt, es waren jede Menge Frauen da, die genau wie ich waren: schön, aufsässig, selbstbewusst, haben sich von niemandem was sagen lassen, und waren trotzdem M. Das war un-

heimlich wichtig. Nach so zwei, drei Treffen hab ich dann die Couch Couch sein lassen.»

Nach dem ersten Treffen berichten viele SMler von Überraschung und Erleichterung angesichts der Erkenntnis, dass sie mit ihren Wünschen keineswegs allein sind und dass die anderen, die ähnliche Phantasien haben und sie in die Tat umsetzen, ganz normale Menschen mit ganz normalen Leben in ganz normalen Beziehungen sind. Die Vorurteile und Befürchtungen stellen sich meist als unbegründet heraus, und hinterher ärgert man sich lediglich darüber, dass man nicht schon viel früher auf die Idee gekommen ist.

«Wochenlang war ich ganz euphorisch. Nach diesem ersten Treffen fühlte ich mich so erleichtert – die Welt sah plötzlich anders aus. Diese SMler waren gar keine fünfzigjährigen Lehrerehepaare mit schwäbischem Akzent und Gummimasken, sondern Leute in meinem Alter und mit meinen Interessen. Über SM war kaum gesprochen worden an diesem Abend, und wenn, dann in Form von Witzen oder selbstverständlichen Bemerkungen, was mir sehr angenehm war.
Auf der Straße betrachtete ich meine Mitmenschen freundlicher als vorher. Nicht weil ich dachte: ‹Ha, ihr seid womöglich so wie ich›, sondern weil ich dachte: ‹Ich bin eigentlich gar nicht so anders.›»
GISA

Die Infrastruktur, die die Subkultur bietet, ist so nützlich wie unterhaltsam. Auch wer keinerlei Probleme mit seiner Sexualität hat und SM eigentlich nur ungestört im eigenen Schlafzimmer praktizieren möchte, profitiert meist vom Informationsangebot und den Veranstaltungen der nicht kommerziellen Gruppen – oft ist es ja doch ganz nett, mal über den eigenen Kellerrand hinauszublicken.

«Ich habe auf einmal einen Kreis von Leuten um mich, die mich verstehen, mit denen ich über wichtige Fragen reden kann, ohne mich verstellen zu müssen, ohne aufpassen zu müssen, was ich sage. Menschen, die andere anders sein lassen. Der Kontakt zu

Gleichgesinnten hat mir meine Entwicklung leichter gemacht, weil ich mich austauschen konnte, mir schneller über mich selbst klar werden konnte, als es sonst der Fall gewesen wäre. Ich fühle mich einfach wohl unter diesen Leuten.» DANIEL

Was für Möglichkeiten gibt es?

Unterschiedliche Gruppen setzen unterschiedliche Schwerpunkte. Was man zu erwarten hat, kann man meist problemlos vorher telefonisch oder per Mail erfragen, oder es steht sowieso in allen Details auf den Websites der jeweiligen Gruppe erklärt. Die meisten Treffen lassen sich in eine der folgenden Kategorien einordnen.

Das offene Treffen

Offene Treffen sind mit Abstand die gebräuchlichsten Veranstaltungsformen. Ort und Zeit werden meist im Internet oder in Anzeigen in lokalen Magazinen bekannt gegeben – wo das nicht der Fall ist, hilft ein Anruf weiter. Manche Treffen finden tagsüber in Cafés statt, andere abends in Kneipen oder deren Hinterzimmern, aber bei allen werden Neulinge freundlich aufgenommen. Häufig drehen sich die Gespräche um ganz andere Themen als BDSM. Dreiste Anmache ist unerwünscht, was einerseits bedeutet, dass die Veranstalter darauf achten, dass kein Teilnehmer belästigt wird, andererseits aber auch, dass man selbst dort fehl am Platz ist, wenn man die schnelle Nummer sucht. Die Treffen dienen meist etwa zu gleichen Teilen der Integration von Neuen und dem sozialen Lausen von Leuten, die sich schon länger kennen. Meist gibt es im Umfeld solcher Treffen auch die Möglichkeit zu gemeinsamen Partybesuchen, Workshops oder andere Aktivitäten. Alltagskleidung ist wegen der meist öffentlichen Treffpunkte angebracht; wer im Outfit erscheinen möchte, sollte vorsichtshalber bei den Veranstaltern nachfragen, ob das erwünscht ist.

Das Einsteigertreffen

Einsteigertreffen kann es als Zusatzangebot bei größeren Organisationen geben, wenn genügend Freiwillige zur Betreuung dieser Treffen zur Verfügung stehen. Es gibt moderierte Veranstaltungen, aber auch lockere Runden, die aus Neulingen und einigen erfahreneren Leuten bestehen. Wenn man Wert darauf legt, spezielle Fragen beantwortet zu bekommen, und sichergehen möchte, dass auch wirklich über BDSM gesprochen wird anstatt über Kino, Urlaub und Computer, ist man bei einem Einsteigertreffen gut aufgehoben. Man hat Ansprechpartner, deren Aufgabe es ist, sich um einen zu kümmern, und selbst mit weniger ausgeprägten sozialen Fähigkeiten wird man nicht allein herumsitzen. Einsteigertreffen sind in der Regel so konzipiert, dass jeder nur einmal oder zweimal daran teilnimmt – danach kennt man aber die anderen Kontaktmöglichkeiten in der näheren Umgebung und kann selbst entscheiden, wie es weitergehen soll.

Der Workshop

Workshops werden in der Regel von Organisationen angeboten, die auch andere Treffen veranstalten. Entweder referiert ein Spezialist über ein theoretischeres Thema wie «SM und Gesundheit», «SM und Recht» oder «SM und Psychologie», oder es werden praktische Fähigkeiten vermittelt. Häufig sind zum Beispiel Bondage-Workshops oder Workshops, in denen Schlagtechniken demonstriert werden. Seltener findet man auch Workshops zu sehr speziellen Themen wie medizinischen Techniken für Klinikspiele. Workshops eignen sich für einen ersten Kontakt zu anderen weniger gut – die elementaren Anfängerfragen sollte man sich anderswo beantworten lassen, bevor man an einem Workshop teilnimmt. Ob sich eine Veranstaltung an relative Neulinge, an Erfahrenere oder an alle Interessierten wendet, steht meist in der Ankündigung.

Die geschlossene Gruppe

Die geschlossene Gruppe war früher mal eine offene Gruppe, deren Teilnehmer jetzt, da sie selbst versorgt sind, keine rechte Lust mehr darauf haben, sich mit den immer gleichen Problemen von Neulingen abzugeben. Als Frau wird man eventuell auch in diesen Gruppen Aufnahme finden, aber für Männer ist der Zugang mit ähnlicher Mühe in Form von schriftlichen Vorstellungen und Probegesprächen verbunden wie eine Übernahme in den Staatsdienst. Wenn es in der näheren Umgebung nur eine solche Gruppe gibt, ist man gekniffen.

Die Gesprächsgruppe

Manchmal ist die einzige Gruppe vor Ort eine Gesprächsgruppe, oft sind Gesprächsgruppen oder Themenabende aber auch gesonderte Angebote größerer Organisationen. Die jeweiligen Gesprächsthemen werden meist vorher im Internet oder in Printmedien angekündigt. Themen können beispielsweise sein: «SM und Beziehung», «SM in den Medien», «Regeln und Verträge», «Spielen außerhalb der Beziehung», «Abstürze beim Spiel», «Eltern-Sein und SM». Themenabende richten sich meist an Leute, die zumindest etwas Erfahrung haben, können aber auch für Einsteiger interessant und hilfreich sein. Im ungünstigen Fall verkommen Gesprächsgruppen zu reinen Jammerrunden; man merkt aber schnell, ob sich bei einem solchen Treffen Leute zusammenfinden, die Spaß an SM haben, oder ob sich dort frustrierte Dominakunden gegenseitig ihr Leid klagen.

Das Spieltreffen

Eher selten sind Treffen in SM-Clubs oder in den eigenen Räumen einer SM-Gruppe, die sich an Einsteiger wenden und bei denen man auch gleich zur Tat schreiten kann. Wenn man die Sache langsam angehen und lieber erst mal vorsichtig reinschnuppern möchte, ist man bei einem Einsteigertreffen oder einem offenen Treffen besser aufgehoben. Wer dagegen sowieso keine großen Sorgen und Bedenken hat und sich gleich kopfüber ins Vergnügen stürzen möchte, wird sich hier vermutlich wohl fühlen.

Wie finde ich eine Gruppe in meiner Umgebung, die zu mir passt?

Im Anhang dieses Buches gibt es eine Liste mit Adressen von Gruppen und Anlaufstellen im deutschsprachigen Raum. Wer dort nicht fündig wird, kann sich auf einer großen Mailing-Liste oder in einer Newsgroup nach Angeboten in seiner Umgebung erkundigen und dort mit ein bisschen Glück sogar jemanden finden, der sich beim ersten Treffen um ihn kümmert. Persönliche Empfehlungen können einem auch schon mal einen Überblick über die Art der Angebote in der näheren Umgebung verschaffen. Wenn sich herausstellt, dass es in der näheren Umgebung keine Treffen gibt – auf dem Land kommt das schon mal vor –, liegen oft doch noch andere Anlaufstellen in bequemer Fahrentfernung. Wer fernab aller SM-Gruppen auf dem Land wohnt, weder Führerschein noch Bahncard hat und sechs Monate des Jahres eingeschneit ist, wird wohl auf Online-Kontakte und unregelmäßige Chatter-Treffen und -Partys angewiesen bleiben. Es gibt Schlimmeres – vor wenigen Jahren gab es noch nicht mal diese Möglichkeit. Wahrscheinlicher ist es aber ohnehin, ein SM-Treffen zu entdecken, das seit Jahren direkt vor der eigenen Haustür stattfindet.

Die Kontaktaufnahme

Es ist keine Schande, sich vor dem ersten Treffen ein bisschen anzustellen – man sollte es nur nicht übertreiben. Praktisch jeder, der zum Telefon greift, um sich zum ersten Mal an eine SM-Gruppe zu wenden, macht sich dabei fast ins Hemd. Das ist normal, und der Mensch am anderen Ende der Leitung hat dafür Verständnis – nicht zuletzt, weil es ihm vor gar nicht langer Zeit selbst so ergangen ist. Bei so einem ersten Anruf kann eigentlich gar nichts schief gehen. Man kann zum Beispiel um eine kurze Beschreibung der Gruppe und eines typischen Treffens bitten, fragen, ob man in Alltagskleidung kommen soll oder ob es irgendwas zu beachten gibt. Wenn man im Vorfeld keine Bedenken zu klären hat und die Gruppe den Ort ihrer Treffen bekannt gibt, braucht man auch nicht erst anzurufen.

Manche Gruppen geben ihre Treffpunkte nicht öffentlich bekannt und sind auch weder telefonisch noch per Mail zu erreichen, sodass man zuerst an eine Postfachadresse schreiben muss. Bis etwa Mitte der Neunziger war das der Normalfall; inzwischen findet man diese Postfach-Gruppen zum Glück kaum noch. Wenn eine Gruppe heute noch schriftliche Kontaktaufnahme verlangt, wendet sie sich meist nicht an Einsteiger, und ihre Teilnehmer möchten lieber unter sich bleiben. Es gibt aber auch Ausnahmen, und da nicht jeder das Glück hat, in einer Stadt mit mehreren unterschiedlichen SM-Angeboten zu leben, geht es manchmal nicht anders. Für diese Fälle hier ein nützlicher Briefsteller:

FALSCH: Werte HERREN und HERRINNEN!
RICHTIG: Hallo,

FALSCH: Erlauben Sie mir, dass ich mich unterwürfigst vorstelle.
RICHTIG: Ich habe von eurem Treffen gelesen und würde gern auch mal vorbeikommen.

FALSCH: Es handelt sich bei mir um einen aktiven Dominator / tabulosen Sklaven mit jahrelanger Erfahrung in allen extremen Spielarten.
RICHTIG: Ich habe ein paar Sachen zum Thema SM gelesen, aber bisher kaum praktische Erfahrung.

FALSCH: Ich hoffe, in Ihrem Zirkel endlich eine wahre Herrin oder auch ein tolerantes, sauberes Paar ohne finanzielle Interessen zu finden, dem ich mich uneingeschränkt unterwerfen kann.
RICHTIG: Ich würde gern mal andere SMler kennen lernen.

FALSCH: Wie viele Dominas sind denn in der Regel bei einem solchen «Treffen» vorhanden?
RICHTIG: Gibt es irgendwas zu beachten oder kann ich einfach so vorbeikommen?

FALSCH: Geduldig erwarte ich weitere Anweisungen und Maßnahmen.
RICHTIG: Bitte teilt mir doch bei Gelegenheit den Treffpunkt telefonisch unter … oder per Mail an … mit; ich würde mich freuen.

FALSCH: Mit unterwürfigsten Grüßen,
RICHTIG: Schöne Grüße,

FALSCH: Euer «S. M. Gnadenlos»
RICHTIG: Stefan

Für Anfragen per E-Mail gelten die gleichen Regeln: Am anderen Ende sitzt ein Mensch, keine Aufblaspuppe. Mail, Post oder telefonische Anfragen werden bei allen SM-Gruppen von unbezahlten Freiwilligen beantwortet. Das sollte man bei der Kontaktaufnahme honorieren, indem man sich höflich und zivilisiert benimmt.

Frauen, die sich zuerst unter vier Augen mit einer anderen Frau unterhalten wollen, bevor sie sich zu einem öffentlichen Treffen wagen, werden diesen Wunsch meist erfüllt bekommen. Die Hemmschwellen für Frauen, allein irgendwelches Neuland – mit oder ohne SM – zu betreten, sind oft größer als für Männer, und die Ansprechpartnerinnen kennen das Problem. Als Mann muss man bei den meisten Gruppen schon Glück haben, wenn sich jemand zu einem Vorab-Treffen bereit finden soll. Es empfiehlt sich generell nicht, irgendwelche Ansprüche bezüglich des Geschlechts, der sexuellen Orientierung oder der bevorzugten Praktiken des Gesprächspartners zu stellen. Wie überall im Leben geht man auch hier davon aus, dass ein Kerl das schon selbständig packt, wenn er sich nur zusammenreißt. Das ist zwar ungerecht, aber angesichts der extremen Harmlosigkeit der eigentlichen Treffen hält sich das Mitgefühl der Veranstalter nun mal in Grenzen, wenn erwachsene Männer im Vorfeld mit den Knien schlottern.

Das erste Treffen

Um die häufigste Befürchtung gleich auszuräumen: Niemand wird ungefragt in irgendwelche SM-Aktionen einbezogen – die meisten Treffen finden sowieso in ganz normalen Cafés oder Kneipen statt. Die Teilnehmer solcher Gruppen kennen die Befürchtungen von Neulingen sehr genau. Gerade anfangs ist der Wunsch nach Anonymität und die Angst vor ungewolltem Outing bei vielen groß; in der Regel herrscht deshalb bei solchen Treffen Fotografierverbot. Wer über seinen Beruf oder sein Privatleben keine Auskunft geben möchte, kann das offen sagen – dafür hat jeder Gesprächspartner Verständnis. Ebenso interessiert es niemanden, ob man sich Christoph nennt, obwohl man in Wirklichkeit Michael oder Sabine heißt. Verbreitet ist auch die Befürchtung, beim Besuch eines solchen Treffens von Bekannten gesehen zu werden. Man muss sich klarmachen, dass diese Befürchtung in erster Linie eine selbst gemachte Schreckensvision ist und mit realen Wahrscheinlichkeiten wenig zu tun hat. In den seltenen Fällen, in denen man tatsächlich Bekannten über den Weg läuft, sind sie entweder aus dem gleichen Grund dort und haben damit sowieso keinen Anlass, sich über irgendjemanden lustig zu machen, weil sie schließlich ganz gut wissen, dass SM kein Charakterdefekt ist. Oder sie sitzen lediglich im gleichen Raum und können gar nicht feststellen, dass sich da überhaupt Sadomasochisten treffen. Dass sich Spanner an den Nebentischen versammeln, um zu beobachten, wer denn da so alles teilnimmt, ist zwar eine beliebte Angstvorstellung, kommt aber in der Realität schlicht nicht vor: SM-Treffen bieten für Zuschauer weniger Unterhaltung als jedes Häkelkränzchen. Bei Treffen, die sich auch an Einsteiger wenden, wird schlimmstenfalls ein bisschen Spielzeug rumgezeigt – und selbst dann sind oft Freunde, Bekannte oder Verwandte anderer Teilnehmer anwesend, die mit SM gar nichts zu tun haben. Auch die neugierigsten Nebentischbewohner können nicht feststellen, wer aus eigenem Interesse teilnimmt und wer nur eine Freundin begleitet.

Beim ersten Treffen ist jeder ein bisschen nervös. Die anderen Teilnehmer kennen das schon – entweder, weil ihr eigenes erstes Mal erst wenige Wochen zurückliegt oder weil sie die Verwandlung von ängstlichen Neulingen in selbstbewusste SMler schon oft genug gesehen haben, um sich keine Sorgen zu machen. Wenn du also erst mal nur still am Tisch sitzen und zuhören möchtest, wird niemand dich deshalb für einen hoffnungslosen Fall halten.

«Ich habe jetzt einen lustigen perversen Bekanntenkreis, aber ich hatte früher auch einen lustigen und interessanten Bekanntenkreis. Nur dass sich die Besonderheit da eben nicht auf die Sexualgewohnheiten beschränkte, sondern da ging's halt um andere Sachen: Das waren alles Filmemacher und Comic-Zeichner und sonst wie interessante Leute. Und eigentlich ist es das: Ich möchte immer interessante Leute kennen, aber ich möchte nicht in der Inzucht versinken. Das ist mir dann nämlich irgendwann auch auf den Geist gegangen, nur noch mit Leuten zusammenzuhängen, die nur noch über Filme reden und in Filmzitaten, aber sonst kein Leben haben, das hat mich so angeödet. Und das ist etwas, das hab ich jetzt in den letzten anderthalb Jahren mit den Perversen genauso gemerkt, das nervt irgendwann. Und wenn dann so Einwände kommen wie: ‹Bei euren Treffen wird ja gar nicht über SM geredet oder jedenfalls nicht genug›, dann sag ich: ‹Ja, danke schön, das will ich auch so.› Ich will dann über SM reden, wenn's mir Spaß macht, aber da keinen Zwang draus machen. Ich will keinen Bekenntniszwang, das nervt mich auch, dass manche hinkommen und sich dann gleich wie bei den Anonymen Alkoholikern vorstellen: ‹Ich bin dies und das und devot.› Danke schön, das wollten wir gar nicht hören.» MARKUS

Tipps

- Die anderen sehen nur so aus, als würden sie sich schon ewig kennen und wären weiß Gott wie erfahren. Wahrscheinlich waren deine Nachbarn selbst vor vier Wochen zum ersten Mal dabei und haben gerade mal ein bisschen mehr Erfahrung als du.
- Bei SM-Veranstaltungen gelten die gleichen Regeln wie im Rest der Welt. Das bedeutet zum einen, dass man sich nichts gefallen zu lassen braucht, nur weil man denkt, das gehöre jetzt wohl zum Sadomasochistenleben. Wenn sich jemand dir gegenüber komisch verhält, stimmt was nicht. Auf dein ganz normales Gespür für angemessenes Verhalten kannst du dich auch hier ohne weiteres verlassen. Zum anderen bedeutet es aber auch, dass du dir keine Freiheiten gegenüber den anderen Teilnehmern herausnehmen darfst, nur weil sie SMler sind. Du

hast weder das Recht, auf ihren Gefühlen herumzutrampeln, noch das Recht, ihre Privatsphäre zu verletzen.

- Man muss nicht alle Leute mögen, denen man bei diesen Treffen begegnet. Es wird auch dort Menschen geben, denen du wenig zu sagen hast, ganz wie im richtigen Leben. Als Faustregel gilt: Je ähnlicher eine SM-Gruppe deinem sonstigen Bekanntenkreis sieht, desto besser. Wenn die anderen Teilnehmer doppelt so alt sind wie du und sich nur über Bowling, Geldanlagen und Ehesklavinnen unterhalten, kann es ratsam sein, sich nach einer anderen Anlaufstelle umzusehen.
- Wenn du in einer Beziehung mit einem Partner oder einer Partnerin ohne großes Interesse an SM lebst und ihr bereits darüber gesprochen habt, solltest du trotzdem der Versuchung widerstehen, ihn oder sie zu deinem ersten Treffen mit anderen SMlern mitzubringen. Natürlich wäre es angenehmer, sich nicht allein in die Höhle des Löwen wagen zu müssen (die sich als Kaninchenbau entpuppen wird). Aber du wirst mit dir selbst beschäftigt sein, und das ist auch richtig so. Es geht um dich, deine Wünsche, Phantasien und Interessen. Du solltest dir diesen Luxus gönnen und nicht immer gleichzeitig zur Seite schielen und dir Sorgen machen müssen: «O Gott, was denkt er sich jetzt wohl?» Außerdem neigen Paare dazu, sich den ganzen Abend im Flüsterton miteinander zu unterhalten – nicht unbedingt hilfreich, wenn du mit anderen ins Gespräch kommen willst. Es ist sinnvoller, den Partner später mitzubringen, wenn du dich selbst wohler in deiner Haut fühlst, Leute kennen gelernt hast, die dir sympathisch sind, und wenn du vor allem selbst in der Lage bist, auf die Bedürfnisse und Fragen deines Partners einzugehen.
- Keine Gruppe ist wie die andere, und wenn mehrere in Reichweite liegen, lohnt sich ein Vergleich auf jeden Fall. Ein Treffen, bei dem man sich wohl fühlt, kann eine Anreise von hundert Kilometern wert sein. Man muss dort ja nicht jede Woche auftauchen.

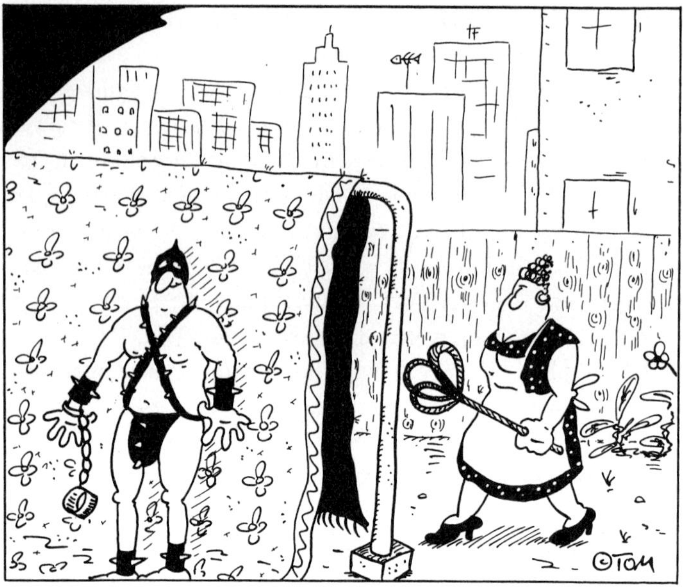

- In Gruppen ab einer bestimmten Mindestgröße kann man fest damit rechnen, dass es dort Leute gibt, die auf der eigenen Wellenlänge liegen – aus rein statistischen Gründen. Größere SM-Gruppen bestehen aus mehreren hundert Leuten, und auch bei den kleineren sind es meist insgesamt fünfzig bis hundert. Also nicht gleich die Flinte ins Korn werfen. «Die waren mir alle unsympathisch» gibt es nicht.

Checkliste: Was SM-Gruppen leisten sollten ...

SM-Gruppen folgen keiner DIN-Norm, und jede Gruppe hat ihre Eigenheiten, Stärken und Schwächen. Dennoch gibt es einige Merkmale, die jede einsteigerfreundliche Gruppe aufweisen sollte.

- Gruppen, die Männer mit der Begründung abweisen, sie nähmen derzeit aus Quotengründen nur Frauen auf, kann man getrost in den Wind schießen. Sicher ist es für die eine oder andere Frau auf den ersten Blick abschreckend, wenn beim Treffen mehr Jungs als Mädels am Tisch sitzen. Da eine SM-Gruppe aber kein Swingerclub ist, sondern in erster Linie ein Forum zum Austausch und zur gegenseitigen Unterstützung, sollte das Geschlecht dann doch nicht die Hauptsache sein. Und wenn das Angebot einer Gruppe nicht auch ohne Quotenregelung für Frauen attraktiv ist, wird es mit Quotenregelung nicht besser. Auch Gruppen, die Anforderungen an Neue stellen (etwa die Offenlegung persönlicher Daten, Geld oder das Einschicken eines «SM-Lebenslaufs»), kann man sich schenken.
- Gruppen sind nicht dazu da, die Eitelkeiten selbst gekrönter Könige des SM zu befriedigen, und sie sind auch keine Geheimbünde. Konspirative Treffen, das Erschlagen von Neulingen mit tausend Verhaltensmaßregeln oder die Nicht-Beantwortung von Fragen mit fadenscheinigen Begründungen sollten nicht zum Repertoire einer SM-Gruppe gehören. Wissen sollte offen und bereitwillig weitergegeben werden. Allgemeine und spezielle Fragen zu SM-Themen sollten beantwortet werden, und wenn es nur mit dem Hinweis ist, dass man sich da nicht so gut auskennt, dass man diesen oder jenen zu diesem Thema fragen sollte oder dass man hier oder dort Genaueres nachlesen kann. «Kommt drauf an» ist fast immer eine bessere Antwort als Auskünfte, die mit «Du darfst nie …» und «Du musst unbedingt …» anfangen.
- Zumindest ein paar Leute in der Gruppe sollten einem sympathisch sein. Man sollte das Gefühl haben, gut aufgehoben zu sein, ernst genommen und verstanden zu werden. Kurz: Man sollte einfach gern wiederkommen – auch wenn man die ersten paar Male vielleicht feuchte Hände kriegt.
- Als Neuling solltest du das Gefühl haben, willkommen zu sein. Man sollte dir unvoreingenommen und freundlich begegnen.

Wenn das nicht der Fall ist, solltest du folgende Möglichkeiten überprüfen:

1) Sind alle unfreundlich und verschlossen, oder bist du nur an den Gruppenmuffel geraten? Jeder hat mal einen schlechten Tag, das ist bei den Perversen nicht anders als bei Freunden der Missionarsstellung. Wenn du dir nicht hundertprozentig sicher bist, gib der Sache noch einen oder zwei Anläufe.
2) Vielleicht hast du dich danebenbenommen oder erwartest zu viel (siehe «Was SM-Gruppen nicht leisten können»). All diese Angebote werden von Freiwilligen getragen, die teilnehmen, weil es ihnen Spaß macht, und nicht, weil sie harte, unbezahlte Sozialarbeit leisten wollen.
3) Vielleicht hast du Fragen gestellt, die zu persönlich sind (und wir reden hier noch nicht einmal von «Darf ich dein tabuloses Reittier sein?»). Auch SMler haben unterschiedliche Grenzen, was ihre Intimsphäre angeht, und nicht jeder gibt einem Fremden bereitwillig über seine persönlichen Befindlichkeiten Auskunft. Wie bei jedem Kennenlernen braucht es bei manchen etwas mehr Zeit, eh sie Persönliches preisgeben. Entschuldige dich, bitte um Verständnis für deine übermäßige Neugierde und sieh zu, dass du dein Gespür für gesellschaftlich Angemessenes nachjustierst.
4) Die Gruppe ist nix für dich. Vielleicht sind die Leute zu paranoid, vielleicht zu lang im eigenen Saft gesotten, zu *old school* oder *new school* für dich, und vielleicht einfach nicht nett. Versuch es woanders noch mal.

... und was sie nicht leisten können

- SM-Gruppen sind keine Partnervermittlung. Tatsächlich bieten sie eine hervorragende Möglichkeit, Leute kennen zu lernen, und tatsächlich finden viele Leute ihre Partner in einer

SM-Gruppe. Aber das ist nicht die primäre Aufgabe dieser Gruppen, und man darf schon gar nicht erwarten, dass sie einem bei der Partnersuche assistieren. Gejammer über die eigene Einsamkeit und Unattraktivität ist bei solchen Treffen genauso zwecklos wie anderswo und geht allen Anwesenden – einschließlich der potentiellen Partner/innen – auf die Nerven. Außerdem macht es einen nicht gerade interessanter. Aus Mitleid ist noch kaum eine glückliche Beziehung entstanden.

- Wer sich in einer SM-Gruppe engagiert, sich als Ansprechperson zur Verfügung stellt oder Einsteigertreffen leitet, tut das nicht, weil er sonst nichts zu tun hätte. Diese Leute haben außerdem auch noch einen Beruf und ein Privatleben. Es besteht keinerlei Anspruch auf ihre private Zuwendung. Fragen wie «Darf ich dir in Zukunft öfter schreiben?» oder «Hast du nicht Lust, mich in die Grundlagen des SM einzuführen?» vermitteln dem Gegenüber lediglich den Eindruck, dass der Fragende ziemlich wahllos und eilig auf der Suche nach SM-Kontakten ist.
- SM-Gruppen können nicht garantieren, dass man Anschluss findet. Es ist ganz normal, bei den ersten paar Treffen schüchtern und schweigsam dabeizusitzen. Aber wenn es an den grundlegenden sozialen Fähigkeiten mangelt, kann auch eine SM-Gruppe nur sehr begrenzt weiterhelfen. Wer keine Freunde hat, sich unter Menschen unwohl fühlt und schon bei der Suche nach «normalen» Sexualpartnern erfolglos geblieben ist, dem wird es in einer SM-Gruppe aller Wahrscheinlichkeit nach nicht besser ergehen.
- SM-Gruppen können keine Psychotherapie ersetzen. Auch Sadomasochisten können aus den gleichen Gründen wie andere Menschen therapiebedürftig sein. In einer SM-Gruppe trifft man aber fast immer auf Laien ohne große psychologische oder seelsorgerische Kenntnisse, die überfordert sind, wenn sie die Aufgaben eines professionellen Therapeuten übernehmen sollen. Wenn du vorhast, einem relativ fremden Menschen ausgiebig all deine Probleme zu erzählen, solltest du dich vorher

vergewissern, ob der andere dir wirklich freiwillig und gern zuhört – oft ist es angebrachter, einen Fachmann fürs Zuhören zu bezahlen. Im günstigsten Fall können SM-Gruppen Therapeuten empfehlen, die dem Thema SM aufgeschlossen gegenüberstehen.

- Wenn eine Gruppe keine Partys veranstaltet, heißt das meist nicht, dass sie das nicht gern tun würde – vielleicht überfordert der Aufwand lediglich, vielleicht findet sich keine Location, vielleicht ist es zu teuer und zeitraubend. Deshalb gilt: Wer unterhalten werden will, schaffe sich einen Fernseher an. Oder nehme die Organisation einer Party selbst in die Hand.
- SM-Gruppen können keine Wunder bewirken. Oder doch nur selten.

Auf den ersten Kontakt mit anderen SMlern folgt bei vielen Menschen etwa ein Jahr der Unzurechnungsfähigkeit. Die Hormone schäumen über, und die freigelassenen Phantasien drängen energisch nach Verwirklichung. Im Prinzip ist das keine schlechte Sache – die Phase ähnelt einer zweiten Pubertät und kann großen Spaß machen. Es kommt allerdings vor, dass man sich im ersten Überschwang mit Partnern einlässt, die, nüchtern betrachtet, kein bisschen zu einem passen; hinterher ist die Zerknirschung dann groß. Man neigt auch eher dazu, sich auf riskante Begegnungen einzulassen, weil man auf Biegen und Brechen sofort alle lang gehegten Wünsche in die Tat umsetzen möchte. In dieser Sturm-und-Drang-Phase kann man sich prächtig amüsieren oder kopfüber von einem Fettnäpfchen ins nächste springen und später nur schamrot daran zurückdenken – in jedem Fall legt sich das von allein wieder. Die Erfahrungen, die man in dieser Zeit macht, fallen genauso unterschiedlich aus wie die Erfahrungen der ersten Pubertät. Da muss man durch.

Wie BDSM Berlin e. V. entstanden ist

In Berlin gab es in den späten Achtzigern die ersten regelmäßig stattfindenden SM-Partys in Deutschland, und in den frühen Neunzigern scheint auch so einiges los gewesen zu sein. Leider ist davon nur ein Gesprächskreis übrig geblieben, der sich seit mindestens fünfzehn Jahren monatlich trifft. Als ich noch ratlos überlegt habe, wie man wohl am besten Kontakt zu anderen Sadomasochisten bekommt, wusste ich nicht, dass es diesen Gesprächskreis gibt, und im Nachhinein betrachtet, war das wohl auch besser so. Ich bin später ein paar Mal aus Neugier hingegangen, aber es waren fast nur Männer da, und die waren doppelt so alt wie ich. Auch die besprochenen Probleme hatten mit meinem Alltag herzlich wenig zu tun. Wenn ich dort als ganz ahnungsloser Neuling reingeraten wäre, hätte ich den Rückzug angetreten und mir das Coming-out erst mal für nach dem vierzigsten Geburtstag aufgehoben.

Seit Juni 1997 gibt es in Berlin einen monatlichen Stammtisch des IRC-Channels #bdsm.de. Zur gleichen Zeit entdeckte ich das IRC und in der Folge auch diese Treffen, bei denen ich mich von Anfang an wohl gefühlt habe. Es waren reichlich andere Frauen anwesend, und alle waren etwa in meinem Alter und hatten erfreulich normale Gesprächsthemen: Kino, Rechner, Klatsch über gemeinsame IRC-Bekanntschaften. Sadomasochismus tauchte in den Gesprächen eher in Form von Witzeleien auf – die tiefer gehenden Diskussionen hatten wir ja alle schon im Netz geführt, wenn uns danach war. Allerdings bekam ich gleich beim ersten Treffen ein paar harmlose, aber eindeutige SM-Aktionen zu sehen, die mich tief berührten. «Hier gehörst du her», dachte ich mir.

Als der Stammtisch etwa ein Jahr alt war, wurde ab und zu der Wunsch laut, ein nicht auf IRC-Benutzer beschränktes, offenes Treffen mit möglichst niedriger Hemmschwelle einzurichten. Aus dem Netz wussten wir, wie groß die Nachfrage war – also litt der Rest der Welt vermutlich immer noch genauso wie wir seinerzeit unter dem Mangel an einsteigerfreundlichen Angeboten. Uns selbst war der Zugang zur SM-Subkultur ausgesprochen leicht und angenehm gemacht worden, und wir wollten gern anderen die gleiche Möglichkeit bieten. Bei einem Urlaub in Kalifornien habe ich dann die Gelegenheit genutzt, mir ein «Munch» in Palo Alto anzusehen; Ort und Zeit waren im Web angekündigt. Ich glaube, dieses Munch war sogar aus dem allerersten, historischen Munch hervorgegangen; jedenfalls ist die Idee eines regelmäßigen, öffentlichen, neulingsfreundlichen Treffens, das im Internet bekannt gemacht wird, 1992 in Palo Alto entstanden. Vor der Tür des Cafés standen ein paar aufgetakelte Goths. Das müssen wohl die SMler sein, dachte ich und fragte sie, ob sie das Munch seien. Nein, die säßen drinnen im Café. Die Cafébesucher hatten weder schwarze Sachen noch Halsbänder an und sahen ganz normal aus oder so normal, wie man eben aussieht, wenn man 25 ist und im Silicon Valley arbeitet. Es waren um die vierzig Leute anwesend, und dabei fand dieses Treffen zweimal wöchentlich statt. Das andere Treffen sei meist noch voller, hieß es. Wenige Wochen später gab es das erste «Berlin Munch». Im Zweiwochentakt haben wir angefangen, nach anderthalb Jahren sind wir auf wöchentlichen Rhythmus umgestiegen, und inzwischen bieten wir zweimal wöchentlich offene Treffen an, an denen zwischen 15 und 35 Leute teilnehmen. Aus den etwa fünf Leuten, die anfangs bereit waren, Verantwortung zu übernehmen, sind um die zwanzig geworden, und statt der ursprünglich etwa fünfzehn Interessierten haben wir jetzt hundertfünfzig. Vielen geht es ganz ähnlich wie mir damals, wenn sie zum ersten Mal bei so einem Treffen auftauchen – mein Lieblingszitat ist: «So viele SMler! Ich hab gedacht, ich bin im Paradies!» Frauen tauchen meist mit ihrem Freund auf oder lassen sich von einer Freundin Beistand leisten. Wenn man ihnen vorher im Internet eine Weile gut zugeredet hat, trauen sie sich aber auch allein.

Als das Munch ein Jahr alt war, wurde der Verein BDSM Berlin e. V. gegründet. Da wir alle eine solide Abneigung gegen Vereinsmeierei und Bürokratie mitbrachten, hatten wir lange gebraucht, um uns zu diesem Schritt durchzuringen. Es war uns aber einfach zu mühsam geworden, das Geld für Anzeigen, Handzettel, Infomaterial, Veranstaltungen und die Websites durch Betteln aufzubringen. Außerdem wollten wir ein bisschen Öffentlichkeitsarbeit betreiben, und das geht nun mal besser als richtiger Verein.

In den Cafés, in denen die Treffen bisher stattgefunden haben, sind wir freundlich aufgenommen worden. Wenn Tischnachbarn mitbekommen, worum es geht – was ohnehin selten der Fall ist –, reagieren sie gleichgültig oder mit höflichem Interesse. Auf unseren Websites können Interessenten Fotos von uns betrachten, auf denen wir wie nette Nachbarn aussehen, und wir geben dort unsere Namen, E-Mail-Adressen und privaten Telefonnummern an, ohne dass es bisher zu irgendwelchen Belästigungen gekommen ist. Gerade wegen dieser Seite mit Ansprechpartnern erhalten wir oft Mails aus allen Ecken Deutschlands, in denen uns die Leute schreiben, dass sie sich über unsere Offenheit freuen und bedauern, nicht näher an Berlin zu leben.

Am Telefon werden wir häufig misstrauisch gefragt, was wir denn mit unseren Treffen bezwecken und wie viel Geld wir dafür von den Leuten verlangen. Viele können sich nicht vorstellen, dass es im BDSM-Bereich überhaupt Angebote gibt, die nicht mit Abzockerei verbunden sind. Aber weil die meisten von uns selbst schon in der gleichen Situation gesteckt haben, freut es uns einfach, wenn sich andere Leute im Handumdrehen mit ihren sexuellen Vorlieben anfreunden, sobald sie sehen, dass SMler nicht die unerfreulichen Gestalten aus der Talkshow sind.

KATHRIN

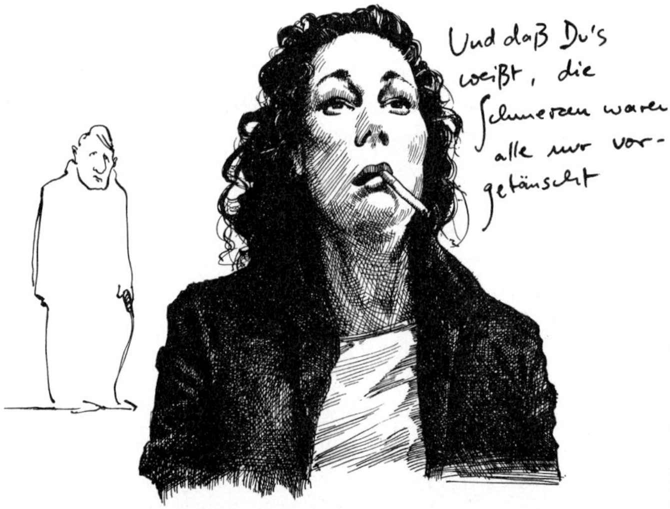
Und daß Du's weißt, die Schmerzen waren alle nur vorgetäuscht

Wolfgang Herrndorf

13 Schatz, schlägst du mich noch?

SM und Partnerschaft

«Ich kann ja nicht plötzlich aus meiner Mördergrube ein Herz machen.»
GOTTFRIED BENN

Sex ist zwar, da haben unsere Mütter schon Recht, nicht alles in einer Beziehung, aber Sex, mit dem beide Parteien gleichermaßen zufrieden sind, ist schon eine der Grundvoraussetzungen für den Rest. Über unterschiedliche sexuelle Vorstellungen wird nach wie vor viel zu wenig gesprochen; man geht stillschweigend davon aus, dass im Bett schon alles passen wird, wenn man sich nur sonst sympathisch ist. Unter Schwulen, teilen uns unsere Gewährsleute mit, soll das durchaus anders sein – schön für euch, Jungs. Außerdem hat die Anzahl Schwuler, die erst nach der Heirat, dem zweiten Kind und dem Bau des Eigenheims auf dem Lande feststellen, dass da noch unausgesprochene Wünsche nach einem haarigen Kerl in ihnen schlummern, in den letzten Jahren angeblich spürbar abgenommen. Dank des – zumindest in Großstädten – im Vergleich zu früher deutlich erleichterten Coming-outs kommt es gar nicht mehr erst zur fatalen Eheschließung mit Isolde von nebenan, über die Mutter sich doch so gefreut hätte.

Unter Heteros dagegen ist es leider nach wie vor gängige Praxis, sich vor dem Eingehen langjähriger Beziehungen bestenfalls oberflächlich über die sexuelle Kompatibilität des Partners zu informieren. Das geht ein paar Jahre lang gut, aber sobald ein Internetanschluss angeschafft wird und der SM-interessierte Partner mitbekommt, dass seine Wünsche durchaus keine reinen Hirngespinste bleiben müssen, ist der Kummer groß.

In diesem Kapitel arbeiten wir uns langsam vom schon vorhandenen Partner mit ähnlichen Interessen, den man nur zu fragen braucht, über den experimentierfreudigen zum ablehnenden Partner und schließlich zu den Möglichkeiten vor, die sich Singles bieten. Wer derzeit solo ist, darf die ersten Abschnitte also überspringen.

Vor dem großen Geständnis

Bevor du mit der Sprache rausrückst, muss dir vor allem klar sein, dass deine Beziehung dir als Folge dieses Outings über kurz oder lang um die Ohren fliegen kann. Vorteilhaft ist es auf jeden Fall, das Thema so früh wie möglich zur Sprache zu bringen – schon allein, weil man sich dann in ein paar Jahren nicht streiten muss, wer bei der Trennung das Reihenhaus bekommt. Natürlich hoffst du, dass alles gut geht, er dir um den Hals springt und «Das wollt ich schon immer mal machen!» ruft. Mit weit größerer Wahrscheinlichkeit wird er aber erst mal sehr lange gar nichts und dann «hm» sagen. Wie es danach weitergeht, kannst du zwar dadurch beeinflussen, wie einfühlsam du dich anstellst, aber letzten Endes ist der Ausgang höchst unsicher. Du solltest dir klar vor Augen führen, dass entfloh'nes Wort kein Zurück kennt, dass dein Outing zur Trennung führen kann und dass die Statistik nicht auf deiner Seite ist. Wenn die Konsequenzen dir untragbar erscheinen, kann es unter Umständen besser sein, zu schweigen und ein Leben in sexueller Halbzufriedenheit in Kauf zu nehmen. Empfehlen wollen wir diese Lösung nicht. Versetz dich probehalber in die Lage deines Freundes – würdest du wollen, dass er dir aus Angst vor deiner Reaktion einen Wunsch, einen ganzen Aspekt seiner Persönlichkeit verschweigt, der ihm sehr wichtig ist? Wahrscheinlich nicht. Dann hilft nur eins: Augen und Ohren auf und durch.

Dein Freund, das unbekannte Wesen

Im angenehmsten – und gar nicht mal so seltenen – Fall schüttet man dem Partner nach langem Zögern sein Herz aus, nur um festzustellen, dass der Giftschrank des anderen ganz ähnliche Phantasien enthält. Markus berichtet:

> «Irgendwann hab ich dann halt die Frau getroffen, mit der ich dann acht Jahre zusammen war, wo's also ganz wunderbar klappte im Bett. Die hat mir überhaupt erst das alles beigebracht: ganz normalen Sex und wie spaßig das ist. Und so irgendwann in der Mitte gab's dann da so einen Punkt, wo wir einen Abend mit hochroten Ohren verbrachten, wo sie nämlich meinte: ‹Hm, sag mal, da ist doch noch was. Ich bin sicher, da ist noch irgendwas anderes.› Und dann gab es halt diese gegenseitigen Beichten. Da musste ich dann erklären, ja, o. k., ich bin halt Fetischist auf dem und dem Gebiet, und das und das würd ich auch mal gern machen. Hab also ganz lange erzählt, bis sie dann irgendwann meinte: ‹Hm, ja ... ich auch.› Was natürlich ganz toll war, ich traute meinen Ohren nicht. Zwei Tage später kam sie dann an und dann erzählte sie. Und dann war es sehr witzig, da hab ich ein Riesenglück gehabt: Es ergänzte sich total. Und dann haben wir das erst mal ausprobiert, aber alles, was da war! Alles, was wir auch nur irgendwie im Kopf hatten, haben wir probiert. Das war ziemlich heftig und hat einen Heidenspaß gemacht. Da waren wir schon vier Jahre zusammen gewesen, und danach ging's noch vier Jahre weiter.»

Dass der Partner auf vorsichtige Hinweise oder Anspielungen nicht reagiert, muss dabei nichts heißen. Jemand, der sich beim gemeinsamen Fernsehen über Talkshow-Perverse lustig macht, kann ohne weiteres insgeheim Phantasien über unbarmherzige Kerkermeister oder gedemütigte Sportlehrerinnen haben. Viele SMler berichten davon, dass sie sich vor dem Coming-out große Mühe gegeben haben, sich ihre eigentlichen Interessen nicht anmerken zu lassen – ähnlich, wie sich eine unterdrückte Homosexualität manchmal in besonders penetranten Schwulenwitzen äußert. Solange man mit dem Partner nicht klar und unmissverständlich über SM gesprochen hat, kann man einfach nicht wissen, wie er darüber denkt.

Die Bekehrung der Heiden

Es gibt immer wieder Berichte von Paaren, deren eine Hälfte ursprünglich kein großes Interesse an SM-Spielen mitbrachte, sich – manchmal bereitwillig, oft aber erst nach langer und geduldiger Intervention – dann aber doch damit anfreunden konnte. Mit etwas Glück entdeckt der Partner sogar seine eigene Begeisterung an der einen oder anderen Praktik und entwickelt sich, wenn es ganz dumm kommt, eventuell zu einem weit enthusiastischeren SMler, als man selbst einer ist.

> «Ich hatte bisher nur eine einzige Beziehung, wo die Vorzeichen SM vorher feststanden, weil wir uns in so einem Kreis – damals hieß das noch Betroffenenkreis, ist schon ein paar Jährchen her – kennen gelernt hatten. Alle anderen, also drei langjährige Beziehungen waren so genannte normale Beziehungen, wo sich das einfach entwickelt hat. Bei den späteren Beziehungen hatte ich ja schon Erfahrung mitgebracht, da stand ich dann einfach mal in Hand- und Fußfesseln vor der Frau, quasi eine Einladung zum Spielen. Sie meinte so im ersten Moment nur: «Hoppla.» Das war doch irgendwie etwas zu spontan. Ich hab mich dann damit zurückgezogen, war aber auch nicht beleidigt. Später kam sie dann selbst auf mich zu, und so unbeholfen da der Anfang war, war gerade das eine Beziehung, wo mich die Frau nach einigen Jahren in der Intensität überholt hat.» CHRISTOPH

Der Normalfall aber sieht anders aus. Es gibt einfach eine ganze Menge Leute, die mit SM nichts anfangen können. Das bedeutet keineswegs, dass sie nur nicht tief genug in sich gegangen sind und mit ein bisschen mehr Ehrlichkeit sich selbst gegenüber doch noch versteckte Wünsche ans Tageslicht fördern könnten. Es steckt nun mal nicht in jedem Schwulen ein Hetero und in jedem Vegetarier ein Metzger. So schwer es uns fallen mag, uns vorzustellen, dass andere Leute andere Eissorten schmackhafter finden als wir: Es ist nun mal so.

> «Ich mochte meinen Freund, aber er konnte mit SM nun mal beim besten Willen nichts anfangen. Das hat mir das Coming-out auch nicht gerade erleichtert ... irgendwie hatte ich halt doch immer das Gefühl, mich rechtfertigen zu müssen. Letzten Endes ist die Beziehung dann auseinander gegangen, nicht zuletzt deshalb, und danach habe ich mit Begeisterung festgestellt, wie angenehm es ist, wenn dem anderen das, was man gern mag, selber großen Spaß macht, ganz von allein und ohne gutes Zureden. Wenn er es nicht nur dir zuliebe tut, sondern aus eigenem Interesse. Wenn er selber lustige perverse Ideen hat, perversere als die eigenen womöglich. Das würd ich für keinen Kompromiss der Welt eintauschen wollen.»
>
> GISA

Die Chancen, ein für beide Seiten zufrieden stellendes Arrangement zu erreichen, sind eher gering, wenn man Phantasien hat, in denen argentinische Folterknechte eine Rolle spielen. Es gibt genügend SMler, die von «echter» Grausamkeit träumen. Sie wollen zwar einerseits wissen, dass ihr Partner sie liebt, begehrt und achtet, aber beim Sex wollen sie davon bitte schön nichts spüren. Das ist völlig legitim und kann viel Vergnügen bereiten, aber zu dieser Art von Spielen finden sich wirklich nur in der Wolle gefärbte SMler bereit. Selbst wenn es einem in harter Arbeit gelingen sollte, jemanden ohne eigenes Interesse dafür zu rekrutieren, wird das Erlebnis voraussichtlich für beide Seiten mühsam und unbefriedigend ausfallen.

Wer dagegen beispielsweise davon träumt, sich herumkommandieren zu lassen und sexuelle Dienstleistungen zu erbringen, hat – einen leidlich unverklemmten Partner vorausgesetzt – ganz gute Chancen.

> «Nachdem wir uns schon getrennt hatten, sind wir – nach einer kurzen Unterbrechung von ein paar Monaten – noch eine Weile miteinander ins Bett gegangen. Da ist es ihm dann auch leichter gefallen, sich mit meinen Vorlieben auseinander zu setzen, weil der

Druck weg war. Wir hatten zwar weiter Blümchensex, aber als ich eines Tages erwähnt habe, dass ich es zu schätzen wüsste, wenn er mich ein bisschen rumkommandieren würde im Bett, hat er mich nachdenklich angesehen und gefragt: ‹Heißt das, ich könnte jetzt zum Beispiel sagen: Blas mir einen, und du würdest das dann tun?› ‹Im Groben ist es das›, hab ich gesagt. Er war sehr angetan.»

GISA

Den häufig gebrauchten Einwand «Meinen Freund brauch ich gar nicht erst zu fragen, der könnte gar nicht dominant sein – der ist viel zu nett» kann man dabei getrost vergessen. Die meisten SMler sind im Alltag ausgesprochen nette und höfliche Menschen und kehren das zähnefletschende Monster nur auf Wunsch heraus. Wenn der Sex in der Beziehung schon vor Jahren den Weg alles Irdischen gegangen ist, sind die Chancen auf Wiederbelebung mit oder ohne SM allerdings verschwindend gering.

Wie anfangen?

Einerseits ist es günstig, sich vor dem großen Geständnis so weit wie möglich mit den eigenen Vorlieben anzufreunden. Wer selbst von Scham und Schuldgefühlen wegen seiner Wünsche geplagt wird und sie nur stotternd und unter heftigem Erröten formulieren kann, dem wird es kaum gelingen, sie jemand anderem als erstrebenswerte Bereicherung des Sexuallebens darzustellen. Das einfachste Mittel, um unbefangen über die eigenen Vorlieben sprechen zu lernen, ist der Kontakt zu anderen SMlern. Im Vorfeld ein paar Mal zu SM-Treffen zu gehen kann diesem Plan also durchaus förderlich sein. Auf der anderen Seite wird es später schwierig, wenn man dem Partner zu weit voraus ist. Je weiter die eigenen Erfahrungen, Erwartungen und der eigene Informationsstand sich von denen des Partners entfernen, desto größer ist die Gefahr, dass er sich mit der Dampfwalze überfahren fühlt und dass man nicht mehr die nötige Geduld mit ihm aufbringt.

So verlockend es erscheinen mag, den Partner quasi ganz von allein auf sexuelle Vorlieben aufmerksam zu machen, indem man auffällig-unauffällig ein Exemplar der *Schlagzeilen* oder ein SM-Buch herumliegen lässt und darauf wartet, dass er das Thema von sich aus zur Sprache bringt: Dieser Plan ist aus der Feigheit und nicht aus der Diplomatie geboren. Die umgekehrte Variante, mit der man sich vor einer Aussprache drücken kann, ist auch nicht empfehlenswerter: Wer Peitschen, Handschellen oder «Domina-Outfits» verschenkt, wird damit wahrscheinlich ebenso baden gehen wie alle, die ihre Partner ohne Vorwarnung ans Bett fesseln, um ihnen Salatgurken ins Hinterteil zu stecken. Natürlich kann man dem Partner beim Sex mal probehalber die Hände festhalten oder ihn spielerisch herumkommandieren. Hat man eher passive Gelüste, wird die Sache aber schon schwieriger. Am Reden führt letztendlich sowieso kein Weg vorbei – wer beim SM mit nonverbalen Andeutungen auskommen will, sollte vorher lernen, ein Verkehrsflugzeug durch bloße Willenskraft zu steuern.

Du hast deinem Freund gerade von deinem Interesse an SM erzählt. Was jetzt?

- Du brauchst Geduld, und zwar Geduld im Rahmen von Monaten, nicht von Tagen. Kipp ihm nicht sofort eine Riesenportion angestauter Vorstellungen über den Kopf.
- Setz nicht zu viel voraus. Du selbst hast dich jahrelang mit deinen Phantasien auseinander gesetzt, hast Bücher darüber gelesen und womöglich andere SMler kennen gelernt. Für ihn ist das Thema nagelneu. Alles, was er darüber wissen kann, ist der übliche Medienunfug. Sieh es ihm nach, wenn er nicht besonders begeistert reagiert oder im ersten Schreck unbedachte Dinge sagt.
- Leg ein paar Bücher und Infomaterialien bereit, aber dräng ihn nicht dazu, sie zu lesen. Wenn er sich damit befasst, dann aus freien Stücken. Nicht ungeduldig werden, wenn es bis dahin

Wochen oder auch Monate dauert. Einige Literaturtipps gibt es am Ende dieses Kapitels.

- Konzentrier dich ganz darauf, deinem Partner das Gefühl zu geben, dass es um gemeinsame Experimente geht, die Spaß machen sollen.

Und wie geht es jetzt weiter?

- Nimm ihn bei Gelegenheit mit zu einem Treffen mit anderen SMlern. Allerdings nur, wenn du die Leute bereits kennst und sie dir sympathisch sind. Mit eigenen Augen zu sehen, dass SMler exakt wie normale Menschen aussehen und sich auch so benehmen, anstatt ganztags in Gummianzügen auf dem Boden umherzurobben, kann Wunder wirken. Ein loses Treffen – Munch, Kneipenabend, Kinobesuch, private Geburtstagsparty mit SMlern und Nicht-SMlern – ist günstig; SM-Partys dagegen eignen sich zum Beruhigen skeptischer Partner nur schlecht.
- Gemeinsames Ansehen von SM-Pornos ist kein guter Plan. Jemand ohne eigenes Interesse am Thema und ohne Erfahrungen hat keine Möglichkeit festzustellen, was in diesen Filmen halbwegs ernst gemeint ist und was bloße Inszenierung ist. Laien vor SM-Pornos sind wie kleine Kinder im Kasperletheater, die entsetzt «Vorsicht, Kasperle!» rufen, wenn das böse Krokodil die Bühne betritt.
- Wenn du beim ersten Spiel auf der aktiven Seite bist: Versuch, sehr wenig SM mit sehr viel von dem zu verbinden, was ihm am meisten Spaß macht. Benutz möglichst wenig Werkzeug und am besten vertraute Gegenstände, also lieber die Holzwäscheklammern, den Rasierpinsel und die bloße Hand als den Elektrostimulations-Buttplug, das Chirurgenbesteck und die Nilpferdpeitsche.
- Wenn du beim ersten Spiel auf der passiven Seite bist: Versuch, nicht die ganze Zeit «Das macht er ja doch nur mir zuliebe» zu

denken. Auch die Gedanken «Das soll es jetzt also sein?», «O Gott, das klappt doch nie» und «Hätt ich bloß niemals davon angefangen» sind tabu.

- Nicht gleich den Mut sinken lassen, weil die ersten paar Spiele mit dem, was in deinen Phantasien passiert, wenig zu tun haben. Die ersten SM-Erfahrungen sind wie die ersten Erfahrungen mit Sex überhaupt – bei vielen dauert es ziemlich lange, bis sie den Bogen wirklich raushaben.
- Kommt er schließlich nach reiflicher Überlegung und einigen Experimenten (nicht gleich nach dem ersten Mal) zu dem Schluss, dass er dir deine Wünsche nicht erfüllen kann, solltest du das respektieren. Es gibt jede Menge Menschen, in deren sexueller Vorstellungswelt auch die unschuldigsten SM-Phantasien einfach nicht vorkommen. Wenn es nicht geht, dann geht es eben nicht. Plan B tritt in Kraft.

Dein Freund hat dir gerade von seinem Interesse an SM erzählt. Was jetzt?

- Wenn er dir versichert, der Sex mit dir habe ihm immer Spaß gemacht, dann meint er das auch so. Betrachte seinen neuen Vorschlag nicht als Kritik an euren bisherigen Praktiken. Freu dich lieber, dass er den Mut gefunden hat, dir zu sagen, was er gern sonst noch ausprobieren würde.
- Vergiss alles, was du bisher über SM gehört oder gelesen hast. Streich jede Erinnerung an Talkshows mit Leuten, die beim Sex gern lebende Maulwürfe essen, aus deinem Gedächtnis. Mit der Realität und mit den Phantasien deines Freundes hat das alles herzlich wenig zu tun.
- Es gibt keine Verpflichtungen beim SM, keine Praktiken oder Kleidungsstücke, die «einfach dazugehören». Sollte sich herausstellen, dass ihr am liebsten ein Planschbecken mit warmem Grießbrei im Schlafzimmer haben wollt, ist das ganz allein eure Sache.

- Es wird nicht ab sofort alles ganz anders. Dein Freund ist immer noch der Gleiche wie vorher, du kennst ihn nur besser. Vor allem werdet ihr auch weiterhin noch ganz normalen Sex haben. Wenn er dir mitteilt, dass er scharfes Essen schätzt, meint er damit ja auch nicht, dass du in Zukunft an alle Mahlzeiten Tabasco geben sollst.
- Du solltest seinen Wunsch nicht einfach abtun. Die Sache ist ihm wichtig, und es hat ihn bestimmt nicht wenig Überwindung gekostet, mit dir darüber zu sprechen. «Sorry, Baby, damit kann ich halt nichts anfangen» darf nur sagen, wer sich tatsächlich damit auseinander gesetzt hat.

Und wie geht es jetzt weiter?

- Lass dich auf keinen Fall drängeln.
- Lass dir seine Phantasien so genau wie möglich schildern und lass dich nicht irritieren, wenn das nicht einfach für ihn ist. Es ist vermutlich das erste Mal, dass er diese Phantasien überhaupt in Worte fassen soll. Wahrscheinlich hat er nur eine sehr vage Vorstellung davon, was ihm gefallen könnte. Gemeinsames Geschichtenlesen kann da weiterhelfen.
- Wenn er dir ungefähr erklären kann, was ihn an SM reizt, setz dich in Ruhe hin und lass deine Phantasie spielen. Gibt es irgendein Szenario, in dem du dir vorstellen könntest, selbst Spaß an der Sache zu finden? Lass dich auf nichts ein, was dir ganz und gar uninteressant oder unsympathisch erscheint, das führt zu nichts. In irgendeinem Punkt werden sich eure Phantasien schon berühren, und von da aus kann man weitersehen.
- Wenn du Lust hast, lies das eine oder andere Buch über SM. Am Ende dieses Kapitels finden sich ein paar Empfehlungen.
- Wenn es sich irgendwie einrichten lässt, unterhalte dich mit jemandem, der schon mal in einer ähnlichen Situation war. Örtliche SM-Gruppen sind in der Regel gern behilflich, und auch in manchen Internet-Chats sind die Leute zum Reden bereit.

- Vor dem ersten Spiel: Mach dir keine Sorgen, wenn du Lampenfieber hast – das liegt nicht daran, dass du dich mit etwas befasst, von dem du vor drei Wochen noch keine Ahnung hattest. Selbst Leuten, die ihre ersten SM-Phantasien schon im Laufställchen hatten, ergeht es nicht anders.
- Nach dem ersten Spiel: Mach dir keine Sorgen, falls das Spiel nicht so befriedigend ausgefallen sein sollte, wie ihr euch das vorgestellt habt. Vermutlich war er damit beschäftigt, «Das macht sie nur mir zuliebe» zu denken, während du durch den Gedanken «Ich mach bestimmt alles falsch, und eine richtige Sadomasochistin würde es ihm ganz anders besorgen» gehandicapt warst.
- Wenn es dir nach einigen Anläufen (nicht gleich nach dem ersten Mal) partout nicht gelingen sollte, an dem Gefallen zu finden, was ihm vorschwebt, geh in dich: Sind es die Sorgen drumherum, die dich daran hindern, Spaß zu haben? Oder deckt sich der Vorrat deiner Phantasien tatsächlich in keinem Punkt mit seinen? Ersteres ist harmlos und lässt sich durch Abwarten, Üben und gutes Zureden beseitigen. Letzteres ist ernst zu nehmen. Wenn es nicht geht, dann geht es eben nicht.

Plan B

Nun steht man da mit seiner Beziehung, die an und für sich ganz gut ist … allein das mit dem SM klappt nicht. Schwierige Sache, das. Je nachdem, wie die eigene Moralität gestrickt ist und wie wichtig einem selbst die SM-Geschichte ist, gibt es verschiedene Möglichkeiten, weiter zu verfahren:

Kalt duschen und Sport treiben

Du entscheidest dich für deinen Partner und versuchst, möglichst wenig an SM zu denken. Lass dir dazu gleich sagen: In der Regel funktioniert das nicht. Zumal, wenn er oder sie davon nichts mehr hören mag und du deine Phantasien weiter heimlich kultivieren musst. Zum einen kann diese Heimlichkeit zum Keil zwischen euch beiden werden. Zum anderen nimmst du dich und einen wichtigen Teil deiner Sexualität so weit zurück, dass das wahrscheinlich nicht auf Dauer gut gehen kann. Wir raten definitiv von dieser Lösung ab.

> «Ich hatte ja schon mal die Möglichkeit, mit einem normalen Mann zusammen zu sein, der mir auch die Möglichkeit geboten hat, mich auf Feten auszuleben, wenn ich nur bei ihm bleiben würde, und ich hab mich da eindeutig gegen entschieden. Weil ich denke, das ist ein sehr wichtiger Teil von mir, und wenn er den nicht verstehen kann, dann kann er mich nicht verstehen. Das ärgert mich heute noch, das ist einer der tollsten Männer, die ich kenne, aber es hätte nichts gebracht.» KIRSTEN

Was er nicht weiß, macht ihn nicht heiß

Du bleibst bei deinem Partner, weil er so toll ist, und verwirklichst deine SM-Phantasien mit jemand anderem, ohne dass dein Partner etwas davon weiß. Man könnte sagen, du hintergehst ihn. Man könnte aber auch sagen: Du holst dir, was du brauchst, und nimmst ihm dabei nichts weg. Überprüf vorher gut, welche Interpretation wirklich deiner Auffassung entspricht – nichts wäre blöder, als wenn du ihn betrügst und hinterher dann selbst nicht damit klarkommst.

Tolerantes Pärchen ...

Nein, hier geht es ausnahmsweise nicht um den klassischen flotten Dreier, sondern darum, dass es durchaus Partnerschaften gibt, in denen Sexualität mit anderen kein Tabuthema ist. Wenn dein Partner zwar mit SM nichts anfangen kann, er aber nicht möchte, dass du ihm zuliebe auf die Erfüllung deiner sexuellen Bedürfnisse verzichtest, steht der Einstellung einer Hormonhaushaltshilfe prinzipiell nichts mehr im Wege.

Sag zum Abschied leise Servus

Sexualität ist dir wichtig. Und weil SM ein wichtiger Teil deiner sexuellen Phantasien ist, willst du nicht länger darauf verzichten. Eine Zweitbeziehung oder Sex außerhalb der Beziehung kommt da erst recht nicht in Frage. Partnerschaft ist für dich ein All-inclusive-Paket, und wenn das mit dem Sex nicht klappt, kann für dich auch die Beziehung nicht mehr klappen. Nun denn: Sag Lebewohl, es war schön mit dir. Die Schuld daran hast weder du, weil du schmutzige Phantasien hast, noch hat sie dein Partner, weil er dir deine Wünsche nicht erfüllt hat.

Einen Partner finden ...

Einen Partner zu finden ist fast so schwer, wie eine gute Putzfrau aufzutun. Das gilt für begeisterte Anhänger der Missionarsstellung ebenso wie für SMler. Und die meisten sehnen sich nach einem Partner, mit dem sie mehr als nur eine Nacht teilen können. Insgesamt empfiehlt es sich, eine entspannte Haltung zu dem Thema einzunehmen. Natürlich ist die Sehnsucht oft groß, und vielleicht ist es dir gerade jetzt besonders dringend, endlich mal SM in der Praxis zu erleben. Aber wer zu sehr sucht, findet ja in der Regel doch nicht und wirkt eher verzweifelt als attraktiv. Und oft erwischt man dann aus reiner Verzweiflung den Falschen. Gut Ding will eben Weile haben, und wenn's mit dem Paaren diesen Monat nicht klappt, dann vielleicht nächsten. Wenn nicht, ist das auch kein Beinbruch – immerhin sind wir als Menschen ja privilegiert und haben nicht nur zwei Monate im Jahr Paarungszeit.

Die Partnersuche für Sadomasochisten ist zum Glück nicht

ganz so schwer, wie sorgenvolle Neulinge und ahnungslose Zeitschriften gern vermuten. Ganz allgemein erweist es sich ja für die Partnerfindung als günstig, den eigenen Bekanntenkreis mit Menschen anzureichern, die ähnliche – sexuelle und sonstige – Interessen haben. Auch bei den Schwulen führt die Tatsache, dass sie nur wenige Prozent der Gesamtbevölkerung ausmachen, ja nicht direkt dazu, dass sie ein einsames Leben führen. Manches kann sogar einfacher als früher sein:

> «Ich finde normalen Sex zunehmend komplizierter. Erst muss man sich mühsam durch dezente Andeutungen einig werden, dabei aber die ganze Zeit glaubhaft vortäuschen, man wollte nur ins Kino, reden, spazieren gehen. Dann steigt man miteinander ins Bett ohne irgendeinen Plan. Man hat keine Ahnung, ob der andere überhaupt die gleichen Dinge lustig findet – auch bei den ganz normalen Praktiken gibt's da ja allerhand Variationen. Nee, man soll alles hübsch erraten, konkrete Hinweise gelten als unfein. Und hinterher wird schon gar nicht drüber gesprochen, was verbesserungsfähig war, was weniger lustig und was man unbedingt wieder machen möchte.» STEPHANIE

Der Satz, den SMler auf Partnersuche wie ein Mantra vor sich hin murmeln sollten, lautet jedenfalls: Für SMler gelten die gleichen Regeln wie für den Rest der Welt. Kaum eine Frau verfällt vor Glück gleich in Duldungsstarre, wenn man ihr erklärt, fortan ihr unbarmherziger Meister sein zu wollen. Wer sich wildfremden Leuten mit dem Satz vorstellt, er sei der Martin und würde sich gern in Frauenkleider stecken lassen, macht sich damit nicht wesentlich interessanter als jemand, der im ersten Satz seine Modelleisenbahn erwähnt. Wie oft hört man jemanden in einer normalen Kneipe sagen: «Hallo, ich heiße Christian und lasse mir gern einen blasen.»? Selten, und das aus gutem Grund.

Eine typische Anfrage von jemandem, der glaubt, dass beim SM grundsätzlich andere Naturgesetze gelten, sieht so aus:

Hallo,
Ich möchte gern erfahren, ob es Möglichkeiten gibt, Frauen kennen zu lernen, die daran interessiert sind, Männer in einem Keuschheitsgürtel zu halten.
Vielleicht könnt ihr mir ja weiterhelfen …

Genauso sinnvoll wäre es gewesen, zu fragen, wo man Frauen kennen lernen kann, die Interesse an Sex haben. Beherrscht euch, Jungs. Stellt keine so dämlichen Fragen. Ihr seid nicht mehr vierzehn. Wenn man einen Job finden will, schreibt man auch nicht an die Personalabteilung, man wolle gern viel Geld verdienen, mit freundlichen Grüßen, Strübel. Natürlich ist der Wunsch, Geld zu verdienen, einer der Hauptgründe für die Jobsuche, und natürlich ist der Wunsch, flachgelegt zu werden, einer der Hauptgründe für die Partnersuche. Aber der direkte Weg führt in keinem der beiden Fälle zum Ziel.

Im normalen Leben

Wenn man sich als SMler im normalen Leben in jemanden verguckt, dessen sexuelle Orientierung noch ungewiss ist, wird es immer wieder die gleiche Szene geben: Man nimmt Anlauf und springt. «Hab ich dir eigentlich schon erzählt, dass ich …» – so oder so ähnlich läuft es dann ab, und wir sagen nicht, dass es nicht mühsam ist, das immer wieder zu erklären.

Hilfreich wäre es, wenn wir allgemein, und nicht nur in den sexuellen Subkulturen, eine aufgeschlossenere sexuelle Gesprächskultur hätten. Aber eine solche muss erst noch etabliert werden – zum Beispiel von dir. Die Mühe des Erklärens können wir leider niemandem abnehmen. Wir können lediglich versprechen, dass man da zum einen eine gewisse Routine erlangt, dass es einem in der Regel zunehmend leichter fällt, darüber zu sprechen – und dass es besser ist, gleich mit der Sprache rauszurücken, ehe man einen Haufen großer Gefühle und den Bausparvertrag von Omi investiert hat. Denn wenn du dich nicht ziemlich bald traust zu sagen, was Sache ist, kann es dir passieren, dass du gleich wieder an den Beginn dieses Kapitels springen musst: «Wie sag ich's meinem langjährigen Partner?» Und so weit sollte man es gar nicht erst kommen lassen. Also immer raus mit der Sprache: Schließlich kann man ja auch Glück haben, und es sitzt einem jemand gegenüber, der genauso viel Spaß an lustigen Quälereien hat und sich nur nicht traut, es zu erzählen. Alles schon da gewesen.

> «Meine Partnerinnen habe ich ausschließlich außerhalb der SM-Subkultur gefunden. Einmal sind wir uns per Brief näher gekommen, einmal war es meine beste Freundin, mit der es nur ein One-Night-Stand werden sollte, und einmal lief sie mir auf einem Zeltplatz entgegen, und es knallte … Das Thema bringe ich zur Sprache, indem ich sage, was ich will. Also ich sage nicht: ‹Hey, ich stehe auf SM›, sondern: ‹Soll ich dich ans Bett fesseln?›» CHRIS

… unter SMlern

SMler sind auch Menschen. Und deshalb mag nicht jeder SMler jeden anderen. Verliebt man sich in einen anderen SMler, fällt der Aufklärungsunterricht – was ist SM, ist das ansteckend etc. – angenehmerweise weg. Man muss nicht fürchten, dass man dem anderen das halbe Archiv für Sexualwissenschaft zum Lesen herbeischaffen muss, und man braucht auch keine Angst zu haben, als SMler in die Pfui-Ecke gestellt zu werden. Häufig finden sich große Parallelen im Lebenslauf, allein schon wegen des fast obligatorischen Haderns mit der eigenen Sexualität, das dem Coming-out oft vorangeht.

Das heißt aber nicht, dass nicht zu Beginn ebenfalls eine Menge zu besprechen wäre: SM ist nun einmal so vielfältig, wie Sexualität eben ist, und vielleicht sogar noch ein bisschen mehr. Deshalb und weil es da noch so etwas wie «Chemie» gibt, klappt es auch unter SMlern nicht immer – wer Schmerzen verabscheut, wird mit einem Partner, der nun einmal auf das Zufügen von

Schmerz steht, nicht glücklicher werden als jemand, der mit seiner Frau siebenmal am Tag schlafen will, während sie eher einmal die Woche anvisiert. Eigentlich eine Selbstverständlichkeit: Auch innerhalb der SM-Szene gibt es verschieden große sexuelle und persönliche Kompatibilitäten, und etwas anderes anzunehmen wäre so, als ginge man davon aus, dass alle Einzelhandelskaufleute gut miteinander können. So einfach ist es leider nicht: Selbst wenn die persönliche Chemie stimmt, kann die sexuelle Seite zum Desaster werden.

Umgekehrt sollte man auch nicht unbedingt versuchen, eine feste Beziehung nur aufgrund gemeinsamer sexueller Vorlieben aufzubauen. Eine reine Spielbeziehung wäre hier angebrachter und erspart sicher einige Enttäuschungen. Man sieht: Bei SMlers zu Hause wird auch nur mit Wasser gekocht. Im Grunde kommt es unter SMlern genauso häufig – oder selten – zu einem echten Verlieben wie in anderen Gruppen, am Arbeitsplatz oder im Sportverein. Und obwohl so manche Anfangsschwierigkeit unter SMlern wegfällt oder zumindest kleiner ist: Die Risiken und Nebenwirkungen sind die Gleichen in Grün.

... über Kontaktanzeigen

Kontaktanzeigen erfreuen sich überall zunehmender Beliebtheit – warum sollte das bei SMlern anders sein? Allerdings scheinen Kontaktanzeigen allgemein große Frustrationen und relativ geringe Erfolgsquoten mit sich zu bringen – nach Angaben der *Schlagzeilen* erhalten 60 Prozent der dort inserierenden Männer erst gar keine Antwort auf ihre Anzeigen. Und auch Frauen sind nicht unbedingt glücklicher mit den Ergebnissen.

> «Kontaktanzeigen ... versprechen viel, halten nichts. Ich hab sowohl welche aufgegeben als auch auf welche geantwortet. Ich überleg grade, ich kenn jede Menge Leute, die sich übers Netz kennen gelernt haben, aber ich kenn eigentlich keinen, der über Kontaktanzeigen jemanden gefunden hat. Man liest ja ab und zu in den

Schlagzeilen von Paaren, die sich über Kontaktanzeigen gefunden haben ... aber wenn du als Frau eine Kontaktanzeige aufgibst, kannst du damit rechnen, dass du zwei-, dreihundert Antworten kriegst. Davon sind hundertfünfzig Serienbriefe, die die Männer irgendwann mal geschrieben haben und wo sie nur noch die Chiffrenummer ändern. Wenn du Glück hast, sind fünfzig ein bisschen auf dich zugeschnitten. Davon fallen dann aber schon wieder dreißig altersmäßig weg: viel zu jung oder viel zu alt. Dann fallen zehn weg, die einfach nur auf alles antworten – wenn du zum Beispiel einen dominanten Mann gesucht hast, sind da bestimmt zehn drunter, die devot sind. Bleiben noch zehn. Und diese zehn sind nicht unbedingt spannend. Die waren immer nett und lieb, aber nicht mein Fall, so richtig gefunkt hat's da nicht.» KIRSTEN

Vereinzelt hört man zwar von guten Erfahrungen mit Kontaktanzeigen, aber in der Regel scheint es doch eher so zu sein, dass man sich eine Menge Hoffnungen und Arbeit macht, die meist zu nichts führen:

«Das war eine wichtige Erfahrung für mich, und ich bin zu dem Schluss gekommen, dass ich das nicht mehr mache. Ich hab festgestellt, dass das unendlich schwierig ist mit diesen Kontaktanzeigen. Du kriegst halt einen Riesenberg von Zuschriften als Frau und versuchst die nach irgendwelchen Maßstäben auszusortieren, weißt gar nicht, welche das eigentlich sein sollen ... manchmal ist es sehr eindeutig, aber letztendlich ... Ich fand das total anstrengend. Ich hab mich mit einigen Leuten getroffen und hab festgestellt, dass mir nicht einer von denen zusagt. Es sei denn, ich wär nicht so wählerisch, ich bin aber wählerisch. Ich weiß, was ich will, und das per Zufall zu finden ist eigentlich sehr unwahrscheinlich. Diese Männer, die sich dir so anbieten auf die Schnelle, das sind ganz oft superunerfahrene Männer, das sind welche, die SM so probieren wollen, die in irgendwelchen Beziehungen zu Hause sind und mal gucken ...» ANDREA

Natürlich können wir nicht sagen: Man findet mit Kontaktanzeigen niemals den richtigen Partner. Aber wer mit Kontaktanzeigen Erfolg hat, ist meist nicht mehr ganz unerfahren und eher auf der

Suche nach einer Spielbeziehung. Zur Partnersuche für Neulinge scheint es uns die am wenigsten spaßige Variante zu sein. Man bekommt entweder gar keine oder viel zu viele Zuschriften, trifft sich mit Leuten, bei denen sich nach drei Minuten herausstellt, dass sie ganz anders sind, als ihre Selbstbeschreibung einen glauben machte, und kommt nur selten zum Ziel. Chats und Treffen mit anderen SMlern sind da wesentlich unterhaltsamer und Erfolg versprechender; vielleicht auch, weil sie etwas näher am natürlichen Paarungsverhalten liegen (sehen, beschnuppern, fortpflanzen). Und selbst wenn es dabei jahrelang nicht klappen sollte, hat man doch auf dem Weg schon eine ganze Menge Spaß gehabt und Freundschaften geschlossen.

Wer sein Glück in Kontaktanzeigenforen versuchen will, wird im Internet z. B. unter www.schlagzeilen.com, www.zarthart.com, www.bittersweet.ch, www.lustschmerz.com oder www.peitsche.de fündig. Bei den Printmedien sind hier wieder mal vor allem die *Schlagzeilen* zu empfehlen; natürlich kann man aber auch in einem ganz normalen Stadtmagazin mit einer BDSM-Anzeige Erfolg haben.

... im Internet

Die gute Nachricht zuerst: In sieben Jahren Internet haben wir persönlich eine ganze Reihe von Paaren vom Sich-Finden bis zum Traualtar beobachtet, drei davon sogar Transkontinentalbeziehungen, und unzählige weitere kurz- oder langfristige Beziehungen entstehen sehen. Nicht zuletzt hat sich ein gewisses Autorenpaar im Internet kennen gelernt und sich in der Folge entschlossen, dieses Buch zu schreiben. Die schlechte Nachricht: Auf jedes dieser glücklichen Paare kommt eine ganze Menge, bei denen es nicht geklappt hat. Ganze Dissertationen sind noch über das Verlieben im Internet zu schreiben, denn es ist ein Phänomen, das sehr häufig auftritt und auch die Skeptischsten und Vorsichtigsten erwischen kann.

Im Netz ist nämlich genau das, was man als so angenehm empfindet, gleichzeitig eine böse Falle: Die Tatsache, dass man aufgrund der Anonymität recht schnell sehr offen über Dinge spricht und sehr bald das Gefühl hat, sich dem (eigentlich fremden) Gegenüber anvertrauen zu können, führt besonders bei Chat-Anfängern oft dazu, dass man auf dieses Gegenüber sehr viele Wünsche projiziert, die der andere gar nicht erfüllen kann. Man sieht eben nur einen kleinen Ausschnitt einer kompletten und komplexen Persönlichkeit – und wie beim Sehsinn füllt das Gehirn die Lücken auf. An sich ist das ein sehr nützlicher Vorgang – nur leider haben wir im Internet weniger Korrekturmöglichkeiten als im richtigen Leben und wesentlich weniger Anhaltspunkte. So kommt es dann, dass man sich noch nie so gut verstanden gefühlt hat wie bei diesem Mann, dass das Herz plötzlich höher schlägt, wenn sein Nickname im Chat auftaucht, dass man die Nächte durchchattet und selbst die finstersten Kindheitserlebnisse zum Besten gibt. Irgendwann beschreibt man sich gegenseitig: Er sagt, er sei 1,80 groß, habe dunkle Haare und blaue Augen. Auch hier ergänzt das Hirn ganz gern, und so bastelt man sich einen gut aussehenden Kerl im Kopf zurecht, der mit sympathischen körperlichen Attributen ausgestattet ist. Was der Kerl vielleicht nicht erwähnt hat: Er schielt, hat einen nervösen Zwinkertick und braune Zähne. Jemand, den man online ganz charmant, erotisch, niedlich, süß oder sexy findet, kann sich in der Realität durchaus als unsexy, langweilig, hässlich oder ungewaschen herausstellen. Es kann sein, dass er komisch riecht und fettige Haare hat, es kann sein, dass er eine ausgesprochen unsympathische Art hat, seinen Kaffee zu rühren, es kann sein, dass die erotisch-coole Dame aus dem Chat bei jeder Bemerkung ein unerträglich hysterisches Kichern von sich gibt. Oder dass der Funke schlicht und ergreifend nicht überspringt. Ebenso kann es sein, dass ein Mensch, der online rasend unterhaltsam ist, im richtigen Leben das Maul nicht aufkriegt. Das heißt nicht, dass er sich online verstellt. Vielleicht fällt es ihm dort einfach leichter, seine Schüchternheit zu überwinden. Aber die Diskrepanz zwischen RL und Netz ist eben da. Es gibt tausend Gründe, warum das erste Treffen enttäuschend sein kann, und man sollte darauf vorbereitet sein, dass der Online-Prinz oder die Traumfee im richtigen Leben weit von dem Bild entfernt ist, das sich aufgrund des Online-Auftretens im eigenen Kopf geformt hat.

> «Das erste Treffen war flabberghasting ... später sagte meine Freundin, sie habe ihn gesehen und sofort und einzig und allein das Wort ‹birnenförmig› gedacht. Und in der Tat, diese Assoziation war nicht ganz abwegig – zwar wirkte er weder so verlockend noch süß wie eine dieser reifen Früchte, doch, ja, die Form stimmte. Er hatte sich selbst als ein Meter achtzig und recht athletisch beschrieben – ich überragte ihn um einige wenige Zentimeter, doch er glich das durch seinen Bauchring, sein fliehendes Kinn und sein bereits spärlicher werdendes Haar spielend aus. Ich will hier nicht böse sein, aber er war in etwa so athletisch wie eine halb volle Gummiwärmflasche und etwa so einsachtzig wie ich, wenn nicht sogar weniger. Nach recht kurzer Zeit stellte sich überdies heraus, dass seine sexuellen Erfahrungen, von denen er mir erzählt hatte, rein virtueller Natur gewesen waren und er eine Jungfer. Nun ja. Mein erster Gedanke war ‹Auf die Knie› oder so was Ähnliches. Wir umarmten uns – er mich herzlich, ich ihn halbherzig. Seine Wohnung war kleiner als meine, dafür aber hässlicher. Er bekochte, betüddelte und umwarb mich, er wäre ein wunderbarer Haushaltssklave, dacht ich immer. Zuvor hatte ich, nichts ahnend und doch mit allem rechnend, noch überlegt, ob ich seinem Strumpfhosenfetisch und überhaupt ihm sexuell entgegenkommen sollte ... er wirkte nicht unanziehend im IRC ... aaaaaaaaber daran war – zumindest von meiner Seite – kein Gedanke mehr zu verschwenden, nachdem ich ihn gesehen hatte.» INGA

Wenn die Seifenblase zerplatzt, kann der Katzenjammer recht groß sein. So mancher hat schon einen ausgewachsenen Liebeskummer erlebt wegen einer Person, die er noch nie von Angesicht zu Angesicht gesehen hat. Deshalb gilt: Wer das Netz zur Partnersuche nutzen will, muss lernen, sich der Tücken des Netzes bewusst zu werden und die Ergänzungen im Hirn zu meiden bzw. als solche zu sehen.

Ein paar Tipps fürs Netz:

- Geh ins Netz, um dich zu unterhalten, und nicht nur, um einen Partner zu finden.
- Anmachen, die du nie über die Lippen bringen würdest, taugen auch im Netz recht wenig. Mit dem Satz «Ich will ihn dir reinrammen, du Schlampe» wurde noch selten ein unterhaltsames Gespräch eröffnet.
- Wenn du merkst, dass sich in dir Gefühle regen, sieh zu, dass du einen Reality-Check machst. Wie der bei dir aussieht, musst du selber herausfinden: Vielleicht tauscht ihr Fotos, vielleicht trefft ihr euch auf einen Kaffee, vielleicht musst du dir selber nur ein bisschen Vernunft einreden, vielleicht etwas weniger online gehen. Jeder hat da so seine Methoden.
- Wenn du dich RL mit jemandem triffst: Erwarte nichts oder zumindest wenig.
- Im Netz entsteht allerhöchstens Freundschaft. Die Liebe überlässt man besser dem RL.
- Wenn deine Seifenblase zerplatzt, beschuldige nicht dein Gegenüber – die meisten Leute täuschen online nicht vorsätzlich. Du hast dir dein Traumbild ausgemalt. Nun sieh zu, wie du mit der Enttäuschung fertig wirst.

Blind Date mit einem alten Bekannten

Diese Tipps sind zwar in erster Linie auf Internetbekanntschaften zugeschnitten, taugen aber auch ganz gut, wenn man sich über eine Kontaktanzeige, aus einem Briefwechsel oder nur vom Telefon kennt. Vor dem ersten Treffen sollte man überlegen, ob man sich nicht lieber im Schutz der Masse, etwa zu einer öffentlichen

Veranstaltung, verabredet, anstatt gleich ein 1:1-Date auszumachen. Aus irgendeinem Grund scheint es vielen Leuten weniger bedrohlich, sich mit Unbekannten zu verabreden, als sich auch nur ein einziges Mal zu einem größeren Treffen in ein Café zu wagen. Auch Partys sind prima geeignet, sich einmal unverbindlich zu beschnuppern, und sie bieten den Vorteil, dass man sich Gesprächen auch entziehen kann, wenn man das möchte. Wenn sich keine solche Möglichkeit bietet, ist es gut, zumindest ein paar Vorkehrungen zu treffen.

Geordneter Rückzug

Um aus einer Enttäuschung kein Drama zu machen, sollte man sich vorab eine einfache, unspektakuläre Rückzugsmöglichkeit sichern. Man kann zum Beispiel von vornherein ein recht kurzes Treffen planen (weil man danach noch einen Termin hat), und wenn es nett ist, kann man ja noch verlängern (den imaginären Termin absagen). Treffen in fremden Städten, zu denen man extra anreisen muss, sollte man mit anderen Plänen dort verbinden: Durchreise auf dem Weg woandershin oder ein Besuch bei alten Freunden bietet sich an. Das nimmt dem Date den «Jetzt bin ich extra fünfhundert Kilometer weit angereist»-Druck. Auf jeden Fall sollte man sich schon vorher überlegen, wie man sich im Falle spontaner Abneigung elegant aus der Affäre zieht.

Was du nicht willst, dass man dir tu ...

... darauf lass dich auch nicht ein. Eigentlich eine Selbstverständlichkeit für zurechnungsfähige Personen, aber wir sagen es trotzdem: Lass dich zu nichts überreden, was du nicht wirklich willst. «Jetzt bin ich so weit gefahren, und nach zwei Stunden gehst du schon wieder» ist ebenso wenig ein Grund, mit jemandem mehr Zeit zu verbringen, als man möchte, wie «Aber ich bin doch nur heute in der Stadt» kein Grund sein sollte, mit ihm sofort ins Hotel zu gehen. Mach ihm keine Szene, aber bleib bestimmt. Wenn er etwas möchte, das du nicht willst, hat er Pech gehabt. Punkt. Damit ersparst du dir unter Umständen einen mächtigen Katzenjammer. Dasselbe gilt auch für Folgetreffen: Wenn dir ein Treffen genug war und du den Typen oder die Frau nicht wieder sehen willst, dann sag ihm/ihr das – nicht unbedingt sofort, aber doch recht bald und auf höfliche Weise.

Wie man Ärger vermeidet …

Es gibt verschiedene Möglichkeiten, sich abzusichern, die man nach Belieben miteinander kombinieren kann. Das Treffen sollte am besten tagsüber an einer gut besuchten Örtlichkeit – zum Beispiel in einem Café in der Innenstadt – stattfinden. Es gibt keinen vernünftigen Grund, sich auf einem einsamen Autobahnparkplatz oder an der derzeit geschlossenen Eislaufbahn zu treffen. Das empfiehlt sich übrigens ganz generell: Bei Treffen in der eigenen Wohnung ist es verdammt schwierig, eine Nervensäge einfach hinauszukomplimentieren (wenn man ihm oder ihr leichtfertig eine Übernachtungsgelegenheit angeboten hat, beißt man sich jetzt ins Bein). Man sollte sich immer die Option offen halten, selbst einfach zu gehen. In der eigenen Wohnung ist das nicht drin. Es ist auch nicht unbedingt ratsam, beim ersten Treffen Alkohol zu trinken – man selbst wird dabei unvorsichtiger, und beim Gegenüber weiß man erst gar nicht, wie Alkohol auf ihn oder sie wirkt.

Nun lass uns endlich Taten sehen – Das erste Spiel

Eigentlich ist das Spielen mit jemandem, der einem nicht wirklich sehr vertraut ist, nicht unbedingt etwas, zu dem wir raten, denn man geht damit ein erhöhtes Risiko ein. Weil wir aber auch wissen, wie sehr man ab und zu von den Hormonen geführt und geschüttelt wird, wollen wir zumindest ein paar Sicherheitshaken anbieten, die das Risiko ein wenig mindern. Natürlich gibt es dieses Risiko nicht nur im SM-Bereich, sondern genauso beim ganz konventionellen Quicky mit Wildfremden; beim SM kommen lediglich noch ein paar Aspekte hinzu, die einem hinterher einen gehörigen Kater oder Schlimmeres bescheren können. Man weiß nie wirklich, ob der andere so nett, lieb, verständnisvoll, versiert und erfahren ist, wie er tut. Man braucht gar nicht an den Vergewaltiger im Subkultur-Schafspelz zu geraten – meist sind es schlichte Missverständnisse und ganz gewöhnliche Leichtfertigkeit, die einem hinterher erheblichen Kummer bereiten.

Alle allgemeinen Sicherheitshinweise für BDSM-Spiele gelten natürlich sowieso – und das bedeutet nicht, dass man sich blind darauf verlassen soll, dass der andere schon wissen wird, was er tut, weil er ja soo erfahren gewirkt hat im Chat. Die selbständige Lektüre eines SM-Handbuchs kann nie schaden. Von Sprüchen wie «Du vertraust mir wohl nicht» und ähnlichem gekränkten Getue sollte man das eigene Sicherheitsbedürfnis nicht schmälern lassen. Äußerungen wie «Ich weiß besser als du, was gut für dich ist» oder gar «Das ist nun mal so beim SM» sind ein Dreisternegrund, eilig das Weite zu suchen. Wenn der andere auch nach gutem Zureden nicht kapiert, dass es sich dabei nicht um einen persönlichen Misstrauensantrag, sondern lediglich um vernünftige allgemeine Vorsichtsmaßnahmen handelt, sollte man das mit dem Treffen vielleicht einfach lassen.

Tipps fürs erste Spiel

- Bist du wirklich, ernsthaft, auch vom Kopf her sicher, dass du deinem Spielpartner vertrauen kannst? Kennst du ihn wirklich so gut, wie du glaubst?
- Wenn du keine oder nur wenig praktische Erfahrung hast – weiß dein Partner davon? Wenn nein, solltest du darüber nach-

denken, ob er womöglich ähnlich wichtige Informationen vor dir verbirgt. Wenn du ihm wirklich vertrauen kannst, kannst du offen mit ihm reden. Wenn nicht, solltet ihr gar nicht erst spielen.

- Wenn ihr online gespielt habt, heißt das nicht, dass eure Limits im RL dieselben sind – ist das dir und deinem Spielpartner klar?
- Weiß er um dein Asthma, kennst du seine Kreislaufschwäche? Krankheiten und körperliche Schwächen, die dem Spiel gefährlich werden könnten, bitte vorher abklären.
- Wenigstens einer von euch sollte an Kondome und Latexhandschuhe denken … und wenn ihr beide welche mitgebracht habt, ist das allemal besser, als wenn ihr im entscheidenden Moment keine habt.
- Vertrauen ist gut, Kontrolle ist besser. Lass dich zu deiner eigenen Sicherheit covern. Das bedeutet: Eine verlässliche Person weiß genau, wo du dich mit wem befindest. Zu verabredeten Zeiten ruft man sie an oder wird (per Handy) angerufen. Erfolgt keine Rückmeldung, schaut die zuständige Person vorbei. (Obacht: sicherstellen, dass der Treffpunkt innerhalb des Handynetzbereiches liegt und der Akku aufgeladen ist – sonst kann es passieren, dass Anrufe nicht durchkommen und deine große Schwester spektakulär die Tür eintritt. Peinlich, wenn's bis dahin ganz gut lief mit dem Date …) Wer niemanden kennt, den er ins Vertrauen ziehen will, braucht nur im Netz oder bei der nächsten Gruppe herumzufragen und wird an freundliche Cover-Freiwillige verwiesen werden.
- Es empfiehlt sich ganz und gar nicht, mit quasi Fremden zu spielen, wenn Alkohol oder Drogen im Spiel sind. Wenn du dir Mut antrinken musst, lass es lieber ganz bleiben.
- Weniger ist mehr: Fürs erste Spiel sollte man sich nicht zu viel vornehmen. Lieber ein zweites Treffen arrangieren, bei dem man auf dem ersten aufbaut, als schon beim ersten Treffen einen schmerzhaften Schritt zu weit zu gehen.

- Das spezifische Risiko, das SM-Dates ein bisschen gefährlicher macht als ganz normale, entsteht daraus, dass man sich fesseln lässt. Das allererste Spiel sollte nach Möglichkeit ohne Fesseln auskommen. Geht alles glatt, ist beim nächsten Mal immer noch Gelegenheit dazu.

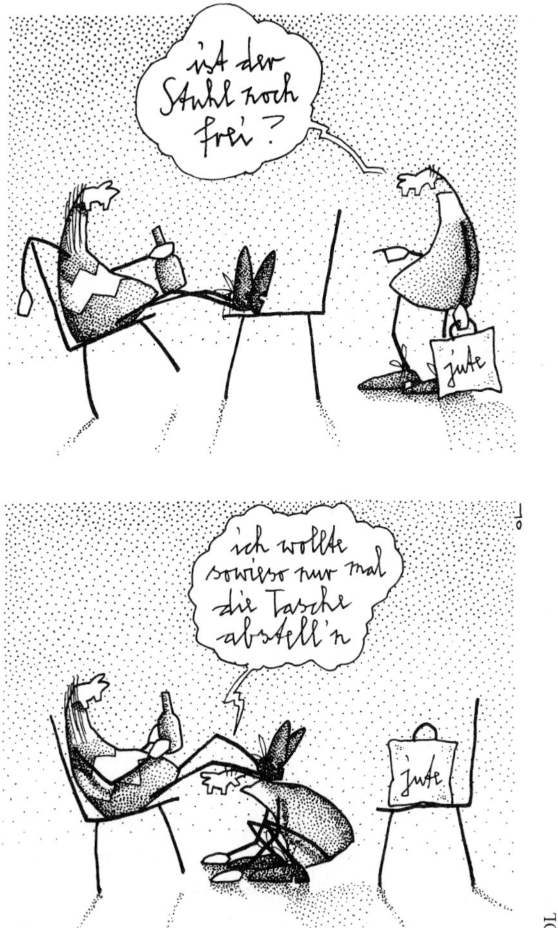
ist der Stuhl noch frei?
jute
ich wollte sowieso nur mal die Tasche abstell'n
jute

- Es sollte vorab klargestellt sein, dass jeder jederzeit abbrechen kann, wenn er oder sie sich nicht wohl fühlt – und das ohne Vorwürfe oder Szenen. Lieber gleich darüber reden, was nicht geklappt hat, als hinterher ewig drüber grübeln. Das gilt natürlich auch, wenn man es sich kurz vor dem angesetzten Spiel anders überlegt. Wer aus Erfahrung weiß, dass er in so einer Situation zu höflich oder zu feige ist, Nein zu sagen, sollte generell nur mit guten alten Bekannten spielen und nicht mit Fremden.

Beziehungsformen

Oft geht es ja dann doch nicht um den kleinen BDSM-Snack zwischendurch, sondern um die große Liebe. Über Beziehungen zwischen Sadomasochisten grassieren so einige Vorurteile. Früher glaubte man, Sadomasochisten seien generell beziehungsunfähig, was natürlich Unfug ist. BDSM-Beziehungen funktionieren genauso gut oder schlecht wie Beziehungen ohne BDSM. Aber gerade Unerfahreneren oder Leuten ganz ohne Kontakt zur SM-Subkultur fehlen oft die Vergleichsmöglichkeiten und Rollenvorbilder, um sich überhaupt eine Vorstellung davon zu machen, wie und in welchem Rahmen sich BDSM in eine Beziehung integrieren lässt.

Das Standardmodell in der Einhandliteratur, an dem sich viele Einsteiger orientieren, stellt eine 24/7-Beziehung dar, in der die Rollen von Top und Bottom 24 Stunden am Tag und 7 Tage die Woche unverrückbar festgelegt sind und die gesamte Beziehung der beiden bestimmen. Noch vor wenigen Jahren war die Vorstellung einer «natürlichen Neigung» auch in der Subkultur weit verbreitet und mit dem Glauben verbunden, die SM-Rollenverteilung müsse im Alltag möglichst aufrechterhalten werden. In der Praxis ist die zeitlich begrenzte Rollenverteilung weitaus beliebter. Dabei sind die Beteiligten im Alltag völlig gleichberechtigt – erst wenn es ans Spielen gehen soll, sind manche gleicher als andere, und auch da muss die Rollenverteilung nicht immer die Gleiche sein. Dieses Modell hat kaum literarische Vorbilder, weil es in der Phantasie einfach weniger aufregend ist, nur hin und wieder Macht über seinen Sexualpartner zu haben. 24/7-Beziehungen dagegen sind in der Praxis sehr selten und bedeuten meist nur, dass der Bottom theoretisch ständig verfügbar ist. Das Spiel wird nicht dauerhaft aufrechterhalten, kann aber jederzeit vom Top initiiert werden. Die Rollenverteilung bleibt unterschwellig immer vorhanden, was eine gewisse Spannung erzeugt, aber weder an den Top noch an den Bottom unerfüllbare Anforderungen stellt.

Egal, wie man's macht: Erhöhte Aufmerksamkeit ist in jedem Fall notwendig. Auch wenn BDSM-Beziehungen vermutlich gar nicht häufiger aus dem Ruder laufen als andere auch, ist es für Sadomasochisten doch unter Umständen leichter, sich Beziehungsprobleme schönzureden. Und das Fehlen eines größeren Umfelds anderer SM-Beziehungen, aus deren Fehlern man lernen oder an denen man sich orientieren könnte, macht die Sache nicht gerade einfacher.

> «Ich hab auf der Sub-Seite angefangen, was eine Weile auch für beide Beteiligten sehr lustig und angenehm war, und dann hat sich aber doch eingeschlichen, dass das angefangen hat, ins normale Leben überzugreifen. Das heißt, dass meine Freundin angefangen hat, über das Bett hinaus Entscheidungen mehr durchzudrücken, mich weniger zu fragen, weniger einzubeziehen als früher, und dass ich auch angefangen hab, Entscheidungen, die mir sowieso eher unangenehm sind, von mir zu schieben und sie erledigen zu lassen. An einem gewissen Punkt ist uns das dann beiden auch aufgefallen, und das hat dann dazu geführt, dass wir für eine längere Periode SM-Aktivitäten erst mal zurückgestellt haben. Wir waren ein bisschen darüber erschrocken, was da passiert ist. Es hat keine wirklich dramatischen Ausmaße angenommen, aber es war schon kein besonders angenehmes Gefühl. Wir haben darüber auch geredet, und dann hat es sich bei beiden so ergeben, dass erst mal die Lust weg war, SM zu betreiben, weil uns nicht klar war, ob dadurch solche Muster wieder aufleben oder sich verstärken würden. Da-

> durch, dass wir uns bewusst gemacht haben, was da passiert, dass das nicht besonders positiv ist, dass das destruktive Anteile enthält, die wir so auf jeden Fall nicht lange aushalten würden, haben wir das im Endeffekt wieder auf die Reihe gekriegt. Die Lösung – wenn man da von einer Lösung sprechen kann, es war eher ein Prozess – war, dass ich geschaut habe, dass ich nicht Faulheit oder Unlust mit einer Rolle im SM-Kontext verquicke, und meine Freundin eben geschaut hat, dass sie nicht ihre unleugbar vorhandene Tendenz dazu, alle organisatorischen Sachen an sich zu reißen, da noch weiter auslebt, sondern die bewusst einschränkt und darauf achtet, dass sie mich nicht übergeht. Wir haben keine künstliche Aufteilung gemacht, sondern versucht, insgesamt die Kommunikation zu verbessern.» JOHANNES

Ob rund um die Uhr oder nur ab und zu im scharf abgegrenzten Rahmen eines Spiels – welche Rolle BDSM in der Partnerschaft spielen soll, hängt allein von den persönlichen Vorlieben ab. Den gesunden Menschenverstand sollte man auch in einer BDSM-Beziehung walten lassen und rücksichtsloses Benehmen des Partners im Alltag nicht widerstandslos hinnehmen, weil man glaubt, das müsse jetzt eben so sein. Selbstverständlich gibt es in BDSM-Beziehungen Zärtlichkeit und Geborgenheit – wenn das nicht der Fall ist, hat man allen Grund, sich Sorgen zu machen. Auch hier kann Kontakt zu anderen SMlern sehr hilfreich sein.

«Bekanntgehen»

Nicht selten findet man in der SM-Subkultur Treuekonzepte, die von der Norm abweichen. Treue wird nicht unbedingt daran festgemacht, dass man keinen Sex außerhalb der Beziehung hat, sondern sie wird als Bekenntnis zum anderen betrachtet, das auch Platz lässt, Phantasien oder auch andere Beziehungsaspekte mit anderen Partnern auszuleben. Wahrscheinlich gibt es innerhalb der SM-Subkultur gar nicht unbedingt mehr «Untreue» als anderswo, aber abweichende Beziehungsmodelle werden häufiger tatsächlich zwischen beiden Partnern vereinbart. Fremdgegangen wurde und wird überall in großem Ausmaß, aber das bewusste Einbeziehen Dritter oder das Tolerieren von Nebenbeziehungen neben der eigentlichen Beziehung ist wohl in der SM-Subkultur – oder in sexuellen Subkulturen überhaupt – verbreiteter als im Rest der Welt.

«Wir hatten gute zwei Jahre eine normale, monogame Beziehung. Allerdings haben wir schon relativ früh angefangen, uns drüber zu unterhalten, dass nichts dafür spricht, dass man unbedingt monogam sein muss. Nachdem wir dann Kontakt zur SM-Subkultur bekommen haben, hat sich die Frage auch tatsächlich viel realer gestellt. Wir haben uns dann drüber unterhalten, haben abgeklopft, ob das für beide o. k. ist, haben auch abgeklopft, ob die Beziehung an sich gut ist oder ob wir das nur machen, um sozusagen den gleitenden Wechsel zu jemand anders hinzubekommen, und haben dann beide festgestellt, dass wir es nicht aus solchen Gründen machen, sondern an sich sehr glücklich zusammen sind. Aber zum Beispiel in den SM-Spielweisen passen wir eben nicht hundertprozentig zusammen. Wir hatten beide das Gefühl, es blieben da schon noch Wünsche offen, die man vielleicht auch mal mit jemand anders ausprobieren möchte.

Anfangs war es natürlich ausgesprochen gewöhnungsbedürftig. Ich war eifersüchtig, massiv teilweise, hab mich zurückgesetzt gefühlt und war sehr unsicher, ob das nicht das Ende der Beziehung sein würde. Auf der anderen Seite hab ich gemerkt, dass es ihr Spaß macht, dass es ihr gut tut, dass sie da Sachen erlebt, die sie mit mir nicht erlebt hätte – was mich natürlich einerseits zusätzlich verletzt hat, andererseits hat es mich auch sehr gefreut zu sehen, dass es ihr dabei gut geht. Ich hab auch zu der Zeit gemerkt, dass sie mir schon sehr dankbar ist dafür, dass ich ihr diese Freiheiten lasse.

Es gibt einem von Zeit zu Zeit immer noch einen Stich, aber es ist nicht wirklich ein Problem. Wenn man gelernt hat, dass man dem anderen tatsächlich vertrauen kann, dass es nicht nur ein Absprung aus der Beziehung ist, dann lernt man auch, die Eifersucht, die man in dem Moment fühlt, nicht als die einzige Realität zu sehen, sondern zu merken, dass ein Gefühl eben irrational ist. Wenn man merkt, dass es dafür keine wirklichen Gründe gibt, lernt man auch diese Gefühle zu beeinflussen, dann werden sie auch weniger problematisch. Man schärft vielleicht auch sein Gefühl dafür, wann es tatsächlich ein Problem gibt und wann man sich das nur einbildet.» JOHANNES

Die Vereinbarungen, die die Beteiligten dabei treffen, können individuell ganz unterschiedlich ausfallen – zwischen dem unverbindlichen Spiel auf öffentlichen Veranstaltungen in Gegenwart des eigenen Partners und Formen des Zusammenlebens, die mit der klassischen Zweierbeziehung nur noch wenig gemeinsam haben, ist so ziemlich alles denkbar.

«Unsere Regeln für Fremdspiele sind ganz einfach, dass es nicht zu Genitalverkehr kommt. Es ist eine mehr oder weniger willkürliche Grenze, aber wir hängen beide emotional sehr an dieser Grenze. Ich bin mir auch nicht sicher, ob es diese Grenze in dreißig Jahren noch geben wird, aber auf jeden Fall in diesem Moment ist sie so. Man hat ja eine zusätzliche Ebene im Gegensatz zu den Vanilles. Bei Vanilles gibt es mehr oder weniger die sexuelle und die öffentliche Ebene, grob vereinfacht. Und als SMler kriegt man so eine zusätzliche Ebene, die ins Sexuelle übergehen kann, aber nicht muss. Dazu kommt noch, dass sich nicht alle Vorlieben immer überschneiden. Einige Sachen, wie zum Beispiel Bondage, die ich gern mache, macht meine Partnerin nicht gern, und meine Partnerin hat dafür Vorlieben, denen ich absolut nichts abgewinnen kann. Und wir haben uns einfach geeinigt, diese Bereiche mit Einverständnis auszulagern. Das war auch von Anfang an direkt geklärt, wir wussten ja, dass unsere Vorlieben sich nicht hundertprozentig überschneiden – ich kenn eigentlich keinen, bei dem das so ist –, und das hat sich bislang sehr gut bewährt so.» WOLF

Es wäre allerdings ein Missverständnis, daraus gleich den Schluss zu ziehen, dass freie Liebe und Orgien unter Sadomasochisten die Regel sind. Im BDSM-Bereich gibt es ein breites Spektrum unterschiedlichster Beziehungsformen – vielleicht ein paar mehr als bei anderen Leuten, aber nicht grundsätzlich ganz andere.

Zum Weiterlesen:

«Sadomasochismus – Was ist das? Eine kurze Einleitung für Neugierige»: www.datenschlag.org/txt/smwid.htm

Immer wieder gern genommen für die schnelle Aufklärung zwischendurch.

Manuela Kay / Anja Müller (Hrsg.): «Schöner kommen – Das Sexbuch für Lesben», Querverlag 2000

Ein Buch, das auch Heteros, die sich bisher nicht mit BDSM-Praktiken beschäftigt haben, ohne weiteres nahe bringen kann, was daran lustig ist. Schöne Fotos, die kulturübergreifend für hormonellen Aufruhr sorgen.

Gloria G. Brame / William D. Brame / Jon Jacobs: «Different Loving – The World of Sexual Dominance & Submission», Villard Books 1996

Wer einem englisch lesenden Partner BDSM näher bringen möchte, dem sei dieses Buch ans Herz gelegt. In zahlreichen Interviews wird nachvollziehbar geschildert, was an den unterschiedlichen Praktiken Spaß machen kann.

Lady Green: «The Sexually Dominant Woman: A Workbook for Nervous Beginners», Greenery Press 1998

Ein hilfreicher kleiner Leitfaden fürs allererste Mal.

Pat Califia: «Sinnliche Magie. Ein Leitfaden für abenteuerlustige Paare», ikoo Verlag 1996

Die Übersetzung ist leider voller Fehler – wer Englisch kann, sollte sich die Originalausgabe «Sensuous Magic» zulegen.

Philip Miller / Molly Devon: «Screw the Roses, Send Me the Thorns: The Romance and Sexual Sorcery of Sadomasochism», Mystic Rose 1995

Eins der empfehlenswertesten und unterhaltsamsten Bücher darüber, wie es weitergeht, wenn man sich einen passenden Partner geangelt hat. Über die scheußlichen Illustrationen muss man gnädig hinwegsehen.

Dossie Easton / Catherine A. Liszt: «The Topping Book: Or, Getting Good at Being Bad», Greenery Press 1996

Dossie Easton / Catherine A. Liszt: «The Bottoming Book: How to Get Terrible Things Done to You by Wonderful People», Greenery Press 1994

Zwei Bücher, die weniger von Techniken handeln als von dem, was beim BDSM zwischen den Ohren passiert. Beide wenden sich eher an Fortgeschrittene, können aber auch für Anfänger ganz hilfreich sein.

Dossie Easton / Catherine A. Liszt: «The Ethical Slut«, Greenery Press 1998

Das wohl beste Buch über offene Beziehungen.

«Destruktive Beziehungen zwischen Sadomasochisten»: www.datenschlag.org/txt/destruct.htm

Über den Unterschied zwischen BDSM-Beziehungen und Missbrauchsbeziehungen.

Helenes Seiten (www.bdsm.at/helene/)

Diverse Texte über BDSM und Partnerschaft, nicht nur für Frauen interessant.

14 Aus dem Nähkästchen

Partnerschaft

Johannes:

Nachdem ich mich von meiner langjährigen Freundin getrennt hatte, wollte ich eigentlich erst mal etwas Ruhe haben – nicht zuletzt, um über meine sadomasochistischen Phantasien nachzudenken. Ich hatte damals im Internet die ersten Anzeichen dafür entdeckt, dass es noch andere gab, und, ermuntert von deren Outing-Erfahrungen, meiner Geliebten von meinen Ideen erzählt, was nur schreckgeweitete Augen zur Folge hatte.

Leider wurde aus der Frauenpause nichts, weil ich von einer ganz entzückenden Diplomandin unseres Instituts angeflirtet wurde – nett, offenherzig, freundlich, gut aussehend, und ehe ich's mir so richtig überlegt hatte, war ich schon verknallt. Als einzige Konsequenz aus den vorhergehenden Erfahrungen hatte ich einen Schwur getan: «Wenn du jemals wieder eine Freundin hast, dann kommt das Thema gleich auf den Tisch», mit der impliziten Fortsetzung: «Dann ist gleich Schluss und nicht erst nach Jahren.»

Sie machte einen angenehm resoluten Eindruck – und ich, ich traute mich natürlich nicht, das bewusste Thema anzusprechen ... So landeten wir dann das erste Mal im Bett, und als ich nach getaner Arbeit neben ihr lag, meldete sich mein Gewissen laut und vernehmlich und gab mir ein paar Tritte.

«Du, ich ...»

«Ja, was denn?»

(Hätte ich bloß die Klappe gehalten.)

«Ja, also, ich, ich muss dir was erzählen.»

«Hmm?»

(Was sagt man denn jetzt, um Gottes willen?)

«Also, weil ich, na ja, also ich bin nicht so ganz normal.»

«Naja, normal, was ist das schon?»

(Gut gegeben – und wie jetzt weiter?)

«Tja, äh, also ich steh halt auch auf so andere Sachen.»

«Hmm? Was denn?»

«Ich, also, ich find so die Vorstellung von Fesseln und so Schlägen, also das ist mir wichtig.»

«Ja, find ich auch gut.»

(??? Man nimmt mich nicht ernst. Sie hat jetzt entsetzt zu gucken, bitte schön.)

«Nein, du verstehst nicht, es ist mir ganz ernst damit.»

«Ja, das kenn ich.»

(Hört sie mir überhaupt zu?)

«Also, äh, was ich meine, ich hab eben so masochistische Anlagen … und … also … ich will das gern auch ausleben können.»

(Sie guckt mich doch langsam interessierter an.)

«Ja, klar, das hab ich auch schon ausprobiert, mit S. damals haben wir das häufiger gemacht. Solche Phantasien hab ich schon als Kind gehabt.»

Na ja, ich verstand die Welt nicht mehr. Statt dass sie mir erst mal moralische Vorträge hält, sagt sie doch, dass sie «es» schon ausprobiert hat – im gleichen Tonfall hätte sie auch sagen können: «Mach dir nichts draus, jeder geht mal über eine rote Ampel.» Bis mir klar wurde, dass es in Deutschland tatsächlich Frauen mit SMigen Gedanken gibt und ich mich grade in eine davon verknallt hatte, dauerte es noch ein wenig. Für sie hingegen hatte das mit «diesem SM da» nie was zu tun gehabt, sondern war einfach Teil einer normalen Sexualität …

Ursula:

Im sexuellen Bereich war ich eher eine Spätzünderin. Als ich mit 18 meine erste ernsthafte Beziehung zu einem Mitschüler hatte und ich meine ersten – über feuchte Küsse hinausgehenden – sexuellen Erfahrungen machte, gehörte es für mich dazu, gefesselt zu sein. Zwar fiel es mir sehr schwer, mit meinem Freund darüber zu sprechen, aber es gelang mir immer wieder, ihn zu Fesselspielchen zu überreden.

Ich selber hatte in der Reflexion meiner sexuellen Wünsche sehr ambivalente Gefühle. Einerseits spürte ich das deutliche Verlangen, von meinem Partner geführt zu werden, andererseits passte diese Art der Sehnsucht so gar nicht zu meinem idealisierten Bild von Partnerschaft und Sexualität. Ich war der Meinung, dass sich in der Sexualität die Partnerschaft widerspiegeln solle. Die Vereinigung von Mann und Frau sah ich als Vollendung der Einswerdung, der Verschmelzung. So sollte sie gleichberechtigt, achtsam und liebevoll sein. Ich kam mir mindestens komisch, meistens aber schmutzig und unwürdig vor. Ich habe mich für meine Wünsche geschämt. Wirklich schlimm war für mich, dass ich eines Tages beim Sex den Ekel in den Augen meines Partners sah. Ich war sehr schockiert und war davon überzeugt, dass das mein Fehler war und dass bei mir etwas nicht stimmte. Erst Jahre nach der Trennung schrieb mir dieser Freund, dass er nun schwul lebe und dass er sich deshalb mit unserem Sex immer überfordert gefühlt habe.

Meinem zweiten Freund habe ich kurz nach dem Beginn unserer Beziehung meine «komischen» Wünsche gestanden. Ich war ziemlich aufgeregt und musste unbedingt bestätigt bekommen, dass ich auch mit dieser Macke ein liebenswerter Mensch bin. Er zeigte sich sehr verständig und war sogar neugierig darauf, diese Art der Sexualität (ich hatte seinerzeit keinen Namen dafür und hätte mir und anderen niemals eingestanden, dass es SM sein könnte) mit mir zu erleben. Die anfängliche Neugier und Offenheit hörte aber bald auf. Sein Bedürfnis war es, möglichst oft Sex zu haben. Ich hatte aber das Problem, bei einer solchen Häufigkeit ohne zusätzliche Stimulation durch Fesseln gar nicht feucht zu werden. So wurde auf Dauer die Frage «Mit oder ohne Fesseln?» eine Belastung für unsere Beziehung. Seine anfängliche Toleranz wandelte sich in Andeutungen, dass «das» ja doch nicht ganz normal sei, was mich sehr verletzte und verunsicherte. Schließlich zerbrach die Beziehung.

Nach einer mehrjährigen Männerpause bin ich dann mit 25 meine dritte feste Beziehung eingegangen. Ich hatte in der Zeit des Erwachsenwerdens und der Auseinandersetzung mit der eigenen Person ein weniger idealisiertes Bild von Sexualität gewonnen und mich halbwegs mit meinem SM-Wunsch angefreundet. Nur noch selten hatte ich rückfällige Phasen, in denen ich mich dafür schämte und mich für therapiebedürftig hielt. Mein Partner hat mir sehr gut getan. Obwohl ihn SM nicht erregte, gab er mir immer das Gefühl, dass meine Wünsche völlig legitim und o. k. seien. Ich fühlte mich von ihm vollständig angenommen. Auch war er bereit, SM-Techniken in unser Sexualleben zu integieren. Anfangs habe ich das sehr genossen. Wir experimentierten mit Fesselungen, Kerzenwachs und Wäscheklammern. Irgendwann schlich sich doch ein ungutes Gefühl ein. Einerseits hatte ich das Gefühl, meinen Freund zu überfordern, musste er sich doch immer überwinden, um SM-Elemente in den Sex einzubauen. Er hatte dadurch das Gefühl, mir nie wirklich das geben zu können, wonach ich mich sehnte. Andererseits wuchs mein Verlangen, «wirklich» dominiert zu werden. Wirklich bedeutet dabei, dass ich mir wünschte, dass mein Partner aus sich heraus agieren sollte und nicht etwas «mir zuliebe» machte. Auch hatte ich bei meinem Freund nie den Eindruck, die Kontrolle abzugeben. Ich bestimmte das Geschehen: Ich bat um Fesseln, ich legte Wäscheklammern auf das Bett, ich schlug Experimente mit Kerzenwachs vor. In meinem Wunschtraum wollte ich mich aber unterwerfen, den anderen bestimmen lassen, was mit mir geschieht.

Hinzu kam, dass ich mittlerweile über einen Internetzugang verfügte. Das war für mich eine Offenbarung. Ich konnte Bilder betrachten und dadurch entdecken, dass auch andere meine Bedürfnisse teilen. Ich hatte Gelegenheit, meinen Horizont zu erweitern und meine vagen Phantasien weiterzuentwickeln. Die Sachinformationen, die ich erhielt, halfen mir, meine Wünsche besser anzunehmen, und ich erkannte, dass es für ein SM-Spiel hilfreiche Rahmenbedingungen (im Sinne des SSC) gibt. Dadurch, dass andere zeigten, dass sie sich ernsthaft mit SM auseinander gesetzt hatten, konnte ich es auch viel besser für mich als einen normalen Bestandteil der Sexualität definieren. Schließlich lernte ich über Mailing-Listen und Chats andere SMler zumindest virtuell kennen und konnte mich mit ihnen austauschen.

Während meine Beziehung schließlich aus anderen Gründen endete, lernte ich parallel einen dominanten Mann im Chat kennen. Wir hatten viele gemeinsame Gesprächsthemen, aber wir entdeckten auch, dass unsere Wünsche und Phantasien miteinander kompatibel waren. Nach einiger Zeit des virtuellen Kennenlernens fasste ich mir ein Herz und fuhr ihn in seiner 1000 km entfernten Heimatstadt besuchen. Ich wollte endlich mal SM mit jemandem erleben, dem das auch Spaß machte, den das auch erregte. Ich blieb eine Woche bei ihm, und für mich war es, als wäre ich nach Hause gekommen. Ich war überglücklich, endlich SM in mein Leben integriert zu haben, selber eins zu sein. Für mich war es das Gefühl, den letzten Schritt der Selbstannahme gemacht zu haben. Mir war zwar nicht klar, dass ich mit diesem Mann eine dauerhafte Beziehung führen wollte, aber ich wusste sehr deutlich, dass ich nur noch eine Beziehung zu einem SMler wollte. Mit diesem Mann bin ich nun seit zwei Jahren zusammen; seit kurzem wohnen wir zusammen. SM steht weniger als in der Anfangszeit im Mittelpunkt unserer Beziehung, sondern er ist ein ganz normaler Bestandteil unserer Sexualität geworden.

15 Immer raus, was keine Miete zahlt

Outing vor anderen

«Wenn ich einer Untergrundkultgemeinschaft beitrete, erwarte ich Unterstützung von meiner Familie!»
HOMER SIMPSON

Wenn man endlich so weit ist, sich selbst einzugestehen, dass man SMler ist, und sich damit angefreundet hat, kommt bei vielen irgendwann der Zeitpunkt, wo sie diese Veränderung nicht mehr verheimlichen wollen. Die Euphorie ob erster erfreulicher Erfahrungen kann mitteilungsbedürftig machen, vielleicht hat man das Gefühl, man verheimlicht einen essentiellen Teil der eigenen Persönlichkeit, vielleicht hat man aber auch einfach nur genug davon, den Spielzeugkoffer immer auf den Schlafzimmerschrank zu hieven. Es gibt eine Vielzahl von Motiven, sich für oder gegen ein Outing zu entscheiden, und jeder gewichtet beim Abwägen anders. Häufige und gute Gründe für ein Outing sind beispielsweise:

Keine Lust mehr zum Lügen

Man möchte nicht länger einen Teil des eigenen Lebens, der einem wichtig ist, vor den Freunden verheimlichen. Die Aura der Heimlichkeit verträgt sich nicht damit, wie selbstverständlich und natürlich SM sich für einen selbst anfühlt – man tut ja nichts Schlimmes. Und die meisten haben einfach irgendwann keine Lust mehr, sich auf alltägliche Fragen wie: «Wo warst du denn gestern Abend?» oder «Woher kennt ihr beide euch eigentlich?» Lügen auszudenken und sich auch noch zu merken, wem man wann welche Geschichte erzählt hat.

«Ich finde es schon lange nicht mehr schön, so heimlich unterwegs zu sein. Ich fühle mich dadurch eingeschränkt, wenn ich nicht mal ein einschlägiges, lockeres Scherzchen machen kann, wenn mir danach ist und es gerade so gut passen würde. Es ärgert mich, dass ich den meisten Leuten bloß vage, ausweichende Antworten geben kann, wenn sie mich fragen, was ich denn so in meinem Stammlokal mache. Okay, ich finde es manchmal ganz witzig, schulterzuckend zu antworten: ‹Nix Besonderes – rumhängen halt ...› Aber das ist eher Galgenhumor. Und dann darf ich nicht mal wirklich drüber lachen! Ich finde es eigentlich schon längst nicht mehr lustig, auf die Frage, auf was für ein Fest wir denn gingen, drum herumreden zu müssen und dann irgendetwas über ‹so eine Art Kostümfest› zu murmeln.
Außerdem bin ich ein Mensch, der allein schon deswegen nicht lügt, weil er sich erstens die Geschichten nicht merken will, die er verzapft, und zweitens die Erfahrung gemacht hat, dass alles viel schlimmer ist, wenn eine Lüge im Nachhinein auffliegt. Wenn das alles durch Zufall mal rauskommt, zerbricht da bestimmt einiges, das im Nachhinein nicht mehr zu reparieren ist – wenn ich es meiner Familie, meinen Freunden auf meine Art erzählen, näher bringen kann, dann hoffe ich, dass der Schaden nicht so groß ist, weil sie eher die Chance haben, mich zu verstehen ... Klar könnte man jetzt eine prinzipielle Diskussion zum Thema «Outing – ist das denn überhaupt nötig? Wen geht das was an?» starten. Vorweg: Nein, ich habe vorher auch nicht Gott und die Welt mit Informationen über meine Lieblingsstellung im Bett beglückt. Aber das alles hat für mich nicht nur einfach mit Sex zu tun, das hat weit reichende, grundlegende Änderungen in meinem Leben, in meiner Lebenseinstellung, in meinem Selbstverständnis bewirkt. Und es geht mir genau deswegen so gut wie nie zuvor!» ANDREA

«Vor meinen Eltern, meinen Geschwistern und meinen Freunden habe ich mich auch geoutet, und zwar weil ich mein neues Erleben mit ihnen teilen wollte, meine Veränderung mitteilen wollte. Teilweise auch, weil ich mir keine Lügen über Aufenthaltsorte (sonntagnachmittags zum Treffen, wenn die besorgte Mami anrief und wissen wollte, was ich mache) und hohe Ausgaben für Lackklamotten (und natürlich auch, damit ich die Klamotten zeigen konnte) ausdenken müssen wollte.» MARIT

Flucht nach vorn

Man möchte selbst Kontrolle über die nach außen gelangenden Informationen über das eigene Privatleben haben und nicht Gefahr laufen, irgendwann zufällig «entlarvt» zu werden, weil dann eher absurde Gerüchte darüber entstehen, was man tut. Auch was die berufliche Laufbahn angeht, ist man weniger angreifbar, wenn die Karten auf dem Tisch liegen. Fast jeder SMler kann Geschichten von unfreiwilligen Outings durch fehlgegangene Mails, herumliegendes Spielzeug oder geschwätzige Bekannte erzählen – so etwas geht viel schneller, als man denkt. Und wenn die lieben Mitmenschen erst mal gemerkt haben, dass man die Sache eigentlich geheim halten wollte, kann man ihnen nur noch schwer klarmachen, dass man gar nichts zu verbergen hat.

«Da ich relativ offen mit der Sache umgehe (nur meine Familie weiß nichts davon), wissen Kollegen und Kommilitonen Bescheid. Ich versuche dadurch eventuell auftauchenden Gerüchten oder Witzchen den Wind aus den Segeln zu nehmen. Trotzdem habe ich den Eindruck, dass einige Leute, vor allem Arbeitskollegen, denken, ich oute mich nur, um mich interessant zu machen. Sie äußern sich doch ab und zu ungläubig und meinen, sie könnten sich das bei mir gar nicht vorstellen, ich sei doch so ‹normal›. Jedes Mal bestätige ich aufs Neue, dass ich wirklich ‹pervers› sei, und versuche manchmal die Vorurteile beiseite zu schaffen: ‹Es muss kein Blut fließen› oder ‹Da wird nicht so aufs Geratewohl drauflosgeprügelt›. Bei Freunden habe ich die positive Erfahrung gemacht, eine Lawine losgetreten zu haben. Plötzlich kam nämlich heraus, dass drei von vier eng mit mir befreundeten Paaren zu Hause BDSM oder zumindest leicht ins Fetischistische gehende Spielchen veranstalten. Das war eine lustige und befreiende Feststellung. Allerdings sind Partybesuche für diese Leute kein

Thema. Einige sind in Jobs mit Kundenkontakt oder in gehobenen Stellungen und haben Angst, erkannt zu werden.»

OLIVER

Für die gute Sache

Man möchte ganz allgemein zeigen, dass SMler nicht immer nur die anderen sind. Ein Großteil der Vorurteile gegenüber Sadomasochisten rührt daher, dass einfach niemand welche kennt oder weiß, dass er welche kennt. Daran wird sich nichts ändern, wenn nicht wenigstens diejenigen, die es sich leisten können, auch offen zu ihren Vorlieben stehen.

«Ich hatte selbst jahrelang gehofft, zufällig jemandem zu begegnen, für den SM normal und selbstverständlich ist, aber das war natürlich nicht passiert. Als ich dann schließlich – über drei Ecken – wenigstens hörte, dass eine Freundin so jemanden kannte, gab das schließlich den Anstoß für mein eigenes Coming-out. Seitdem erzähle ich lieber zehnmal zu oft als einmal zu selten, was mir Spaß macht, weil ich mir denke: Man weiß nie, wer beim Zuhören womöglich gerade sehr, sehr große Ohren kriegt.» GISA

Weniger gute Gründe für ein Outing sind:

- Man fühlt sich so gut, endlich so weit zu sein, dass man es von allen Dächern der Stadt rufen möchte.
- Man möchte, dass irgendjemand (Eltern, Bruder, beste Freundin) seinen Segen dazu gibt.
- Man wird von anderen gedrängt, fühlt sich aber selbst (noch) nicht zu diesem Schritt bereit.
- Man glaubt, dadurch interessanter zu werden.

Beim Outing sollte man auf alles gefasst sein – Eltern, Freunde oder Geschwister können unter Umständen sehr emotional reagieren, und dann reicht die Spanne von besorgt («Das ist doch gefährlich») oder vorübergehend beleidigt («Wie konntest du das so lange vor mir verheimlichen?») über verzweifelt («Wir zahlen dir die Therapie, egal was es kostet») bis hin zu angeekelt («Du bist nicht länger mein Sohn»). Es kann einem etwas die Nervosität nehmen, wenn man verschiedene Szenarien im Kopf einfach ein paar Mal durchspielt und sich auf verschiedene Fragen, die vielleicht kommen könnten, innerlich vorbereitet.

Gerade das Outing vor den Eltern stellt sich oft als heikel heraus. Es ist schon seltsam, wie emotional besetzt für aufgeklärte Menschen die Sexualität ihrer eigenen Kinder sein kann und wie fürchterlich vielen Erwachsenen die Sorge, die Eltern könnten einen ob der eigenen sexuellen Orientierung schlimmstenfalls nicht mehr lieben oder gar verstoßen, auf die Befindlichkeit drückt. Aber so ist das nun einmal: Elternsein ist ebenso ein lebenslanger Job wie Kindsein, und paradoxerweise sind die Ängste, Sorgen und Nöte auf beiden Seiten oft umso größer, je liebevoller und enger die Beziehung zu den Eltern ist.

> «Meine Mutter ist Psychotherapeutin von Beruf. Als mein Bruder dann sein schwules Coming-out hatte, hätte ich eigentlich erwartet, dass sie darauf professionell reagiert – aber Pustekuchen. Das Wichtigste daran war, dass sie sich in ihrer Rolle als Genvererberin betrogen und als Frau abgelehnt fühlte. Tja, und nachdem ich mein Coming-out vor mir selbst und der Freundin dann hinter mir hatte, mich in der Rolle als Mitglied einer sexuellen Randgruppe ganz wohl fühlte, dachte ich, es wäre doch Zeit, mal mit Muttern drüber zu reden. Nicht dass es für mich noch so wichtig gewesen wäre wie zehn Jahre vorher, aber ich wollte ihr beibringen, dass Sadomasochisten auch in der eigenen Familie vorkommen. Die Gelegenheit ergriff ich beim gemeinsamen Pilzesammeln, da es wie aus dem Lehrbuch günstig erschien: keine Arbeit, keine weiteren Familienangehörigen in Lauschweite und allgemein gelockerte Stimmung. War aber dann nicht so toll. Oder anders: Ihre erste Reaktion darauf, dass sie nun zwei Randgruppen-Söhne hatte, war: ‹O Gott, bitte nicht.›
> Im Rückblick war es gut, dass ich das Outing nicht in einer Zeit gemacht habe, in der ich selbst noch unsicher in der Rolle war, es

hätte mich eindeutig zurückgeworfen. So war es mir ein wenig egal, ich hatte halb und halb damit schon gerechnet und konnte vor allem mit der ablehnenden Reaktion umgehen.» JOHANNES

Grundsätzlich gilt beim Outing: Viele erste Reaktionen sind Resultat mangelnden Wissens und rühren daher, dass die Eltern sich Sorgen machen, weil der Begriff SM für sie eben mit Schmerz und Verletzung und nicht mit Lust, Freude und Erfüllung besetzt ist. Viele Eltern werden von einer Vielzahl von Ängsten überflutet, wenn sie «so etwas» über ihr Kind erfahren: Das reicht von «Was werden die Nachbarn sagen?» über «Hab ich was falsch gemacht?» bis zu «Ist das nicht gefährlich?» oder «Mein Kind ist ein kranker Perverser». Dass Eltern diese Ängste haben können, sollte man sich von vornherein klarmachen – und auch Verständnis dafür zeigen.

«Ich habe mich nach einigen Monaten bei meiner Mutter geoutet, und es lief überhaupt nicht gut. Von ‹So was denkt man vielleicht, aber man macht es doch nicht› über ‹Ich hab ein gesundes Kind geboren, und du lässt dich verletzen› und ‹Bist du jetzt Freiburgs Hure?› bis zu ‹Wenn du mal Kinder haben willst, werden das Kinder der Gewalt›. Es folgte eine relative Funkstille über 2–3 Jahre, die sich jetzt zwar etwas aufgelöst hat, aber über SM wurde nicht mehr gesprochen. Es ist ein Un-Thema. Nach dem, wie die Mutter meines Partners denkt (‹Jetzt hast du ja eine Freundin, jetzt brauchst du das nicht mehr so›), vermute ich, dass auch meine Mutter denkt, dass sich das mit SM etwas ‹gelegt› hätte. Noch dazu, wo mein Partner so schwiegermutterkompatibel erscheint. Insgesamt rate ich eher weniger zum Outing gegenüber Eltern.»

BIRGIT

Oft genug ist das Gegenüber aber einfach nur momentan überfordert, und das ist nicht verwunderlich, wenn man sich einmal in dessen Lage versetzt: Da denkt man, man kennt jemanden in- und auswendig, man hat ein sehr detailliertes Bild von ihm oder ihr, und dann wird dieses Bild plötzlich in einem ganz entscheidenden Punkt ein völlig anderes. Im Kopf spielt das Gegenüber

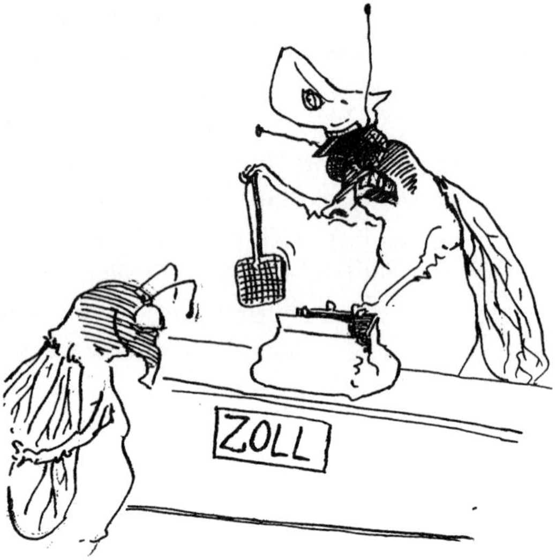

«Was haben wir denn da?!»

vielleicht Szenen durch, sucht nach Anzeichen, versucht, die neue Information, die so gar nicht ins eigene Bild von der geliebten Person passen will, zu verwerten und einzuordnen. Wenn man dann nur auf Vorurteile und Fernsehklischees zurückgreifen kann, die für die meisten Menschen in puncto SM die einzigen Anhaltspunkte sind, ist verständlich, dass die Situation emotional zunächst erschütternd wirken kann.

> «Ich bin frisch verliebt, habe einen neuen Freund, bin glücklich, meine Mum stänkert rum, also wie immer. Doch als der Freund dann häufiger bei mir ist, versteht sich sogar meine Mum gut mit ihm. Der Rest der Familie, Großeltern eingeschlossen, mag meinen Süßen auch sehr gern. Plötzlich jedoch wird meine Mum unfreundlich, abweisend, scheinbar ohne Grund. Meine Schwester klärt mich irgendwann auf, was denn los ist: Meine Mutter hat eine Tüte mit Spielzeug unter meinem Bett gefunden und regt sich extrem drü-

ber auf. Sie hat es meiner Oma, meinem Onkel, meiner Schwester und meinem Vater empört erzählt. Ich spreche sie irgendwann drauf an, weil sie es einfach nicht schafft, mich anzusprechen. Sie hört mir nicht richtig zu, was ich allerdings auch nicht erwartet habe. Sie glaubt, mein Schatz würde mich verkaufen, er hätte mich hörig gemacht und er wäre der dominante Teil unserer Beziehung. Dass das etwas anders ist, will sie einfach nicht hören. Dann kommt aber das, was man von einer gebildeten Frau einfach nicht erwartet. In der Tüte war unter anderem auch eine Gummimaske. Meine Mutter meinte völlig ernst: Sie hätte ja neulich im *Tatort* was gesehen, da hätte der Staatsanwalt sich auch immer eine Gummimaske angezogen, wenn er Besuch von diesen Frauen bekommen würde. Also wäre ja erwiesen, dass Olli mich auch verkaufen würde. Ich hab herzlich gelacht und fand das nur albern. Dann haben wir erst mal nicht mehr miteinander geredet. Mein Dad war extrem neugierig und wollte genau wissen, wie das denn so sei. Er hat sich auch meinem Süßen gegenüber nicht anders verhalten als vorher. Meine Geschwister wussten das eh schon … meine Oma hatte eine Zeit lang Probleme, ignoriert das jedoch jetzt, und mein Onkel ist leider auch etwas seltsam geworden. Leider wohnt mein Vater nicht mehr zu Hause. Olli hat jetzt quasi Hausverbot. Ich würde es gern wieder ändern – ich hab schon alles, was auf meine Neigungen hinweisen könnte, außer Haus gebracht. Ich wohn leider noch zu Hause, sonst wär es mir egal …»

VERENA

Allein die Tatsache, dass man eine solche Sache so lange vor jemandem verheimlicht hat, wirft beim Gegenüber oft das Gefühl auf, dass man die Person, die man da zu kennen glaubte, gar nicht wirklich gekannt hat. Die Furcht, da könnten noch andere Geheimnisse sein und dass man es in Wirklichkeit mit jemand ganz anderem zu tun hat, spielt vielleicht unterschwellig auch eine Rolle. Vielleicht wird das lange Verheimlichen als Vertrauensbruch interpretiert. Eine gekränkte Reaktion kann die Folge sein.

Ob nun den Eltern gegenüber oder den Freunden: Wenn die Reaktionen ängstlich oder verstört oder extrem emotional sind, sollte man Geduld und Zeit mitbringen. Wenn man sich selbst outet, steht man in der Regel am Ende eines langen Prozesses der Selbstfindung und Selbstannahme. Die meisten nehmen sich Monate oder Jahre Zeit, sich mit der eigenen SM-Identität anzufreunden – und nicht wenige hadern furchtbar mit sich selbst in dieser Zeit. Warum sollte das bei anderen schneller gehen? Man sollte sich in jedem Fall bereit zeigen, Fragen auch zwanzigmal zu beantworten, und die Eltern oder Freunde dort abholen, wo sie stehen. Es ist oft ungeheuer schwierig, sich mit den Einwänden der Eltern oder Freunde auseinander zu setzen, weil man sich durch den ständigen Erklärungszwang in eine unangenehme Defensivhaltung gedrängt fühlen kann. Wenn man sich selbst aber immer wieder vor Augen führt, wie groß der eigene Informationsbedarf war und wie lange man selbst gebraucht hat, um das alles zu verdauen, fällt es sicher leichter, sich solchen Auseinandersetzungen und Erklärungsorgien zu stellen – zumal, wenn man sieht, wie die Skepsis nach und nach anfängt zu bröckeln.

Sollte sich herausstellen, dass jemand sich deinen Bemühungen ganz und gar verschließt und fürderhin nichts mehr mit dir zu tun haben will, ist das natürlich umso schmerzhafter, je wichtiger einem diese Person ist. Dennoch: Wer auch langfristig und nach der Überwindung des ersten Schrecks nicht bereit ist, dich als Ganzes zu akzeptieren, wer vielleicht nicht einmal zuhört, wenn du ihm erklären willst, was in dir vorgeht, der hat eine seltsame Auffassung von Zuneigung.

Doch genug der unschönen Szenarien: Hin und wieder läuft so ein Outing ja auch völlig ohne böse Worte oder Auftritte ab – und hinterher fragt man sich höchstens, warum man sich zuvor so gesorgt hat, und wundert sich vielleicht sogar, wie unspektakulär alles abgelaufen ist. Oder die Dinge entwickeln sich nach einem anfänglichen Schrecken in kurzer Zeit und ohne viel Zores sehr angenehm.

> «Es war nachher alles schrecklich antiklimaktisch, meine Eltern haben gesagt: ‹Ja, gut, wenn du meinst, uns das sagen zu müssen – wir kennen dich, wir wissen, dass du nicht gefährlich, geisteskrank

oder sonst was bist.› Und dann haben sie sich angefangen zu streiten: Zuerst hat meine Mutter gefragt, ob mir wehgetan wird, und mein Vater hat gleichzeitig gefragt, ob ich anderen Leuten wehtue, und bevor ich antworten konnte, haben sie dann angefangen, sich zu streiten, was schlimmer wäre. Und als ich endlich ein Wort einbringen konnte und sagen konnte, dass das alles irgendwie etwas komplizierter, aber auch gleichzeitig einfacher ist, war schon eine riesenphilosophische Diskussion über die Rollen als Top und Bottom entbrannt. Meine Eltern haben eigentlich nie damit Probleme gehabt, es ist klar, dass sie sich Gedanken drüber gemacht haben, es ist auch klar, dass sie bestimmt die Phase hatten: ‹Was haben wir falsch gemacht?›, aber das Schöne ist, beide haben einen gewissen psychologischen Hintergrund, und ihnen war eigentlich auch klarzumachen, dass nichts mit mir passiert ist, sondern dass ich einfach passiert bin oder meine Neigung einfach passiert ist, ohne dass sie irgendwas dran hätten machen können.» WOLF

«Wenn ich in meinem Bekanntenkreis – also unter meinen nicht perversen Bekannten –, wenn ich da mal streue, dass ich mit einer Frau ins Bett gehe oder dass ich pervers bin oder so was: Die sind vielleicht ein bisschen überrascht, aber es ist nie so, dass die Leute schockiert wären, und oft genug kriegt man dann auch zu hören: ‹Ach, na ja, warum nicht?›» CHRISTINA

«Meine Eltern haben das beide ganz positiv aufgenommen und haben interessiert Fragen gestellt. Mein Vater meinte gleich, ich solle mich niemals in kompromittierenden Situationen ablichten lassen, weil das womöglich meiner späteren Karriere (ich studiere Jura) abträglich sein könnte. Mittlerweile sind sie deutlich interessierter und haben mir gegenüber auch schon die eine oder andere ‹Session› gestanden, natürlich nie unter dem Aspekt, primär in irgendeiner Form BDSM zu praktizieren. Neulich hätte ich sie fast dazu überredet, mal mit zu einem Treffen zu kommen, es scheiterte letztlich aber an Organisatorischem. Aber sie sind schon mal nicht gänzlich abgeneigt. Meine Freunde haben auch alle ganz locker reagiert. Von einigen bekam ich sogar zu hören: ‹Das hätte ich mir von dir ja denken können› oder ‹Das habe ich mir bei dir eh

schon immer gedacht›, jedoch generell positiv gemeint, nicht abwertend. Meine Geschwister waren nach Beantwortung der Standardfragen auch zufrieden gestellt. Und mein 14-jähriger Bruder hat mir zu Weihnachten etwas ganz Köstliches geschenkt. Im Vorfeld wusste jeder in meiner Familie über dieses Geschenk Bescheid. Alle kicherten hinter vorgehaltener Hand und priesen mir gegenüber immer nur die Pfiffigkeit dieses Geschenkes, das ganz prima zu mir passen würde. Ich bekam dann eine Kondomschatulle aus Keramik, die einem Bett nachgebildet war, auf dem ein in Ketten gefesselter, kaum bekleideter, blondlockiger, ekstatisch blickender Jüngling lag.
Gegen meinen Willen geoutet wurde ich noch nie – es wissen ja fast alle Bescheid. Dieser Mut zum Outing vor all meinen Angehörigen und Freunden wurde mir von einigen hoch angerechnet und teilweise auch geneidet. Ich denke da besonders an schwule Freunde, die sich selbst als weniger outingfähig einschätzen.»

MARIT

Lieblingsreaktionen von Eltern

- SM? Gott sei Dank – ich dachte jetzt, du hast Multiple Sklerose.
- SM? Gott sei Dank – ich dachte jetzt, du nimmst Drogen.
- Aber solche Phantasien haben doch alle Frauen …
- Ganz der Vater!
- Auch das noch …
- Na ja, ich weiß ja, dass du dich nicht verhauen lässt, so wehleidig, wie du bist.
- Schläge? Die kannst du von mir haben!

Outing im Beruf

In Berufen, in denen die Kommunikation mit den Kollegen sich auf «32, 32 bitte die 17» beschränkt, sind die eigenen Freizeitbeschäftigungen und sexuellen Gewohnheiten eher kein Thema. Wer sich aber auch mal über privatere Angelegenheiten unterhalten möchte, wer auf dem Firmenrechner ab und zu SM-Websites betrachten will, ohne vorher die Tür abzuschließen, oder wer einfach keine allzu strikte Trennlinie zwischen Arbeit und Freizeit ziehen will, für den kann Offenheit auch am Arbeitsplatz wichtig für die persönliche Zufriedenheit sein.

> «Sexualität ist ein Teil, der nicht zur Einzelperson oder zu einer Paarkonstellation dazugehört, sondern es gehört in den Alltag rein. Und zwar generell und überall. Und wer so tut, als würde er als Neutrum durch den Alltag laufen: Das ist eine Illusion. Schon als Lesbe ist mir das natürlich permanent begegnet, dieses ‹Macht's doch in eurem Schlafzimmer und ansonsten schweiget still›. Das hab ich übrigens von meinen Eltern auch so vermittelt bekommen bei meinem lesbischen Coming-out. Das war meine wesentliche Erfahrung damals, und ich glaube, das prägt auf jeden Fall auch meinen Umgang mit SM. Weil das einfach ein Teil meiner Persönlichkeit ist, der überall in irgendeiner Form präsent ist. Ich meine, man hat ja zu jedem Menschen auch irgendwie ein Feeling, was Sexualität, Erotik, Anziehung, die Chemie angeht. Und da ist SM natürlich immer mit dabei. Also wenn mich im Büro irgendjemand völlig maso anguckt, dann denk ich, ach, wie süß, und kommuniziere natürlich auch sofort anders, ganz klar. Und es ist eigentlich eher ein Geschenk, wenn man in der Lage ist, das wahrzunehmen. Wenn ich mit meinen Kollegen immerhin mal so zehn Wortwechsel weitergehen kann, als wenn ich sofort ‹hmpf› mache, ist das natürlich toll, das macht Spaß.» ANDREA

> «Negative Reaktionen gab es eigentlich gar keine, positive reichten von Interesse an der Sache bis hin zum ‹Gegen-Outen›. Meine Arbeitskollegen verweisen Interessierte inzwischen einfach an mich. Einen Mitarbeiter, der sich im großen Kreis abfällig über SMler

und Homosexuelle äußerte, wiesen die Kollegen lautstark und eloquent zurecht, ich brauchte selbst nicht ein einziges Wort zu sagen.» SVEN

«Wo ich arbeite, sind so fünfzig, sechzig Prozent Schwestern, und der Rest sind Heten. Ich mach da auch keinen Hehl draus, weil's mir halt einfach regelmäßig so geht, dass ich mit irgendwelchen Erlebnissen so voll gepfropft bin und die dann auch mitteilen möchte. Mein Chef weigert sich heute noch, meine Tasche zu kontrollieren nach Feierabend, weil er mal die bittere Erfahrung gemacht hat, dass meine Tasche ausgerechnet an dem Tag – wir wollten anschließend ausgehen, und da hatte ich meine Gasmaske, Handfesseln, Seile, alles da drin. Und er wirft einen Blick in die Tasche und sagt: ‹Was ist das?› Und dann hab ich ihm halt bereitwillig Auskunft darüber gegeben. Man muss sich vorstellen, mein Chef ist klein, pummelig, trägt immer ganz kleinkarierte Anzüge und so eine Hornbrille und ist ziemlich konservativ. Seitdem kontrolliert er meine Tasche nicht mehr.» SASCHA

«Ich lauf in meiner Firma nicht rum und oute mich dort, aber wenn irgendjemand mal über die Websites stolpert oder das sonst wie mitkriegt – es passiert halt auch, dass Leute mich deshalb anrufen, wenn ich grade im Büro bin, und dann unterhalt ich mich auch mit denen. Wenn das mal jemand rauskriegt in der Firma, dann ist es halt so. Ich mach mir da keine großen Sorgen um meinen Job. Ich weiß jetzt nicht, ob ich unbedingt mein Konterfei in der *Süddeutschen* abdrucken lassen würde, die meine gesamte Kollegenschaft liest, das wahrscheinlich eher nicht. Aber wenn das Gespräch mal drauf kommt und jemand sagt, ich hab dich da gesehen, sag ich, ja und? Da hab ich kein Problem. Ich glaub auch nicht, dass mir daraus berufliche Nachteile erwachsen. Weil ich relativ sicher bin, je mehr man selber zu solchen Sachen steht, umso weniger Angriffsfläche bietet man auch.» CHRISTINA

Natürlich ist die Akzeptanz am Arbeitsplatz sehr von der Branche abhängig, in der man tätig ist, und es spielt auch eine Rolle, ob man auf dem Land oder in einer größeren Stadt lebt. In manchen

Branchen haben die Leute schon Pferde vor Apotheken kotzen sehen und ein SM-Outing wird schulterzuckend zur Kenntnis genommen werden. Bei anderen Arbeitgebern, zum Beispiel sozialen Institutionen mit kirchlichem Hintergrund, kann es bösen Ärger geben. Für einen Hausarzt wird es in der Regel eher Probleme geben als für einen Werbetexter, für einen Pfarrer eher als für einen DJ, auf dem Land mehr als in der Stadt. Wer mit Kindern arbeitet, wird eher auf Probleme stoßen als jemand, der nur Haare schneidet. Diskriminiert werden kann man natürlich überall, aber die Wahrscheinlichkeit, dass das passiert, ist doch, je nach der Arbeitsumgebung, sehr unterschiedlich. Wer sich nicht sicher ist, dass alles glatt gehen wird, und keinesfalls seinen Job riskieren will, dem kann man nicht wirklich guten Gewissens raten, sich komplett zu outen.

In allen Lebensbereichen ist es jedenfalls besser, nicht gleich in der ersten Euphorie alles hinauszuposaunen. Die Geständnisse der ersten Wochen und Monate dienen meist mehr der eigenen Bestätigung als der Aufklärung oder Erbauung der Gesprächspartner – gute Freunde sollten das zwar aushalten, aber genau genommen benutzt man sie damit für eigennützige Zwecke und strapaziert ihre Geduld unter Umständen erheblich. Ein Outing nach ein oder zwei Jahren ist auch noch früh genug, und bis dahin ist man wieder zurechnungsfähig genug, um einschätzen zu können, wann man jemanden ungefragt mit dem eigenen Innenleben belästigt und wann Offenheit tatsächlich angebracht ist.

16 Aus dem Nähkästchen

Outing

Ingo:

Für mich war der Beweggrund, mich zu outen, eigentlich der, dass ich keine Lust hatte, irgendwelche Geheimnisspielchen zu machen. Wenn ich jetzt am Sonntag zum Treffen gehe und es ruft mich ein guter Kumpel an und fragt: «Was machst du denn Sonntag?», sag ich: «Du, da bin ich beim Frühstück.» Dann fragt er natürlich, mit wem oder wo, ist einfach so. Und dann hab ich keine Lust, mir irgendwas auszudenken. Das ist einfach Faulheit, im Grunde. Bei meiner Mutter im Grunde auch. Ich hatte keinen Bock, irgendwelche Lügengeschichten zu erfinden, um mich bloß nicht zu verplappern. Oder wenn hier in der Bude irgendwas rumliegt, 'ne Peitsche oder Handschellen, was bei meiner Schlampigkeit schon mal passiert, mir dann jedes Mal mit halbrotem Kopf zu überlegen, was erzähl ich denn jetzt, warum das da rumliegt. Oder es hängen irgendwelche Latexklamotten im Bad zum Trocknen und es klingelt jemand: «Hallo, wollen wir ein Bier trinken gehen, ich muss nur mal eben aufs Klo.» Zack. Dann ist es schon zu spät. Und deswegen hab ich gedacht, egal. Ich hab's nicht jedem gleich auf die Nase gebunden, aber ich hab teilweise dann mit Absicht das Gespräch in die Richtung gelenkt, wie der überhaupt grundsätzlich dazu steht. Und wenn ich gemerkt hab, er ist offen dafür, hab ich das dann auch gesagt. Von einem Bekannten kriegte ich einen sehr interessanten Kommentar dazu – da lagen hier die «Bösen Geschichten» rum – da ist so eine Frau drauf mit einem Rock, ganz raffiniert beleuchtet, mit Intimpiercings, aber da musst du erst dreimal hingucken, bevor du das siehst. Und er hat das auch erst mal nicht gesehen, aber seine Frau hat es gesehen und meinte: «Oh, das ist ja geil.» Und dann guckt er hin, und der einzige Kommentar dazu war: «Na ja, wer's braucht.» Damit war für mich das Thema dann gestorben, und ich hab mich zusammengerissen und nichts weiter dazu gesagt. Als ich dann mit seiner Frau irgendwann allein war, hat sie mich ausgefragt ohne Ende und fand das total faszinierend.

Bei meiner Mutter war der Grund derselbe, dass ich keine Lust hatte, ihr immer irgendwas zu erzählen, wo ich nun wann bin. Wir haben einen recht guten Kontakt, und deswegen hab ich mich im Grunde auch getraut. Weil wir einfach ein sehr gutes Verhältnis haben, und da dachte ich, das muss es jetzt auch noch aushalten. Irgendwie wollt ich's auch wissen. Ich für mich selber war jetzt eigentlich schon so weit, dass das auch im Freundeskreis genug wussten, sodass ich langsam auch damit rechnen musste, dass es vielleicht auch mal über andere Ecken dahin kommt, aber das war nicht unbedingt der Grund. Ich wollte eigentlich am Wochenende zu ihr fahren, und dann sagte ich: «Ach, nee, kann ich ja nicht, da bin ich ja bei dem SM-Frühstück.» Das ist mir so rausgerutscht. Und sie: «Wo?» – «Ja, bei dem Frühstück.» Scheiße. Und dann hat sie auch noch mal nachgefragt, bei was für 'nem Frühstück? Und dann sag ich, pass auf, erzähl ich dir mal bei Gelegenheit. Dann hab ich's ihr dummerweise auch noch am Telefon und nicht Auge in Auge erzählt, dass ich eben da ein paar Leutchen kennen gelernt hab und diese SM-Geschichte mich interessiert und so weiter, und da ist bei ihr erst mal absolut der Vorhang gefallen, da war wirklich alles vorbei. Es ging von «Mit dir rede ich nicht mehr» bis «Ich enterbe dich» und «Wir kennen uns nicht mehr». Das gesamte Programm. Sie war völlig geschockt, hat dann auch aufgelegt – meine Mutter legt normalerweise nie auf beim Telefonieren, aber da hat sie aufgelegt. «Au scheiße», dachte ich, «was hab ich jetzt erzählt?» Aber gut, du kannst es ja nicht mehr rückgängig machen, es ist passiert. Damit ging's dann los, und dann hab ich versucht, das so ins rechte Licht zu rücken und sie von diesem

Bild, das man von RTL 2 kennt, abzubringen, im Grunde mich zu rechtfertigen, warum ich das tue. Was man ja eigentlich nicht müsste, aber ich wollte ihr irgendwie zumindest ein bisschen verständlich machen, was einen daran reizen könnte. Dann hab ich diesen Datenschlag-Text kopiert – «Sadomasochismus – Was ist das?» – und hab's ihr gefaxt, das war auch nicht wirklich schlau. Danach war dann alles noch schlimmer. Sie hat das gelesen, und das konnte sie nun überhaupt nicht verstehen.

Danach war dann zwei, drei Wochen Funkstille, und ich hab dann so nach und nach, so ganz langsam immer mal so angerufen, ob's denn vielleicht schon ein bisschen besser wär, und dann war sie zumindest von dem Enterben wieder weg, und ich durfte sie auch mal wieder besuchen. Das Schwierigste war, ihr zu versichern, dass ich immer noch derselbe bin, der ich seit dreißig Jahren bin. Sie war der Meinung, dass ich ihr seit dreißig Jahren einen Menschen vorgespielt habe, der ich nicht bin, und dass sie sich so getäuscht hat. Das Schlimmste war natürlich, dass sie sich wie wahrscheinlich alle Eltern überlegt hat: Was hab ich bloß falsch gemacht? Das war natürlich ihr erster Gedanke. Was hab ich in der Kindheit falsch gemacht, dass das Kind jetzt Frauen schlagen will? Wobei sie ja noch nicht wusste, ob ich Frauen schlagen will oder ob ich mich von Frauen schlagen lassen will oder wie auch immer, das war ja noch nicht so unbedingt klar. Was haben wir falsch gemacht? Das hab ich ihr dann erst mal in mühsamer Kleinarbeit ausreden müssen, dass sie da irgendwas falschgemacht hätte.

Und dann hat's eine ganze Zeit gedauert, dann war sie erst mal so zumindest nach außen hin erst mal drüber weg, es war erst noch ein kühles Verhältnis, inzwischen dann wieder ein normales Verhältnis, wie mir schien, also meiner Mutter merkt man das sehr schnell an, ob das dann wieder o. k. ist. Dann war ein paar Monate Ruhe, aber dann fing sie jetzt vor ein paar Wochen nochmal an und wollte es nochmal genau wissen und fragte dann auch, ob denn meine Freundin auch … und überhaupt …

dann hab ich ihr das also nochmal auseinander getüddelt. Dann meinte sie, na gut, ihr Ding wär das nicht, aber wenn das unser Ding wär, dann sollen wir das mal machen. Sie will nun nicht ihren Segen dazu geben, aber wenn wir meinen, dass das für beide okay ist, dann ja. Was sie sehr interessiert hat und was sie dann doch unbedingt noch bestätigt haben wollte, dass ich auch an normalem Sex Spaß habe. Ich hab gesagt, das ist wie Hamburger essen und ein Drei-Gänge-Menü, das macht beides Spaß. Na ja, damit ist das Thema, glaub ich, jetzt erledigt. Das Witzige war dann, sie hat ja jetzt seit einem Jahr Internetzugang und hat natürlich dann doch intensiv geforscht. Neulich sagte sie dann auch: «Ach so, ihr trefft euch immer im Café Chagall, immer sonntags, hab ich schon gesehen! Und ihr habt da jetzt auch ein Einsteigertreffen …» Das hat sie auch schon entdeckt. Ich hab ihr dann auch gesagt, wo die Fotos von den Leuten sind, damit sie sieht, warum die da ja auch sind: Guck mal, das sind ganz normale Leute. Ich hab ihr dann auch erklärt, dass ich eben da auch nicht nur Leute getroffen hab, die SM machen, sondern dass ich einfach unheimlich nette Leute kennen gelernt habe und dass ich dadurch auch neue Freunde getroffen habe und wir eben auch sonst was zusammen unternehmen. Ich hab versucht, es eben auch als so normal wie möglich darzustellen, was es ja nun inzwischen zum Glück für mich auch ist.

Wir sind jetzt an einem Punkt angekommen, wo wieder alles ist wie vorher, und das war auch im Grunde das, was ich erreichen wollte, dass sie es nicht versteht, aber akzeptiert. Ihr zweitgrößtes Problem war, dass sie sich absolut nicht vorstellen konnte, dass das irgendwie Spaß machen könnte. Das hab ich ihr dann versucht zu erklären, dann machte sie so einen leichten Anschein von Verstehen, aber, nee, sie wehrt sich halt auch irgendwie dagegen, denk ich mal. Aber immerhin sind wir eigentlich so weit gekommen, wie ich kommen wollte.

Birgit:

Ich bin im Prinzip mit sieben Jahren bereits auf eigene Füße gestellt worden, mit der Trennung meiner Eltern war ich sozusagen für mich selbst verantwortlich. Das war für mich in Ordnung, genauso wollte ich sein, und so sah ich mich auch. Und dann kamen aber irgendwann diese Sehnsüchte hoch, das zu tun, was mir jemand anderer befiehlt, in irgendeiner Form auch zu dienen. Und da hab ich einfach gedacht, diese Jahre, die ich jetzt anders gelebt hatte, in denen wirklich nur ich für mich selbst Entscheidungen getroffen, in denen ich meine Frau gestanden hatte, dass das eine Lebenslüge war. Dass ich das nie wollte, dass ich mich da in frühen Jahren hab reindrängen lassen. Für mich war das ein Widerspruch. Und dass ich das jetzt unter einen Hut gebracht hab und gesagt hab, das eine widerspricht dem anderen im Prinzip nicht – dafür hab ich unheimlich lang gebraucht. Vier, fünf Jahre.

Ich hab dann mit Sicherheit auch die falschen Männer getroffen. Mit achtzehn bin ich zum VSStÖ gekommen, zum «Verband sozialistischer Student/innen Österreichs», das heißt: lauter emanzipierte Männer. Die Frau ist gleichgestellt, und im Bett war's dann halt so, wenn ich – ich konnt's ja nicht sagen, aber wenn ich versucht hab zu zeigen, so, jetzt stell dich bitte hin, ich will jetzt vor dir knien und dir einen blasen, dann ist denen das unangenehm gewesen. Weil Frauen sind ja nicht mehr dazu da, um dem Mann zu dienen, sondern umgekehrt, wenn schon. Da war ja das große Bestreben, dass man's eher der Frau recht macht. Wenn ich das gemacht habe, hat man mich immer wieder hochgezogen. Ich hab's immer wieder probiert, aber die haben das einfach nicht annehmen können. Und ich hab's wiederum nicht geschafft zu sagen: «Ich will das jetzt so. Und genau das bringt's mir jetzt.» Also sind's halt jahrelang so Phantasien gewesen.

Ich hab das alles überhaupt nicht mit SM in Verbindung gebracht. Weil das, was ich über SM erfahren hab, war das, was die Medien gebracht haben, und das hat mich nur erschreckt, damit wollte ich nichts zu tun haben. Damit habe ich mich auch nicht identifiziert. Und abgesehen davon war es ja auch so im Bekanntenkreis, im Freundeskreis, meine Güte, wie oft sind da so Scherze gemacht worden – «Bin ich ein Masochist oder ein Sadist oder was?» –, es ist einfach immer blöd drüber geredet worden. Ich hätt auch gar nicht gewusst, wo ich mich hätte informieren sollen, das war so um 1990 rum, das Internet und so hat's ja nicht gegeben, oder ich wusste jedenfalls nicht, dass es das gibt. Ich denke mal, die einzige Chance wäre gewesen, wenn ich jemandem begegnet wäre. Dass sich das dann da durch Zufall einfach im Gespräch herauskristallisiert hätte, dass ich dann eine Ansprechperson gehabt hätte … aber so war's halt nicht.

Ich bin dann einem Mann begegnet, bei dem hab ich im ersten Moment gemerkt, da ist mehr, obwohl er nicht – in Anführungszeichen – danach ausgesehen hat, aber irgendwie wusste ich's. Wir haben uns ganz normal über gemeinsame Bekannte kennen gelernt, in einem stinknormalen Lokal, das hatte überhaupt nichts mit SM zu tun, reiner Zufall. Ich hab dann angefangen zu bohren und zu fragen, es praktisch aus ihm rausgekitzelt. Ich wollte mehr, ich wollte mehr wissen, ich hab gespürt, das ist da, und bin weitergegangen. Und schön langsam ist er dann damit auch rausgekommen. Aber er wollte nicht, dass ich etwas tue, nur weil ich verliebt bin. Ich hab da unheimliche Schwierigkeiten gehabt, ihn davon zu überzeugen, dass das jetzt mit ihm nichts zu tun hat. Ich meine, das ist grotesk: Du triffst jemanden und du musst ihn überzeugen, dass du das willst! Ein anderer nimmt das mit Handkuss! Wie es dann so weit war, ging es Schlag auf Schlag. Er hat sehr vorsichtig angefangen, so vorsichtig, dass ich das gar nicht richtig wahrgenommen hab. Er hat mir kleine Aufgaben übertragen, die ich dann einfach ausgeführt hab. Das wurde immer konkreter, dass ich irgendwas zu einem bestimmten Zeitpunkt machen musste, also nicht «gegen sechs», sondern «um 17:57 will ich haben, dass du mir das schickst». Und mir hat es großen Spaß gemacht, die Aufgaben, die immer schwieriger geworden sind, auch erfüllen zu können. So grotesk es mir manchmal scheint, aber ich wollte ihm beweisen, dass ich das schaffe. Und zwar nicht um 17:56 oder 17:59, sondern um 17:57. Die Anweisungen sind dann immer schwieriger geworden und für mich manchmal absolut sinnlos, aber da war dann auch schon ein Punkt da, wo ich begonnen hab, nicht mehr alles zu hinterfragen. Wo ich einfach gesagt habe, o. k., er will das jetzt, also mach ich's.

Was mir von Anfang an wichtig war, war, dass er das nicht permanent machte. Davor hab ich auch Angst gehabt, dass er irgendwann den Respekt vor Birgit verlieren könnte. Er sieht, dass er das mit mir machen kann, und sieht in mir einen unselbständigen Menschen, dem er seinen Willen aufzwingen kann, den man gängeln kann. Ich hab darüber auch mit ihm gesprochen, ich hab gesagt: Ich hab wirklich Angst davor: Wenn wir spielen, erlebst du mich in für mich demütigenden Situationen, du kannst mit mir machen, was du willst – du kannst das doch bestimmt nicht trennen voneinander. Die Birgit im normalen Leben ist eine starke, selbstbewusste Frau, und die andere ist es im Prinzip auch ... Er hat immer versucht, mir zu vermitteln – und das hab ich ihm am Anfang nicht geglaubt –, im Gegenteil, er verliert nicht den Respekt vor mir, sondern ich steig im Respekt. Weil er eben die andere kennt und weiß, was das für mich für eine Überwindung sein muss, dass ich an meine Grenzen geh. Nur hab ich das nicht so gesehen. Wie auch? Ich war ganz neu dazugekommen, und er hatte das schon seit Jahren praktiziert. Ich hatte panische Angst, er könnte den Respekt vor mir verlieren, den Respekt, den ich mir im Leben bisher erkämpft hatte. Außerdem hatte ich das Problem, ich kannte nur ihn. Ich konnte nach wie vor nicht mit jemand anderem drüber reden, und vor allem nicht mit jemandem, der dieselbe Rolle spielte wie ich.

Dadurch bin ich dann auch auf #bdsm.de gekommen, weil ich da die Gelegenheit gesehen hab, mal mit anderen weiblichen Subs zu reden. Wobei ich da anfangs unheimliche Schwierigkeiten hatte: Niemand wollte mit mir reden. Ich hab versucht, ein ganz normales Gespräch aufzunehmen, aber ich bin ignoriert worden. Erst nach zwei Wochen war dann das Eis gebrochen, als die Leute registriert haben, die ist jetzt wirklich schon zwei Wochen eigentlich täglich da, die ist hartnäckig … die ist vielleicht doch kein Fake? Dann hab ich mich als Erstes mit einer Frau unterhalten, die etwa gleich alt war wie ich und auch eigentlich erst sehr spät dazugekommen ist. Wir mussten beide erst an die dreißig werden. Und mit ihr konnte ich dann darüber reden, über meine Befürchtungen, über die Angst davor, er könnte den Respekt vor mir verlieren, die Angst, er könnte in mein Leben eingreifen in einer Weise, die ich dann doch nicht haben will. Dass er meine Grenzen irgendwann nicht mehr respektiert, nicht mehr akzeptiert. Und das hat mir wirklich geholfen.

Es war gut, wenigstens im Channel mit jemandem drüber reden zu können, und trotzdem hat mir natürlich die Nähe gefehlt, also im Gespräch jemandem in die Augen sehen zu können oder jederzeit einen Zufluchtspunkt zu haben. Ich hab versucht, mit Leuten in meiner Umgebung – also nicht mit vielen, aber mit ein paar – drüber zu reden, und die waren entsetzt. Sie hätten es noch eher akzeptiert, wenn ich gesagt hätte, ich bin Top. Aber das andere überhaupt nicht. Sie haben dann zwar gemeint, o. k., wir akzeptieren das, aber wir wollen nicht drüber reden. Sie wollten nichts hören, nichts Genaueres, zumindest in der ersten Zeit. Bei einigen ist das noch immer so geblieben; zwei, drei haben dann doch begonnen nachzufragen, und eine sehr gute Freundin ruft mich mitten in der Nacht an und fragt, ob mein Top Zuhälter ist. Ob ich mir sicher bin, dass er kein Zuhälter ist? Für sie war zum einen natürlich Berlin ein Sündenpfuhl, zum anderen war ihr dieser SM-Bereich nicht nachvollziehbar, der ja nur was mit Perversion zu tun hat und mit sonst nichts. Das war so gegen zwei Uhr morgens. Ich wollte dann, dass sie selber erkennt, was sie da gerade für einen Blödsinn redet, und hab immer wieder nachgefragt: «Wie kommst du darauf?» Ich wollte, dass sie selber sagt, aus dem und dem Grund. Sie hat es nicht ausgesprochen, sie konnte es nicht aussprechen, und dann nach einer Zeit hat sie's dann ausgesprochen, und in dem Moment, als sie's dann gesagt hat, ist ihr bewusst geworden, wie engstirnig und voreingenommen das eigentlich ist, zu glauben, nur weil das jetzt ein Teil einer Sexualität ist, die sie nicht fühlt, dass das jetzt mit Zuhälterei und weiß der Teufel was noch alles zu tun hat.

Damals war ich ja auch Frauenreferentin, und das lässt sich ja damit ohnehin nicht vereinbaren. Ich kann doch nicht auf der einen Seite für die Gleichstellung der Frau kämpfen, und auf der anderen Seite bin ich aber jemand, der sich zeitweilig gern unterwirft? Einem Mann unterwirft? Da bist du in der Zwickmühle, zuerst vor dir selbst: Wie kannst du das vertreten? Und dann vor den anderen. Bin ich dann wirklich fähig, die Anliegen der Frau zu vertreten? Innerhalb vom VSStÖ ist es ja nur durch Zufall rausgekommen, mit einer Mail, die gefunden worden ist und die ausgerechnet jemandem in die Hände gefallen ist, für den ich immer eine Konkurrentin gewesen war. Und genau der hat das gefunden, noch dazu eine ganz saublöde Mail. Und zwar hab ich die «128 Regeln für Sklavinnen» geschickt bekommen – das war eigentlich gar nicht so gemeint, dass ich jetzt diese Regeln auswendig lernen sollte, ich sollte sie mir nur mal durchlesen und meinen Kommentar dazu abgeben. Auf jeden Fall wollte ich diese Mail ausdrucken, weil ich mich gemütlich damit auf die Couch setzen wollte. Und die erste Seite ist missraten, die hab ich einfach in den Papierkorb geworfen, und er kommt nach mir ins Sekretariat und findet die Seite. Keine Ahnung, warum er am Papierkorb war. Er ist sofort zu einer sehr guten Bekannten von mir gegangen – sie hat mir das dann erzählt: Er hat geläutet, sie hat die Tür aufgemacht, er hat ihr die Mail vor die Augen gehalten mit den Worten: «Ich hab's immer gewusst: Die Birgit ist verrückt!» Die Konstanze hat dann gesagt: «Was hast du denn da? Wie kommst du überhaupt dazu? Das interessiert mich nicht, das ist Birgits Angelegenheit.» Und daraufhin ist er damit wirklich hausieren gegangen. Ich wusste das nicht, ich war zu dem Zeitpunkt wieder mal in Berlin und hatte keine Ahnung, was da in Österreich passiert.

Als ich dann nach Österreich zurückgekommen bin, war ich wenigstens vorgewarnt. Die haben mich behandelt wie eine Außerirdische. Das ist nie mehr wie vorher geworden. Einige Männer dachten dann wohl, wenn sie mit den Fingern schnipsen, kriegen sie mich, weil eine Frau, die das macht, die geht mit jedem ins Bett, die lässt sich von jedem ficken. Dann hat's ein «Fetischfest» gegeben vom VSStÖ – man macht so Fetischfeste, damit man sich verkleiden kann wie im Fasching. «Die strengen Kammern des VSStÖ» war das Motto. Ich hatte nur mit anzüglichen Bemerkungen von der schäbigsten Art zu tun. Und dann ist mir nahe gelegt worden – da wussten sie noch nicht, dass ich ohnehin gehe –, es ist mir nahe gelegt worden, mich ein wenig vom VSStÖ zu distanzieren. Ich muss aber sagen, nicht von allen Seiten, es gab durchaus Leute, die hinter mir gestanden sind und gesagt haben, das ist dein Ding, und wenn's dir dabei gut geht, ist das in Ordnung. Aber es waren eben Leute da, die gesagt haben, das geht nicht. Du kannst nicht eine Organisation vertreten, wenn du das praktizierst, noch dazu einen Verband mit dieser politischen Aufgabe, zur Unterstützung und Vertretung von unterprivilegierten Minderheiten, von Frauen. Teilweise hat es mich amüsiert, weil ich da bereits einen Punkt erreicht hatte, wo es mir gut gegangen ist, weil ich endlich das ausgelebt habe, was schon lange in mir gesteckt hat. Ich war sehr viel ausgeglichener als lange Zeit zuvor, aber es hat wehgetan. Ich hab sehr viel für den VSStÖ getan, ich war zehn Jahre dabei gewesen, einige Jahre Frauenreferentin, vier Jahre Pressereferentin, und die kannten mich ja, die wussten, wer ich bin. Und wie ich meine Sexualität auslebe, geht keinen was an. Das Recht gestehe ich denen einfach nicht zu. Und mich dann abzuurteilen, den Menschen, den sie bisher gekannt haben, einfach unter den Teppich zu kehren, dass ein Teil von mir für sie so in den Vordergrund gerückt ist und negativ in den Vordergrund gerückt ist – davon war ich maßlos enttäuscht. Das war 1999.

Ich kann das jetzt nicht konkret sagen, aber möglicherweise wäre es besser gewesen, wenn ich mich vorher offensiv geoutet hätte. Wenn ich die Uhr nochmal zurückdrehen könnte, würde ich das offen in einem Plenum auf den Tisch bringen. Wenn ich weiß, aha, es ist jetzt nun mal so, die Leute wissen davon, dieses und jenes Gerücht geht um, vieles wird verfälscht dargestellt – um dem den Wind aus den Segeln zu nehmen, würd ich's in einem Plenum als Tagesordnungspunkt ansprechen. Einfach sagen, so und so ist es. Entweder ihr akzeptiert es oder ihr lasst es bleiben, aber es ist mein Leben. Ich hatte dazu ja nicht die Möglichkeit. Zu dem Zeitpunkt konnte ich gar nicht mehr reagieren, schon durch meine Abwesenheit. Es hatte ja auch niemand den Mut gehabt, sofort an mich heranzutreten und zu sagen, das und das ist passiert. So offen man heutzutage über Sexualität spricht, das ist aber einfach ein Bereich, über den man nicht spricht, und ich mach es ihnen auch nicht zum Vorwurf, dass sie nicht gleich zu mir gekommen sind. Es war unangenehm für sie, darüber zu reden. Und erst recht, wenn du keine Vorstellung davon hast, worum es geht.

Wenn das jetzt Top-Regeln und keine Sklavenregeln gewesen wären, hätten sie vielleicht auch anders reagiert, aber so? Und dann noch das Wort «Sklavin»? Auch im Freundeskreis hätten sie mehr Verständnis dafür gehabt, wenn ich auf der anderen Seite stehen würde. Und wenn sich rausgestellt hätte, dass ich lesbisch wäre, hätten sie wenigstens wieder ihre Quotenlesbe gehabt, wir hatten ja schon seit längerem keine Lesbe mehr im Verband, das wäre in Ordnung gewesen. Ich glaube, Aufklärungsarbeit hätten sie von mir auch nicht mehr akzeptiert. Das war jedenfalls auch ein Grund, Österreich zu verlassen. Ich hätte in absehbarer Zeit nicht offen dazu stehen können. Können, ja, aber ich wäre sehr isoliert gewesen. Mit dem Zeitpunkt, wo ich begonnen hab, mich konkret damit auseinander zu setzen, darüber zu reden, das an mir zu akzeptieren, ist auch der Wunsch entstanden, mich nicht verstecken zu müssen. Das ist ein Teil meiner Persönlichkeit. Und wenn ich das in dieser Umgebung nicht kann, dann such ich mir eine andere Umgebung. Das gesteh ich mir jetzt einfach zu, ich hab jetzt den Egoismus entwickelt, zu sagen, ich bin ich, ich steh zu mir, und wenn ihr das nicht akzeptiert, dann ohne mich. Ich geh.

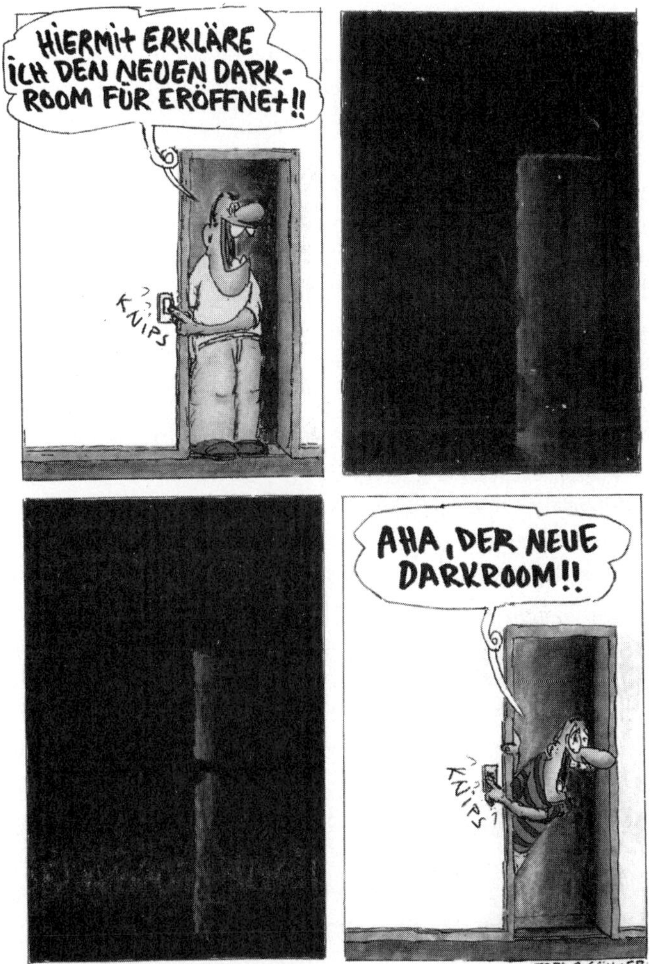
HIERMIT ERKLÄRE ICH DEN NEUEN DARK-ROOM FÜR ERÖFFNET!!
KNIPS
AHA, DER NEUE DARKROOM!!
KNIPS
FRED & GÜNTER

Fred & Günther

17 In schlechter Gesellschaft

SM-Partys und andere Lustbarkeiten

«Ich hab gestern Abend in dem Tempel so einiges gesehen. Das war merkwürdig, eigenartig, krank, verdreht, ekelhaft und gottlos. Ich will mitmachen!»
HOMER SIMPSON

Eine der größten Hemmschwellen für Neulinge ist oft die Vorstellung, die Teilnahme an SM-Partys und der Besuch einschlägiger Clubs sei Höhepunkt und Hauptbeschäftigung im Leben von Sadomasochisten. Die unklaren, oft gruseligen Vorstellungen über das, was dort passiert, lassen viele den festen Entschluss fassen, keinen Fuß in so eine Veranstaltung zu setzen. In Wirklichkeit ist, wie immer, alles halb so wild:

Zum einen gibt es natürlich jede Menge Sadomasochisten, die öffentlichen SM-Veranstaltungen wenig abgewinnen können. Persönliches Interesse an BDSM und Spaß am Besuch der entsprechenden Partys und Clubs gehen nicht unbedingt Hand in Hand. Aus unüberprüften Vorurteilen heraus allen Partys fernzubleiben und die, die hingehen, mit abfälligen Kommentaren zu bedenken – meist eine Domäne der Internetneulinge, die keine anderen SMler persönlich kennen – ist ebenso unsinnig wie die Vorstellung, SM spiele sich in erster Linie bei öffentlichen Veranstaltungen ab und wer sich dafür nicht interessiere, sei kein «richtiger SMler». Es ist wie immer gut, sich ein eigenes Bild zu machen. Darüber hinaus braucht man sich zu nichts verpflichtet zu fühlen.

Wenn mehr als eine Aussage auf dich zutrifft, wirst du dich auf einer SM-Party vermutlich nicht wohl fühlen:

[ ] Ich trage am liebsten Jeans und Turnschuhe. Wenn ich mich zu einem besonderen Anlass umziehen muss, fühle ich mich verkleidet und streite mit meinen Eltern.
[ ] Sex gehört für mich ins Schlafzimmer.
[ ] Ich beginne manchmal Sätze mit: «Ich bin ja ein sehr toleranter Mensch, aber …»
[ ] Auf Partys stehe ich meistens in der Küche rum.
[ ] Ich interessiere mich für SM, aber Lack, Leder und Latex sind mir völlig gleichgültig.
[ ] Ich interessiere mich für Lack, Leder und Latex, aber SM finde ich eklig.
[ ] Ich war bisher zu schüchtern, mich mit anderen SMlern zu treffen oder wenigstens online zu unterhalten und werde daher auf einer Party niemanden kennen.

Es gibt die unterschiedlichsten Angebote: Im Schwulenbereich ist zumindest in den großen Städten praktisch für jeden Geschmack etwas dabei, während sich Heteropartys noch nicht ganz so stark ausdifferenziert haben. Wenn es in einer Stadt nur eine einzige regelmäßig stattfindende SM-Veranstaltung gibt, werden dort zwangsläufig sämtliche Anhänger unterschiedlichster Spielarten in einen Topf geworfen. Das kann dazu führen, dass Fetischisten missmutig die unspektakuläre Kleidung anderer Gäste betrachten, während Sadomasochisten ohne Interesse am Dresscode bemängeln, es werde zu wenig gespielt und stattdessen nur teure Latexmode spazieren geführt.

Wer SM-Partys oder -Clubs besucht, muss deshalb noch keine exhibitionistische Ader haben. Fast alle Partys bieten nicht öffentliche Räume, in die man sich zum Spielen zurückziehen kann, und es gibt außer der Möglichkeit, öffentlich Sex – im weitesten Sinne – zu haben, noch eine Menge anderer guter Gründe hinzugehen: Die meisten Leute haben zu Hause weder Streckbank noch Andreaskreuz, und in ungewohnter Umgebung wirkt der eigene Partner als Großinquisitor bedrohlicher als im eigenen Schlafzimmer, wo man wegen der hellhörigen Nachbarn nur leise «Aua» sagen darf. Vielen gefällt einfach die Atmosphäre einer gelungenen Party, und fast alle treffen gern bei überregionalen Partys Bekannte, die sie sonst nur selten sehen. Man kann neue Praktiken entdecken und sie sich von Leuten, die damit Erfahrung haben, erklären lassen, und es erweitert den eigenen Horizont, zu sehen, dass andere SMler unter Umständen ganz anders funktionieren und andere Dinge interessant finden als man selbst.

Als ahnungsloser Neuling oder feldforschender Soziologe wird man auf einer SM-Party allerdings vermutlich so viel über SM erfahren wie ein Außerirdischer in einem Swingerclub über Liebe. Was dort passiert, macht vielen Leuten Spaß, aber es ist nur ein kleiner Ausschnitt aus dem Gesamtbild. Als ersten Kontakt zu anderen Sadomasochisten eignen sich Clubs und Partys nur in seltenen Glücksfällen.

Wie finde ich eine empfehlenswerte Party?

Da Partys eine gewisse Halbwertszeit haben, nach der ihre Beliebtheit nachlässt, und die Partylandschaft dadurch von Jahr zu Jahr starken Veränderungen unterworfen ist, machen wir hier keine Vorschläge. Es gibt in fast jeder größeren Stadt regelmäßige SM- und Fetisch-Partys; eine ziemlich aktuelle Liste findet man auf den Websites der *Schlagzeilen* unter «Partys» und «Dauertermine». Auf den größeren Veranstaltungen treffen sich einige hundert Leute, bei kleineren sind es vielleicht fünfzig. Es ist gängige Praxis und lohnt sich meist durchaus, weite Anreisen zu einer Party in Kauf zu nehmen, die einen guten Ruf genießt oder auf der man

Bekannte treffen kann. Will man mehr über eine bestimmte Veranstaltung herausfinden, fragt man am besten Leute, die schon dort waren: In SM-Gruppen vor Ort, aber auch in Internetforen geben die meisten bereitwillig Auskunft. Wenn man nicht gerade über eine ausgesprochen extrovertierte Persönlichkeit verfügt, ist es sowieso sehr empfehlenswert, vorher Kontakte zu knüpfen, damit man nicht den ganzen Abend allein am Tresen steht. Die anderen sind auf der Party, um sich zu amüsieren, und nicht, um wildfremden Neulingen Beistand zu leisten – dafür gibt es andere Möglichkeiten, die man im Vorfeld wahrnehmen sollte.

Eintrittspreise um die 50,– DM, in denen die Getränke und ein einfaches Buffet inbegriffen sein sollten, sind bei nicht kommerziellen Partys angemessen. Solche Partys werden meist von SMlern oder SM-Gruppen veranstaltet und werfen keinen oder nur einen geringen Gewinn ab. Partys und Clubs, bei denen der Eintritt für Frauen reduziert oder kostenlos ist, sind mit Vorsicht zu genießen – meist ist gerade dort der Frauenanteil extrem niedrig, und die anwesenden Damen wollen für ihre Zuwendung unter Umständen bezahlt werden. Ebenso kann es passieren, dass die Herren dort der Meinung sind, man könne sich ja wohl ein wenig erkenntlich zeigen, wenn man schon keinen Eintritt bezahlt hat, während sie selbst eine stolze Summe hinblättern mussten.

Die Notwendigkeit eines passenden Outfits für öffentliche SM-Veranstaltungen ist seit Jahren eines der großen Diskussionsthemen der Subkultur. Befürworter des Dresscodes argumentieren meist, zum einen würden so bloße Spanner fern gehalten und zum anderen sei es von niemandem zu viel verlangt, sich für einen besonderen Anlass auch besonders zu kleiden. Seine Gegner wenden ein, man könne heutzutage an der Kleidung beim besten Willen nicht mehr feststellen, ob jemand ernsthaftes Interesse an BDSM oder lediglich fünfzig Mark bei Beate Uhse ausgegeben habe, und überhaupt hätten modische Vorlieben herzlich wenig mit bevorzugten Sexualpraktiken zu tun. Einigkeit hat sich bisher nicht erzielen lassen, und langfristig werden sich vermutlich fetischistisch orientierte Veranstaltungen von solchen trennen, bei denen auf andere Dinge als Outfit Wert gelegt wird. Bis dahin bleibt einem nichts anderes übrig, als die oft kryptischen Hinweise der Veranstalter («sexual fantasy outfit») durch Nachfragen bei Leuten, die die Veranstaltung kennen, oder beim Veranstalter selbst entschlüsseln zu lassen. Dabei kann es durchaus zu Situationen kommen, die unsere Eltern nicht vorhergesehen haben:

> «Als ich dem netten Organisator vom *Torture Ship* erklärt habe, dass meine Begleitung im stilechten Smoking mit Lackschuhen kommen wollte, sagte der: ‹Hm, ich weiß net … hat er net ne alte, abgwetzte Motorradlederhose, die er stattdesse anziehe ka?›»
>
> SONJA

Leider ist der Unterschied zwischen Fetisch- und SM-Partys aus dem Titel oder der Beschreibung selten klar zu erkennen, da auch Letztere häufig unter dem Titel «Fetisch» laufen. Am Nachfragen bei Erfahreneren führt hier kein Weg vorbei. Wenn eine Party mit striktem Dresscode angekündigt wird, ist das meist auch so gemeint, und es besteht durchaus die Gefahr, abgewiesen zu werden. Ist dagegen nichts oder ein relativ breites Spektrum an Vorschlägen angegeben («Lack, Gummi, Leder, Haut, Erotik …»), kann nicht viel passieren – zur Not muss man eben glaubhaft versichern, man hätte einen Jeans-Turnschuh-T-Shirt-Fetisch. Auch das gibt es schließlich. Allerdings fühlt man sich dann wahrscheinlich den ganzen Abend underdressed und fehl am Platze, was die sonstigen Anfängersorgen nicht gerade mildert. Mit schwarzer Kleidung macht man im Allgemeinen nichts verkehrt. Dank der allgemein abnehmenden Angst vor Spannern und der wachsenden Aufgeschlossenheit der Subkultur gibt es inzwischen aber hin und wieder auch Partys, die ganz ohne festen Dresscode auskommen. Umkleideräume sind übrigens immer vorgesehen, sodass man nicht in vollem Ornat von der U-Bahn zum Veranstaltungsort schleichen muss und auch beim Einlass nicht gleich streng gemustert, sondern nur gefragt wird, ob man was zum Umziehen mitgebracht hat.

> «Neulich war ich auf eine Geburtstagsfeier in der Verwandtschaft eingeladen. Meine Mutter war auch da und lobte mich wegen meiner schwarzen Samthosen. Seit wann ich denn so was hätte, man könne mich ja direkt vorzeigen. Ich erklärte, die hätte ich mir zu meiner ersten SM-Party gekauft, aus Furcht, sonst vielleicht nicht am Türsteher vorbeizukommen – eine ganz unbegründete Furcht, wie sich herausgestellt hatte. Meine Mutter war zufrieden und sagte: «Schau, so kommst du auch noch zu anständigen Sachen.»
>
> KATHRIN

Was passiert auf SM-Partys?

Erst mal nichts, was du nicht willst. Das ist für Einsteiger sowohl beruhigend als auch ein bisschen enttäuschend: Niemand wird gegen seinen Willen in wüste Orgien hineingezogen. SM-Partys unterscheiden sich eigentlich gar nicht so sehr von anderen größeren Partys: Man schließt neue Bekanntschaften, flirtet und unterhält sich. Bei SM-Partys geht man lediglich etwas ehrlicher mit der Tatsache um, dass Sex eine wichtige Komponente der Abendunterhaltung ist. Bei anderen Partys umkreist man sein Objekt der Begierde oft den ganzen Abend, ohne je klar zu sagen, was man möchte, bis beide betrunken genug sind, um sich ihr Interesse einzugestehen – und meist schon zu betrunken, um noch was draus zu machen. Damit wollen wir keine grundsätzliche Kritik am Flirten üben; Flirten ist eine sehr unterhaltsame Sache, aber wenn man nur wenige Stunden Zeit hat, ist das Verfahren zumindest bei Heteros nicht selten zum Scheitern verurteilt. Auf SM-Partys kann man seine Wünsche offen äußern, sie – coram publico oder in einem anderen Raum – in die Tat umsetzen und sich danach wieder unters Volk mischen. Vor unerwünschten Übergriffen ist man eher besser geschützt als auf jeder normalen Veranstaltung; so wird man zum

Beispiel kaum von Betrunkenen belästigt werden. Auf manchen Partys wird gar kein Alkohol ausgeschenkt, aber auch wenn es welchen gibt, hält sich der Konsum meist sehr in Grenzen.

Eine Bar und ein «ziviler» Bereich rund um die Bar sind eigentlich immer vorhanden. Hierhin kann man sich zurückziehen, wenn man sich einfach unterhalten möchte und womöglich nicht unmittelbar mit den Spielen anderer konfrontiert werden will. Oft gibt es auch eine Tanzfläche. Der offene Spielbereich ermöglicht einen fließenden Übergang von normaler Konversation zu SM-Aktivitäten, bietet meist diverse Möglichkeiten, andere anzubinden, zu malträtieren oder einzusperren, und kann von exhibitionistischeren Leuten oder solchen, denen es nichts ausmacht, Publikum zu haben, genutzt werden. Oft gibt es dann noch eine Reihe kleinerer Darkrooms oder Spielzimmer, die oft mit spezielleren Gerätschaften wie Gynäkologenstühlen oder Slings ausgerüstet sind. Diese Räume haben in der Regel Vorhänge, die, wenn sie zugezogen sind, signalisieren, dass man drinnen lieber ungestört sein möchte. Auf manchen Partys gibt es vor den Räumen Schilder, auf denen die Spielenden markieren können, ob sie unter sich sein wollen, ob Zuschauer o. k. sind oder ob die Beteiligung anderer willkommen ist. Verbrauchsmaterialien wie Kondome, Dental Dams, Latexhandschuhe und Wischtücher werden bei guten Partys zwar gestellt; darauf sollte man sich aber nicht verlassen und eigenes Material und das bevorzugte Gleitmittel mitbringen.

Die Darkrooms der Heteropartys heißen nur so, sind aber in Wirklichkeit gar nicht dunkel; man will ja sehen, was man tut. Bei schwulen Veranstaltungen kann das anders sein. Sabine berichtet:

> «Damals hatte SMart noch einen Outfit-Treff in einer schwulen Lederkneipe. Ab und zu waren dann eben auch Heten zugelassen, was an der Tür zu sehr netten Szenen führte: «Frauen? Nee. Dann geh ich wieder.» Ich bin mit meinem M in einen Darkroom gegangen, in der Annahme, dass Darkrooms im Schwulenbereich genauso sind wie im Hetenbereich, war aber nicht so. Das heißt, es war sehr dunkel da. Ich konnte ganz schwummrig was sehen, versuchte also,

meinen M zu schlagen, das ging aber nicht, weil plötzlich waren in dem Darkroom, der ungefähr 2 mal 3 Meter maß, ungefähr acht Leute. Also hab ich mir überlegt, na ja gut, fesselst du ihm die Hände und machst andere Dinge mit ihm. Und plötzlich begrabbelte mich jemand. Ich dachte so die ersten Sekunden, das wäre mein M. Und realisierte dann erst: Der hatte seine Hände auf dem Rücken, der war das gar nicht. Ich schlug dann so die Hände von mir weg, wir lachten herzlich und wollten aufhören. Ich bückte mich, um an meine Gerte zu kommen, guckte hoch und starrte in einen erigierten Schwanz. «Oh! Tschuldigung!», sagte ich. Dann stiegen wir vorsichtig über die Leiber hinweg. Ich bekam dann nachher zu hören, dass Heten doch gar nicht so schlecht spielen, und um das aufzuklären: Bei den Schwulen wird offenbar erst angefasst und dann gefragt. Wenn man das weiß, ist das ja auch o. k. Es wird zwar erst angepackt und dann geredet, aber auch da heißt Nein Nein.»

Benehmen

Wer sich auf einer Party danebenbenimmt, kann je nach Veranstalter rausfliegen und/oder einfach zu künftigen Partys nicht mehr zugelassen werden. Da gerade bei den angenehmeren Partys der Zutritt oft über halb offene Einladungslisten geregelt wird, ist es ratsam, sich gar nicht erst unbeliebt zu machen. Schlechtes Benehmen, das keinen Rausschmiss rechtfertigt, aber den Anwesenden auf die Nerven geht, ist wesentlich häufiger als konkrete Übergriffe – und kann oft ebenfalls dazu führen, dass dem Veranstalter nach der Party nahe gelegt wird, den Betreffenden von künftigen Einladungspartys fern zu halten. Das heißt nicht, dass die Veranstalter hartherzige Hausmeister sind: Bei allen Fragen rund um die Party helfen sie gern weiter. Ein Verantwortlicher hört lieber zehnmal zu oft dumme Fragen, als dass er einmal in einer wirklich wichtigen Angelegenheit nicht gefragt wird und dann die Scherereien ausbaden muss.

«Stil, Takt und Respekt» werden häufig als gute Faustregeln für das Verhalten auf SM-Partys genannt; es gelten also die gleichen Regeln wie im ganz normalen Umgang auch. Die Tatsache, dass die Sitten etwas gelockert sind, was das Aushandeln sexueller Aktivitäten angeht, sollte einen nicht dazu verleiten, sich allgemein wie eine Wildsau aufzuführen. Wer es überhaupt für notwendig hält, sich vor einer SM-Party über die dort herrschenden Gebräuche zu informieren, gehört zwar vermutlich gar nicht zu denjenigen, die jemals irgendwo unangenehm auffallen – insofern schreiben wir womöglich an der eigentlichen Zielgruppe vorbei –, aber zur Orientierung haben wir hier ein paar grundlegende Ratschläge zusammengestellt. Es ist eine lange und auf den ersten Blick erschreckende Liste, aber wenn wir die ungeschriebenen Regeln für «normale» Partys nicht schon in früher Jugend nebenbei aufgeschnappt hätten, sondern ebenso erläutert bekommen müssten, wären es wohl kaum weniger.

- Nein heißt tatsächlich Nein, und es ist so zwecklos wie unmanierlich, darauf «Oooch … wirklich nicht?» zu entgegnen. Und wer hartnäckig bei sämtlichen potentiellen Spielpartnern nacheinander mit der gleichen Frage hausieren geht, braucht sich nicht zu wundern, wenn sie sich als austauschbare Wichsvorlagen missbraucht fühlen.
- Wenn dich jemand fragt, ob du mit ihm spielen möchtest, und dir nicht danach zumute ist, solltest du taktvoll und höflich ablehnen – oder doch zumindest so taktvoll und höflich, wie dein Gegenüber in den Wald hineingerufen hat.
- Jeder gerät mal in die Versuchung, über Kleidung oder Praktiken anderer Gäste zu lästern. Das ist zwar noch unfeiner, als im Alltag über seine Mitmenschen herzuziehen, denn schließlich sind die anderen ja nicht auf dieser Party, um dich zu beeindrucken, sondern gerade um Sachen tragen oder Dinge tun zu dürfen, die im Alltag keinen Platz haben. Dem Drang, sich über andere lustig zu machen, können aber nur Personen von heiligmäßiger Selbstbeherrschung in allen Lagen widerstehen. Wir bitten also an dieser Stelle darum, wenigstens sehr, sehr

diskret, keinesfalls öffentlich und am besten erst nach Ende der Veranstaltung zu lästern. Kaum etwas kann die Intimität eines Spiels und die Freude daran nachhaltiger zerstören als abfällige Bemerkungen der Umstehenden.

- In den öffentlichen Räumen ist Zuschauen grundsätzlich erlaubt. Allerdings sollte ein diskreter Abstand zum Geschehen gewahrt bleiben. Misch dich nur ins Spiel ein, wenn du unmissverständlich dazu eingeladen wirst.
- Zuschauer, die sich lautstark über die Getränkepreise oder ihren letzten Urlaub unterhalten, können ein Spiel empfindlich stören: Es gehört zum guten Ton, sich zum Smalltalk anderswohin zurückziehen.
- Wenn dir eine Szene nicht gefällt, geh weg. Gerade auf Anfänger können manche Spiele beunruhigend, abstoßend oder lächerlich wirken. Das ist dein Problem, nicht das der Akteure. Im Rahmen der jeweiligen Partyregeln ist bei SM-Veranstaltungen alles erlaubt, was den Beteiligten Spaß macht – ob es den Zuschauern gefällt, steht nicht zur Debatte.
- Durch die zugezogenen Vorhänge vor geschlossenen Räumen zu linsen ist unanständig. Wenn die Spielenden Publikum haben wollten, hätten sie die Vorhänge nicht zugezogen. Auf den meisten Partys wirst du für einen Verstoß gegen dieses Gebot ein paar Mal verwarnt und dann vor die Tür gesetzt werden.
- Auf keinen Fall darfst du andere Leute ungefragt anfassen, auch nicht, wenn es sich offensichtlich um Bottoms handelt, und insbesondere dann nicht, wenn sie gerade wehrlos sind. Wenn der Top möchte, dass du seinen Bottom begrabbelst, wird er dich explizit dazu einladen. Auch Halsbänder sind Privatangelegenheit – der Griff an anderer Leute Halsband ist vergleichbar mit dem Griff an ihre Genitalien.
- Öffentliches Onanieren wird von denjenigen, die der Anlass dazu sind, manchmal als Kompliment gewertet, manchmal aber auch als unangenehm empfunden. Feste Regeln gibt es hier nicht; im Zweifelsfall empfiehlt sich Zurückhaltung.

- Bottoms sind kein Freiwild. Sie unterwerfen sich ihrem Top, aber keineswegs jedem Dahergelaufenen. Du solltest ihnen den gleichen Respekt entgegenbringen wie anderen Menschen auch, solange der dazugehörige Top nicht eindeutig signalisiert, dass du dir Freiheiten herausnehmen darfst. Selbst wenn er anderen Umstehenden Übergriffe gestattet, kannst du nicht beurteilen, ob nicht gerade das vorher mit dem Bottom vereinbart wurde – es bedeutet noch lange nicht, dass dir die gleichen Rechte zustehen. Auch bei Bottoms, die allein auf der Party sind und mit denen man gern spielen würde, kommt man mit einer höflichen und respektvollen Haltung meist weiter, als wenn man sie gleich mit «Auf die Knie!» begrüßt.
- Kameras sind tabu. Wer private Fotos machen will, sollte das vorher auf jeden Fall mit dem Veranstalter absprechen und darauf achten, dass auf den Fotos niemand zu sehen ist, der nicht ausdrücklich eingewilligt hat.
- Bei Spielen auf einer Party solltest du die Einrichtungen so zurücklassen, wie du sie vorfinden möchtest – also nicht mit Kerzenwachs und Körperflüssigkeiten bekleckert. Die Veranstalter arbeiten in vielen Fällen ehrenamtlich und werden, wenn überhaupt, nur schlecht dafür bezahlt, dass sie hinter dir herputzen.
- Spielgeräte sollten nicht dadurch blockiert werden, dass man auf ihnen herumsitzt und Bier trinkt. Der Andrang auf separate Spielräume oder Geräte ist meist groß – wenn du sie nicht benutzen willst, gib sie frei.
- Wenn du mit einem Partner ein potentiell Anstoß erregendes Spiel planst – beispielsweise eines, bei dem der Bottom energischen Widerstand leistet und überwältigt wird –, solltet ihr ein paar Umstehende vorwarnen, um zu vermeiden, dass sie sich Sorgen machen oder gar einschreiten.
- Wenn keine anderen Vereinbarungen getroffen wurden, ist «Mayday» das Standard-Safeword, auf das auch die Umstehenden reagieren werden, falls es dein Top nicht tut.

- Wenn du dich über irgendwas beschweren willst, solltest du dich an den Veranstalter wenden. Allerdings ist es empfehlenswert, vorher das Gespräch mit demjenigen zu suchen, durch den du dich gestört fühlst. Der Veranstalter möchte mit Sicherheit nicht den Kindergärtner spielen und jede Sandkastenstreitigkeit schlichten müssen, indem er eine oder beide Parteien vor die Tür setzt.
- Die Veranstalter haben das Sagen. Es ist nicht einfach und bedeutet viel Arbeit, eine SM-Party zu organisieren, auf der sich alle Anwesenden wohl fühlen. Pfusch ihnen nicht ins Handwerk und nimm ihre Entscheidungen hin.
- Nach der Party solltest du auf gar keinen Fall im Bekanntenkreis herumposaunen, dass du Pfarrer X, Lehrer Y und Staatsanwältin Z dort getroffen hast. Auch wenn dir die Outing-Ängste anderer übertrieben erscheinen mögen, steckst du nicht in ihrer Haut. Eine Karriere oder eine Familie kann schneller zerstört sein, als du denkst.

Bei Lesben-SM-Partys, in kleineren Schwulenclubs und bei den Veranstaltungen der organisierten schwulen Lederszene macht man auch nichts falsch, wenn man sich an diesen Hinweisen orientiert. Allerdings ziehen gerade jüngere Schwule häufig große kommerzielle SM-Partys vor, wie sie im Heterobereich bisher kaum verbreitet sind, auf denen andere Regeln herrschen: nämlich gar keine. Sascha berichtet:

> «Das Spiel ist zu hundert Prozent Privatsache. Da würde einen auch nie jemand rausschmeißen, wenn man irgendwelche Regeln übertritt, ganz egal, wie du dich benimmst. Es gibt schon kleine Läden, die eine gewisse Hausordnung haben, wo es dann schon sein kann, dass du rausfliegst. Aber bei so großen Veranstaltungen bist du ja völlig anonym, und wenn ich da zum Türsteher gehen würde oder zum Barpersonal und sagen würde, der fasst mir da dauernd dazwischen, schmeißt mir den mal raus, die würden mich spanisch angucken und mich auslachen. Man nimmt es einfach

hin. Ist dann, glaube ich, auch wieder so eine Männersache: Du gehst auf so eine Hardcore-Veranstaltung, dann musst du auch zusehen, dass du dich durchsetzt. Dein Problem. Wenn du dem nicht gewachsen bist, dann geh da nicht hin.

Wenn jemand Lust hat mitzumachen, dann greift er auch einfach zu. Und dem muss man dann meistens nicht nur einmal auf die Finger schlagen, sondern fünfzehn- oder zwanzigmal, bis der das begreift, dass man ihn nicht dabeihaben will. Oder man wird richtig laut und ausfallend, aber das stört in dem Moment derartig, dass man dann meistens völlig raus ist. Aber das ist einfach Usus. Es gibt an sich keine Regeln. Na ja, offiziell gibt es diesen Verhaltenskodex eigentlich schon. Aber wirklich in Ehren halten den, glaube ich, die allerwenigsten. Offiziell heißt es halt auch, dass man sich nicht ungefragt einmischt und vor allem nicht dazwischenfunkt und dass man sich vorher vielleicht ein bisschen unterhält, was man machen will und was nicht, und nicht, ohne die Grenzen vorher abzustecken oder irgendwelche Codewörter abzumachen, einfach loslegt. Mit einem Blick ist es aber meistens schon getan, und dann sucht man sich sein Örtchen, und dann legt man los, ohne ein Wort zu sagen, man kennt noch nicht mal den Namen, und dann hat man sein Nümmerchen, und dann schwirrt man wieder ab, ohne sich zu unterhalten, das kommt schon vor.

Bei Schwulen ist es wirklich so: Wenn jemand seinen Spaß hat, mit was auch immer, muss man halt damit leben, dass sich da etliche Leute drum rumstellen und sich selbst befriedigen oder anfangen, mitmischen zu wollen. Und wenn dann drei Leute auf einmal anfangen, an deinem Mitspieler rumzuschrauben, dann hast du gar keine Chance, da überall draufzuhauen, das geht nicht. Da wär man wirklich nur am Fliegenverscheuchen. Das ist ein echtes Problem, und da sucht man sich dann lieber gleich ein Örtchen, wo man richtig allein ist, wo man die Tür abschließen kann. Oder man lebt damit.

Bei unsafen Praktiken ins Spiel anderer eingreifen, nie im Leben. Das würde keiner machen. Es sei denn, man hat einen HIV-Präventionsmitarbeiter, aber selbst die sind gehalten, die Privatsphäre zu achten. Die können zwar mit dem Kondom winken, aber das war's auch. Ich glaube, es müsste schon wirklich jemand ausdrücklich nach Hilfe schreien, und das bestimmt zehnmal, bevor irgendwas passiert. Ganz sicher sogar. Offizielles Safeword, davon hatte ich noch nie gehört, das war mir völlig neu, und dabei kannten wir uns ja auch schon einige Zeit und haben auch die eine oder andere Veranstaltung besucht. Auch das mit der Ampel, Grün, Gelb, Rot, hab ich auch noch nie von gehört. Find ich eine Superidee, wenn einfach jemand sagt: Gelb ... na ja, da muss man bei den Schwulen ja aufpassen. Oder wenn du sagst: Rot, und er fängt an, seine Gummihandschuhe anzuziehen. Ist eine tolle Idee, aber da hatte ich noch nie von gehört.

Es gibt auch Alternativen, kleinere Veranstaltungen und Privatclubs, die sehen das mit ihrer Hausordnung sehr, sehr eng, und da kann man dann schon schnell rausfliegen. Man ist dort, um Spaß zu haben, und sollte keine gefährlichen Situationen hochbeschwören. Die haben halt ihre Mitglieder und man kennt sich. Und wenn man da zweimal aufgetaucht ist, dann kennen die dein Gesicht, das geht recht schnell. Die Szene ist halt auch klein. Wenn man sich da richtig danebenbenimmt, dann fliegt man schon raus.»

Es ist schwer zu sagen, ob sich langfristig auch im Heterobereich eine Entwicklung hin zur anonymeren, weniger stark reglementierten Großveranstaltung ergeben wird. Gerade den beteiligten Frauen ist es oft sehr wichtig zu wissen, dass sie vor Übergriffen geschützt sind.

SM-Clubs

SM-Clubs gibt es in fast jeder größeren Stadt; gute Hetero-SM-Clubs sind allerdings sehr selten. SM-Clubs sind das einzige Reservat, in dem man die aus Talkshows gewonnenen Vorurteile oft tatsächlich bestätigt sehen kann: einsame, wartende Männer im genormten Sadomasochisten-Outfit, die hoffnungsvoll die Tür anstarren, durch die vielleicht dieses Jahr endlich die Herrin oder Sklavin ihrer lang gehegten Phantasien treten wird, seltene Spiele,

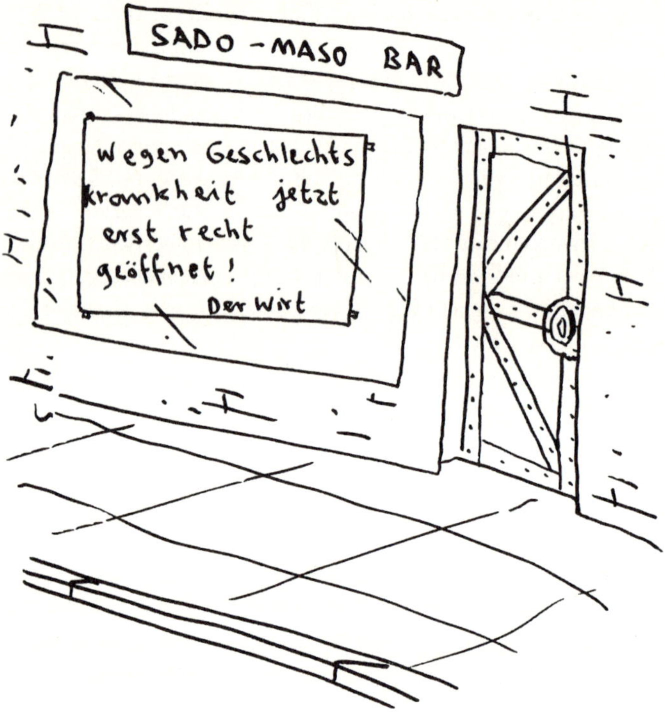
SADO-MASO BAR
wegen Geschlechts
krankheit jetzt
erst recht
geöffnet!
Der Wirt

Rattelschneck

die von Gaffern mit Biergläsern umlagert werden ... Der Eintritt beträgt meist zwischen zehn und zwanzig Mark, und auch hier sollte man sich nicht auf Etablissements einlassen, die von Frauen niedrigere Eintrittspreise verlangen. Im Großen und Ganzen gelten alle oben aufgeführten Tipps auch für Clubs. Single-Frauen ohne kommerzielle Interessen sind in SM-Clubs allerdings ungefähr so selten wie nüchterne Männer in Neuköllner Eckkneipen. Daher arbeiten die meisten Clubs mehr oder weniger eng mit professionellen und halbprofessionellen Dominas zusammen, die hin und wieder «Vorführungen» bieten und an diesem Frauenmangel gut verdienen. Wenn man einen eigenen Partner oder noch besser gleich mehrere Bekannte mitbringt, kann man sich in SM-Clubs ganz gut amüsieren; für Anfänger, die Kontakte knüpfen wollen, eignen sie sich schlecht.

Für schwule SMler ist Frauenmangel kein Problem, und damit sieht die Situation gleich erfreulicher aus:

> «Wenn man will, dass was passiert, ist das durchaus möglich. Ich würde das auch Neulingen schon empfehlen. Wenn man sich vorstellen kann, dass das Ambiente einem zusagt – die homosexuelle SM-Szene tendiert eher so zum Schmuddel, also zum modrigen Keller in Gummistiefeln, es darf schon ruhig siffig sein. Wenn einem das gefallen kann, sollte man zu zweit, zu dritt oder zu viert hingehen, wenn man das erste Mal da hingeht. Dann hat man ein bisschen Rückhalt. Und wenn man den ganzen Abend nur guckt – es wird meistens genug geboten. Allein würd ich nicht unbedingt gehen … obwohl, man kann sich dann an den Tresen setzen, und die Barkeeper sind meist dankbare Vermittler, die kuppeln immer ganz gern und meistens gut. Die kennen ja auch wirklich Leute, die wissen dann sofort, komm mal her, soll ich den mal ansprechen? Dann nimmt das auch seinen Weg, dann lernst du jemanden kennen, das ist zwar nicht dein Traumtyp, aber du kriegst halt Erfahrung. Wenn man's wirklich drauf anlegt, hat man immer die Chance. Wenn man Glück hat, trifft man so auch jemanden, der einem sympathisch ist.» SASCHA

Zum Weiterlesen:

«SM-Partys – Ein Leitfaden für Neulinge»: www.datenschlag.org/txt/smpabes.htm

Unter www.smalltag.de gibt es einige Berichte über erste Partybesuche

Beispiele für Partyregeln: stadt.gay-web.de/schmacht/rules.htm, www.lichtgestalten.de/barde/regeln.htm

18 Bitte recht unfreundlich

Professioneller SM

«Frauen … Man kann nicht mit ihnen leben,
man kann sie aber auch nicht dazu bringen,
ein knappes Nazikostüm anzuziehen und
einen mit einem warmen Schlangenkürbis zu schlagen.»
UNBEKANNT

Wer keinen Partner hat, der die eigenen Wünsche erfüllt, wer keine Lust auf Beziehung hat oder wer einfach die Nase voll hat vom Sich-selbst-am-Heizkörper-Festbinden und mal unverbindliche Abwechslung sucht, muss nicht gänzlich sexuell unerfüllt durchs Leben laufen. Es gibt ja schließlich die professionellen Damen und Herren, die teilweise ganz vortrefflichen Service bieten und fachmännisch dafür sorgen, dass es einem so richtig schön schlecht geht. Wir haben für dieses Kapitel eine Frau und zwei Männer interviewt, die SM als Dienstleistung anbieten; weil der Beruf häufiger von Frauen ausgeübt wird und der besseren Lesbarkeit halber, schreiben wir aber im Folgenden einfach «Domina». Gemeint sind selbstverständlich Anbieter beiderlei Geschlechts. Dieses Kapitel ist für ein Buch, das eigentlich von der nicht kommerziellen Subkultur handelt, recht ausführlich geraten. Aber es war uns ein Anliegen, die zahlreichen Mythen, die sich – auch in der Subkultur selbst – um das Thema «SM gegen Geld» ranken, durch die Interviews ein bisschen gerade zu rücken.

Bezahlte SM-Dienstleistungen werden keineswegs, wie das gängige Vorurteil lautet, nur von verklemmten Jammerlappen in Anspruch genommen, und auch nicht ausschließlich von Top-Managern, die nach Feierabend auf allen vieren über den Teppich kriechen wollen. Der letztere Aberglaube rührt wahrscheinlich daher, dass kommerzieller SM nicht gerade billig ist und nur die besser verdienende Bevölkerung ihn sich mit einiger Regelmäßigkeit leisten kann. Tatsächlich haben auch in der SM-Subkultur nicht wenige schon einmal die Dienste einer Domina in Anspruch genommen: Sei es, um die allerersten Erfahrungen zu sammeln, sei es, um neue Praktiken oder Gerätschaften mit professionellem Beistand ausprobieren zu können. Scham und Sorgen, weil man glaubt, sich in eine Reihe mit Verlierern zu stellen, sind hier fehl am Platz.

Das in den Medien mit Vorliebe geförderte Bild der Domina, die sich entweder an den Männern für ihr angetane Misshandlungen rächen will oder nur das schnelle Geld im Auge hat, trifft in der Realität nur auf einen Teil der professionell Tätigen zu. Ebenso, wie es viele schlechte Ärzte gibt, die ihren Beruf nur aus Prestigegründen ergriffen haben oder weil die Eltern es so wollten, gibt es natürlich auch Dominas, die ihren Beruf aus allerhand dubiosen Gründen ausüben. In beiden Berufen gibt es aber auch Menschen, die mit Talent und Engagement bei der Sache sind und sich große Mühe geben, die Erwartungen ihrer Klientel zu erfüllen. Eine gute Domina ist ähnlich schwer zu finden wie ein guter Arzt oder Psychologe – nur dass man sich den Arzt problemloser im Bekanntenkreis empfehlen lassen kann. Meist wird einem nichts anderes übrig bleiben, als eine Weile zu suchen und verschiedene Angebote auszuprobieren.

Wie man eine Domina findet …

Eher abzuraten ist von Standardbordellen, in denen nebenbei auch die «harte Nummer» geboten wird. Ein professionelles Dominastudio ist allein schon von seiner Einrichtung her jedem Puff weit überlegen. Und eine Domina, die ihr Handwerk versteht, findet man dort weit eher als auf der Straße, in einer Kleinanzeigenrubrik oder im gutbürgerlichen «Sie kommen als Fremder und

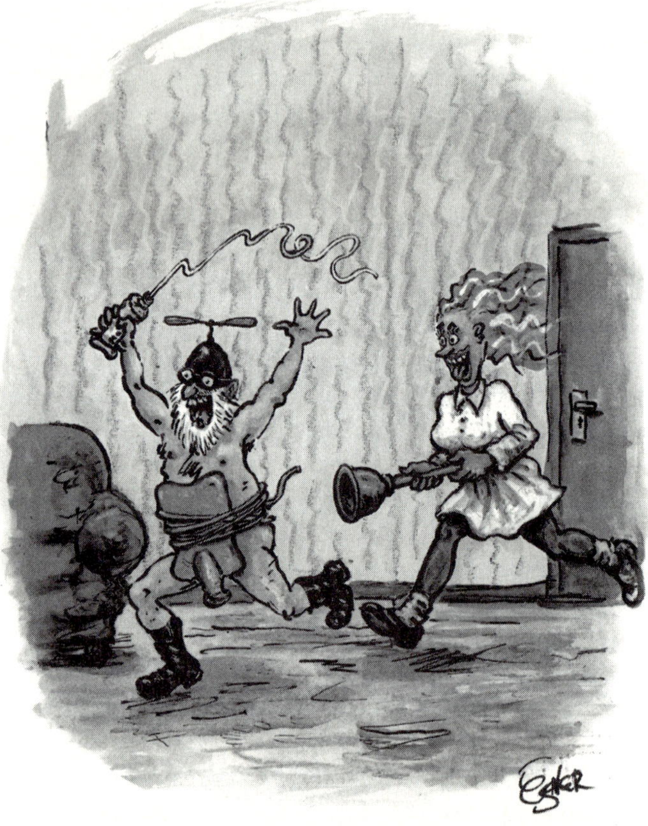

Bankrott hin, Leberleiden her – abends bei Frau Erika
fühlte sich der Herr Direktor wieder ganz leidlich.

Eugen Egner

gehen als Freund»-Bordell. Im Studio wird man mehr ausgeben müssen, aber das Geld ist gut angelegt. Es gibt auch Eine-Frau-Studios in Privatwohnungen, die teilweise sehr gut ausgerüstet sind und wo man im Unterschied zu größeren Studios weniger genau auf die Zeit sieht. Wer gut bei Kasse ist, kann hier – zu stolzen Preisen – sogar längere Veranstaltungen mit Übernachtung und Frühstück buchen.

Dominastudios sind zum Glück weniger verschlafen als Versicherungen oder Volkshochschulen, was die Nutzung des Internets angeht. Wer über einen Internetzugang verfügt, braucht nicht in einen der Dominaführer zu investieren, die es in Sexshops oder im Versandhandel zu kaufen gibt, sondern kann sich kostenlos über diejenigen Studios informieren, die online sind – und das scheinen inzwischen die meisten zu sein. Unter www.maxfisch.com oder www.domina-fuehrer.de beispielsweise sind zahlreiche Anbieterinnen aufgeführt, unter www.peitsche.de sogar «Gay Masters», auch wenn man in puncto Design und Geschmack bei allen Seiten gewisse Abstriche machen muss. In der Auswahl ihrer Webdesigner scheinen Dominas nicht gerade eine glückliche Hand zu haben, aber das Geschäft floriert wohl auch so.

Viele Studios bieten auch hin und wieder «Studiopartys» an, die gut geeignet sind, um sich unverbindlich einen ersten Eindruck zu verschaffen. Als einzelner Mann zahlt man dafür in der Regel zwischen 100 und 200 Mark Eintritt, in denen dann ein Buffet und Getränke enthalten sein sollten. Teurere Studiopartys sind meist Beutelschneiderei; und wenn Partys in einem Studio jedes Wochenende und öfter stattfinden, ist ebenfalls Vorsicht geboten. Mit nicht kommerziellen SM-Partys haben diese Veranstaltungen wenig bis gar nichts zu tun; meist werden die Räumlichkeiten präsentiert, es wird gezeigt, was man im Studio machen kann, es gibt Vorführungen, man kann sich mit den Damen bekannt machen und, wenn man will, auch schon mal einen Termin vereinbaren. Man kann die Atmosphäre auf sich wirken lassen und sich überlegen, was hier passieren könnte und ob man überhaupt möchte, dass hier etwas passiert. Besonders viel Zuwendung einzelner Damen ist im Eintritt allerdings nicht enthalten, das sollte einem vorher klar sein. Eine gut gemachte Studioparty ist eine Art Tag der offenen Tür.

... und wie es dann weitergeht

Hat man ein Studio gefunden, das einem zusagt und in erreichbarer Nähe liegt (oder natürlich möglichst weit weg, das ist Geschmackssache), ruft man an und lässt sich einen Termin geben. Die Damen sind am Telefon in aller Regel freundlich und professionell und auch daran gewöhnt, dumme Fragen gestellt zu bekommen. Bei diesem ersten Kontakt kann man sich also gar nicht blamieren. Man sollte allerdings nicht versuchen, am Telefon schon alles Mögliche zu erörtern; dazu eignet sich das persönliche Gespräch besser. Es ist gut, im Hinterkopf zu behalten, dass man Kunde ist und für die Dienstleistung einen ansehnlichen Preis bezahlt – wird man rüde behandelt, noch bevor die eigentliche Session angefangen hat, sollte man sich anderswo umsehen. Ist der Termin dann vereinbart, ist es ein Gebot der Höflichkeit, ihn entweder einzuhalten oder rechtzeitig abzusagen, wenn einen der Mut verlässt.

Der eigentlichen Session geht ein kurzes Vorgespräch voraus. Wenn einem nicht die nötige Zeit gelassen wird, seine Vorstellungen zu äußern, sondern wenn es heißt: «So, Sklave, zahlen, mitkommen!», ist von dem Studio eher abzuraten – zehn, fünfzehn Minuten Vorgespräch sollten bei einem neuen Kunden immer drin sein. Beim ersten falschen Zwischenton, beim geringsten Gefühl von Unbehaglichkeit, von Nichtverstandensein ist es besser, wieder zu gehen. Man kann immer nochmal wiederkommen. Man sollte sich einfach wie bei jedem Menschen, den man trifft, fragen: Vertraue ich dieser Person? Halte ich diese Person für ehrlich? Weiß diese Person, wovon sie spricht? Habe ich ein gutes Gefühl? Höflichkeit, Freundlichkeit und ein menschlicher Umgang sollten auch da der Prüfstein sein, ob das Gegenüber jemand ist, dem man sich ausliefern will oder nicht. Das kann auch ein Anfänger gut beurteilen. Wenn man ein schlechtes Gefühl hat, ist das nicht die letzte Chance.

Chris berichtet von seinem ersten Dominabesuch:

> «Es war für mich wirklich wie das erste Mal. Ich wollte endlich wissen, was ‹richtiger SM› ist, habe meine Notgroschen zusammengespart und habe mir eine wunderschöne Frau aus dem schlechtesten Dominaführer herausgesucht, den ich bekommen konnte, natürlich in einer fremden Stadt, ich will ja nicht erkannt werden … Da habe ich dann angerufen und nach dieser Frau gefragt, und eine supersüße Piepsstimme antwortete mir, dass es so eine Frau leider hier nicht gebe. Ich habe erst mal geschockt aufgelegt, und dachte, ich hätte versehentlich beim Müttergenesungswerk angerufen. Nachdem mein Pulsschlag wenige halbe Stunden später wieder normal war, habe ich nochmals angerufen, ich hätte mich sonst ewig wegen meiner Feigheit geschämt. Diese Stimme war wieder dran, und ich bin zu ihr hin.
>
> Ich dachte, es wäre ein großes Haus, das als Dominastudio fungierte, mit Empfangsraum, in der diese Stimme die Empfangstelefonistin macht, als Studentenjob oder so. Von wegen, das Ding lag mitten im Rotlichtbezirk – war das erste und bislang einzige Mal, dass ich in so einer Straße war. Ich fand die Hausnummer, und da stand eine Frau im Schaufenster, die locker telefonierte. Ich kann mich nicht erinnern, jemals zuvor so eine Schönheit gesehen zu haben … und sie hatte genau diese Stimme … ich ging mit ihr mit, und gleich der nächste Schock: Sie wollte mehr Geld, als ich dabeihatte. Sie war dann aber mit meinen Spargroschen zufrieden und wollte wissen, was ich mir so vorstelle. Ich sagte ehrlich, dass ich keine Ahnung hätte, dass aber Fesselspiele auf jeden Fall was für mich wären.
>
> Sie hat dann eine längere Zeit mit mir alles Mögliche ausprobiert, was für die meisten vermutlich wenig sensationell ist, für mich aber

grenzenlos aufregend war: mein erster Dildo (wirklich sehr klein), ein paar Fesselungen am Flaschenzug, einige Schlagübungen, einiges, was ich mittlerweile vergessen habe. Die ganze Zeit war völlig klar, dass keine Gefühle zwischen uns waren. Die ganze Zeit fühlte ich mich aber wirklich unglaublich gut aufgehoben, und wir waren voller Sympathie füreinander. Als ich nach Hause ging, war ich gelöst wie selten zuvor, und die Nächte der nächsten Wochen waren auch ohne Partner im Bett sehr anregend …»

Peter hingegen war als Top im Studio:

«Bisher weiß nur mein bester Freund, dass ich dort war; der hat mir das vermittelt. Er geht häufiger zu Prostituierten und kennt sich da aus. Ich wollte das einfach mal ausprobieren. Meine SM-Erfahrungen waren zu dem Zeitpunkt eher soft, und ich wollte etwas härtere Praktiken ausprobieren.

Ich hab da angerufen, und die sagten, ja, heute ist jemand dafür da. Ich wurde reingeführt und musste als Erstes einen Bogen ausfüllen, was meine Vorlieben sind, wie ich was machen möchte und was ich sonst noch möchte, Accessoires und so. Da hab ich dann meine Kreuzchen gemacht. Der Fragebogen war so ähnlich aufgemacht wie der in Grimmes SM-Handbuch. Dann hat mich die Empfangsdame in das Zimmer gebracht, und ich musste mich erst mal duschen. Ich war etwas nervös, weil ich zum ersten Mal mit so zahlreichem Equipment umgehen sollte, das ich selber nicht besessen habe. Dann wurde mir die Frau gebracht, und da eigentlich schon alles abgeklärt war, haben wir vorher auch nicht großartig viel geredet. Das Einzige, was ich sie vorher gefragt habe, war, ob sie das auch selber mag. Sie hat gesagt, ja. Dann haben wir angefangen, das Ganze ging etwa vierzig Minuten lang. Der Preis war ja vorher vereinbart worden, ich glaube, dreihundert Mark für fünfundvierzig Minuten. Das scheint aber auch davon abhängig zu sein, was du machen möchtest, hatte ich so den Eindruck. Wir waren sozusagen fertig, kurze Zeit später hat es dann geklopft, so, jetzt ist aber gut, und dann haben wir uns noch eine Viertelstunde unterhalten. Mich hat es überrascht, dass es sie auch erregt hat, und da hab ich sie drauf angesprochen. Darüber haben wir uns kurz unterhalten.

Danach bin ich nicht wieder hingegangen – ich wollte das nur einfach mal ausprobieren, und das war's. Es ist nicht so, dass ich sage, ich werd's nie wieder machen, aber im Moment steht's nicht an. Es hat mich einfach interessiert, es war einfach Neugierde – wie passiert so was? Ich muss auch sagen, dass ich vorher ziemliche moralische Bedenken hatte. So, wie es dann gelaufen ist, hab ich sie im Nachhinein nicht mehr. Und ich würde wahrscheinlich, wenn ich das nochmal machen würde, wieder zur gleichen Frau gehen, weil ich dann wüsste, ich mache mit der nichts, was für sie selber schlimm ist. Ich habe mir eben zuerst Gedanken gemacht, ob dafür vielleicht eine Frau verwendet wird, die das gar nicht will, und da hätte ich wirklich ein Problem dabei gehabt. Das war auch vorher ein Punkt, der mich sehr lange davon abgehalten hat, das zu machen. Ich hab dann schon gemerkt, dass es für mich sehr angenehm war, dass es für sie nicht unangenehm war.»

In aller Kürze – ein paar Tipps zum ersten Besuch im Dominastudio

- Überleg dir vorher, was du möchtest. Wenn du im Studio nur «Äh, äh» sagen kannst, stiehlst du der Dame die Zeit und fühlst dich wahrscheinlich unter Druck gesetzt. Wenn du vor dem Besuch sehr aufgeregt bist oder dich genierst, formulier deine Vorstellungen im Kopf oder schreib sie – nicht zu episch – auf. Eventuelle Fragen kann man dann im Vorgespräch gemeinsam klären.
- Auch professionelle Dominas können keine Gedanken lesen. Je genauer deine Beschreibungen, desto präziser können sie umgesetzt werden. Rede über das, was du dir vorstellst, auch wenn's dir peinlich ist. Man geht ja auch nicht in ein Restaurant und sagt: «Bringen Sie mir irgendwas zu essen.»
- Manche Szenarien, die im Kopf prächtig abgehen, sind in der Realität aus Sicherheitsgründen oder wegen so banaler Dinge wie den Gesetzen der Schwerkraft nicht durchführbar. Außer-

dem ist das Umsetzen von Phantasien immer auch Verhandlungssache. Und selbst bei der 1:1-Umsetzung einer Phantasie kann das tatsächliche Erleben ein ganz anderes sein. Das sollte man sich bewusst machen, ehe man zeternd sein Geld zurückverlangt.

- Gesundheitliche Beschwerden, die bei der Session ein Problem sein könnten, keinesfalls verschweigen oder verharmlosen. Rostige Kniegelenke, Kreislaufschwächen, Herzprobleme, ein schwacher Magen, Asthma oder auch kleinere gesundheitliche Macken gehören erwähnt. Wenn Notfallmedikamente, zum Beispiel Asthmaspray, vonnöten sein könnten, sollte man diese in Reichweite halten und der Domina die Anwendung erklärt haben.
- Fragen stellen: zum Beispiel, wie lange die Dame schon arbeitet. Wie viel Erfahrung sie mit den von dir gewünschten Praktiken und Techniken hat. SAT1-Vorabendserien-Fragen aus der Reihe «Was macht ein so hübsches Mädchen wie du an einem so hässlichen Ort?» kannst du dir allerdings sparen.
- Je nach Spielart ist Hygiene mehr oder weniger wichtig. Wer sich nur festbinden und beschimpfen lassen will, kann das, wenn's sein muss, auch umgeben von Wollmäusen und Keimen tun. Bei allen Spielarten mit Infektionsrisiko sollte man aber sicherstellen, dass die Hygiene im Studio stimmt. Eine Domina, die nicht versteht, dass man sich um Hygiene sorgt, und nicht bereitwillig Auskunft gibt, taugt nichts.
- Limits äußern: Wenn du lieber keine blauen Flecken oder Striemen als Souvenir mit nach Hause nehmen willst, dann sag das auch so. Wenn du kein Blut sehen kannst, spiel nicht den Helden. Wenn du Schmerzen nicht abkannst, sondern nur auf die Androhung von Schmerz stehst, dann mach das deutlich. Wenn es Praktiken, Wörter oder Sätze gibt, die dich völlig abturnen, benenne sie.
- Wenn du keine Erfahrung hast, tu nicht so, als hättest du welche. Sag, dass du Anfänger bist. Reagiert dein Gegenüber

darauf in irgendeiner Weise blöd, nimm dein Bündel und geh.

- Deine Domina ist nicht deine Lebenspartnerin und auch nicht deine Mami, sondern Dienstleisterin, die neben dir noch eine Reihe anderer Kunden hat. Auch wenn die Versuchung groß ist, weil sie es dir besser besorgt als jede andere: Verlang von ihr kein großes emotionales Involvement, ruf sie nicht außerhalb ihrer Arbeitszeiten an, wenn sie es nicht ausdrücklich wünscht, kurzum: Belästige sie nicht.

So viele Vorteile ein Besuch im Studio auch haben kann – eins sollte man nicht vergessen: Die Erfahrungen, die man dort macht, lassen sich nur sehr begrenzt auf die nicht kommerzielle Subkultur übertragen. Kontaktanzeigen, in denen Männer erklären, sie seien von Lady Hinz und Mistress Kunz zum perfekten Sklaven ausgebildet worden, beeindrucken niemanden, sondern erwecken eher den Eindruck, dass ihr Autor in einer Phantasiewelt lebt. Der Kontakt zur nicht kommerziellen Subkultur lässt sich durch Studiobesuche in den wenigsten Fällen herstellen oder gar ersetzen. Wer eigentlich auf der Suche nach einer Beziehung ist, sollte sich nicht allzu lange bei Profis aufhalten. Man zieht sich dort leicht Angewohnheiten und Vorstellungen zu, die einen in den Augen anderer SMler unmissverständlich als chronischen Studiogast kennzeichnen und es erschweren, private SM-Kontakte zu knüpfen.

19 Aus dem Nähkästchen

Profis

Laura:

Laura ist Mitte dreißig und seit etwa zehn Jahren als Domina tätig. Außerdem ist sie in der SM-Subkultur zu Hause und veranstaltet dort hin und wieder ehrenamtliche Workshops, die sich großer Beliebtheit erfreuen. Wir haben sie in einem Chat im Internet kennen gelernt.

Ich war etwas über Mitte zwanzig, als ich durch eine Beziehung an die Thematik gebracht worden bin. Vieles war mir damals noch völlig fremd, aber an einigem hab ich direkt Gefallen gefunden. Und mein Partner hat mich dann mit einer professionellen Domina aus seinem Bekanntenkreis zusammengebracht. In deren Studio hab ich dann sozusagen eine Lehrzeit absolviert, und die Frau hat mir meine wesentlichsten Prägungen, meine ersten, mitgegeben. Sie hat es geschafft, mir auch den Spaß an der Dominanz und den Spaß an einzelnen Praktiken – das Erste war Flagellation – nahe zu bringen, indem sie mich wirklich gedrillt und trainiert hat bis zum Abwinken. Und sie hat mir auch den Hintergrund und alles Mögliche, was in den Bereich reinfällt, Psychologisches, Physisches, nahe gebracht.

Ich bin nach meinem ersten Kontakt mit dem professionellen Bereich auf der Top-Seite gewesen, bin also von vornherein quasi zur Domina ausgebildet worden. Im Privatbereich war es aber umgekehrt, wie es eigentlich üblich ist: Jemand, der keine Ahnung hat, der fängt in der passiven Rolle an, der macht seine Erfahrungen erst mal am eigenen Körper.

Man kann das vergleichen mit dieser klassischen Ausbildungsgeschichte: Du wirst irgendwo abgegeben, du machst jetzt was ganz anderes, als du bislang gemacht hast, du wirst komplett in die Richtung gedreht und geformt, weil ich das so möchte und denke, dass das gut für dich ist. Ja, und ich war damals einfach viel zu perplex, um dem viel entgegenzusetzen, weil da die Machtstrukturen anfangs halt auch ziemlich klar zu seinen Gunsten definiert waren. Ich hab dem einfach nichts entgegenzusetzen gehabt, hab dann aber auch sehr schnell Spaß an der Materie gefunden und hab gelernt, es für meine Persönlichkeit als Ventil zu nutzen. Viele Sachen, mit denen ich früher bei mir nicht klargekommen bin, eine gewisse destruktive Tendenz, die sich halt bei mir meist gegen mich selber gerichtet hat, nie gegen andere, die hab ich mir im Laufe der Jahre so gut wie völlig abgewöhnen können dadurch, dass ich Gewaltpotentiale, aggressive wie defensive, da kontrolliert rauslasse und bewusst rauslasse. Mir war allerdings vorher gar nicht bewusst gewesen, dass das überhaupt was ist, was jetzt ein ausgeglichener, «normalerer» Mensch vielleicht nicht hat, also Gewalt war immer schon eine starke Komponente in meinem Leben, ich weiß nicht, warum. Das ging bei mir aber erst mit Anfang zwanzig los, dass ich, ja, fast schicksalsmäßig immer wieder mit Gewalt konfrontiert worden bin. Von meiner Familie her gar nicht, im Gegenteil, ich hab eine superbehütete, tolle Kindheit gehabt, bin verhätschelt und gepäppelt worden bis wirklich zum Abwinken, bis ich mich dann auch abgegrenzt hab und gesagt hab, nee, also, danke, zu viel Liebe, zu viel Fürsorge, und vielleicht auch gerade deswegen das andere Extrem gesucht hab.

Das war das klassische «Wir erziehen uns eine Domina», weil dann natürlich von meinem Freund auch nach nicht allzu langer Zeit der Wunsch kam, dass ich ihn toppen sollte, dass er halt den passiven, devoten Part einnehmen wollte, und ich muss sagen, die ersten paar Male war ich völlig überfordert, ein Nervenbündel, klar. Was soll ich tun, was mach ich jetzt? Weil das Bedürfnis bei mir eigentlich noch gar nicht da war. Wir waren ein Jahr zusammen, bevor ich angefangen habe, in dem Studio zu hospitieren, und in dieser Zeit trat er halt an mich heran mit dem Wunsch, das Ganze doch mal umzudrehen, und ich war gnadenlos überfordert, weil das halt auch nicht meinem Bedürfnis entsprang, sondern seinem. Wenn man selber was tun möchte, wenn es einem ein Bedürfnis ist, gewisse Phantasien auszuleben, dann sind aber auch halt diese Phantasien da, dann geht man mit einem Szenario, einer Idee, einer Vorstellung an das Ganze ran. Aber wenn man einfach nur gesagt bekommt, so, wir drehen die Rollen jetzt um, dann steht man da wie der Ochs vorm Berg. Man hat von den Techniken keine Ahnung, man hat von den Wünschen des anderen, von den eigenen Wünschen auch nicht den Schimmer einer Ahnung …

Na ja, und er hat sich dann wahrscheinlich irgendwann gedacht, dass ich ihm mit professionellem Rüstzeug da halt besser … «dienen» könnte. Nur bin ich halt dann im Zuge meiner dominanten Entwicklung dann auch aus den Machtstrukturen der Beziehung rausgewachsen. Es ist eigentlich unvermeidlich, dass man an Selbstbewusstsein, an Stärke, an Auftreten, am Glauben an sich selber dazugewinnt, wenn man so was macht, weil ohne das geht's absolut nicht. Und da funktionierten dann halt gewisse zwischenmenschliche Dinge einfach nicht mehr, weil ich nicht mehr bereit war, immer zurückzustecken oder zu allem Ja und Amen zu sagen. Dann hatte ich auf einmal eine eigene Meinung, und dann krachte das Ding nach dreieinhalb Jahren gnadenlos auseinander. War ich aber auch ganz glücklich mit.

Ich glaube, für Frauen ist es wesentlich schwerer, allein den Wunsch nach Dominanz in sich zu finden, und wenn sie ihn dann finden, ihn zu entwickeln und zu kultivieren und auszuleben. Ich denke mal, das hat gesellschaftliche Hintergründe, weil halt immer noch ein bisschen die Frau als die Schwache, Duldsame dasteht und der Mann als der Autoritäre, Dominante, der den Ton angibt, der sagt, wo's langgeht. Ich kenn bei Frauen eigentlich zwei grobe Grundrichtungen: zum einen die Frauen, die hergehen und sagen:

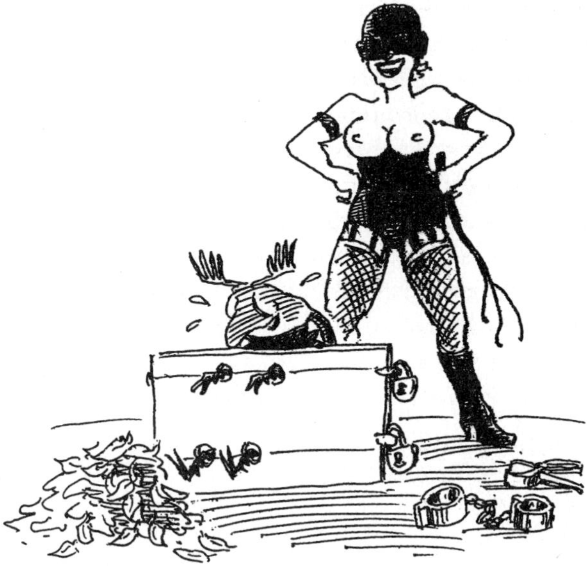

Greser/Lenz

«Aah … Sehr gut Herrin! Und nun iss bitte diesen Haufen frischer Buchenblätter vor meinen Augen auf. Bitte!!»

Ich habe dominante Phantasien, ich will die ausleben und ich muss das jetzt irgendwie bewerkstelligt bekommen. Und zum anderen die Frauen, die halt sagen: Okay, ich hab da irgendwann dem Partner zuliebe mit angefangen, wusste am Anfang nicht, was ich tun soll, was ich eigentlich tun will, und irgendwann hat es dann angefangen, mir Spaß zu machen. Da gibt's dann auf einmal so einen Funken, und man denkt: Hey, ist ja eigentlich ganz toll, was ich hier mach. Das war bei mir auch so, das kam erst so ungefähr ein halbes Jahr später. Das war diese erste Dame, von der ich gelernt habe, in Düsseldorf, die hatte das Studio damals schon achtzehn Jahre, eine phantastische Frau, und die hat mich auf Flagellation gebracht. Flagellation war meine erste Neigung, ist immer noch mit eine meiner stärksten Neigungen, und sie hat halt bei mir den

Funken entzündet und hat sich nicht nur darauf beschränkt, mir zu sagen: O. k., du musst so und so schlagen, sondern sie hat gesagt: Du bist diejenige, die die Situation vorantreibt, die es spannend macht, die an einem großen Rad dreht. Sie hat mich auch gelehrt, beim Schlagen zum Beispiel auf gewisse innere Dinge zu achten. Das findet man eigentlich bei allen Sachen, für die man Konzentration braucht: Kampfsport oder Zen, dass das Körperliche so perfekt wie möglich ausgeführt wird, mit so viel Schulung wie möglich. Und wenn diese Abläufe einem in Fleisch und Blut übergegangen sind, dann überträgt sich was vom Körper auf den Geist. Sie hat mir die Bedürfnisse der passiven Seite erklärt, hat mir gesagt, worauf ich bei mir selber achten soll, was ich nicht tun soll. Wie gesagt, «Tu nichts, was du nicht tun willst» ist so ein Satz gewesen. Ein anderer: «In dem Moment, wo du jemanden dominierst, darfst du nur einen Gedanken haben, und der ist: Was ich tue, ist richtig!» Auch wenn man's für sich selber hinterfragt und da vielleicht gar nicht so von überzeugt ist, die Ausstrahlung muss da sein, und die bekommt man halt nur, wenn man nach außen hin eine gewisse Sicherheit, eine gewisse Ruhe zur Schau stellt.

Aber das ist auch eine Gimpelfalle: Man tut von morgens bis abends nichts anderes, als mit herrischem Tonfall Anweisungen zu erteilen, und es funktioniert. Es funktioniert glänzend. Jeder gehorcht, alles läuft genauso, wie man es haben will – im günstigsten Fall, Ausnahmen bestätigen die Regel –, und es ist natürlich von da aus nicht weit zu dem Punkt, wo man die Studiopersönlichkeit einfach in den normalen Alltag mit rübernimmt, weil es ja so hervorragend funktioniert. Und es funktioniert auch im Alltag anfangs hervorragend, weil die meisten Leute einem sehr dominanten Auftritt nicht viel entgegensetzen. Aber entweder es fällt einem irgendwann auf, wenn die Leute zu einem sagen: «Hey, tut mir Leid, ich komm mit deinem Ton nicht mehr klar. Kannst du nicht normal mit mir reden?» An diesem Punkt sollte man merken, Moment, hier läuft irgendwas schief und ich entwickle mich da immer stärker in eine Richtung, die nicht meine einzige sein soll. Wenn kein Gleichgewicht besteht, wenn keine Balance da ist, kann das eigentlich nicht gut gehen auf Dauer. Das Krasseste, was am Ende dabei herauskommt, ist das Gefühl, alles kontrollieren zu müssen – wer denn, wenn nicht ich? Entweder man akzeptiert die Dominanz als einen Teil – aber auch nicht mehr als das – der Persönlichkeit und versucht, ein Gegengewicht zu setzen, oder man entwickelt sich in die Richtung, dass man denkt, man ist der Nabel der Welt, weil einem keiner widerspricht. Wenn die dominante Persönlichkeit, die Kunstpersönlichkeit, immer weiter entwickelt wird und immer weiter verfeinert wird, bleiben andere Persönlichkeitsanteile auf der Strecke.

Meinen Eltern hab ich's mal gesagt, die konnten da leider nicht mit umgehen. Deswegen sag ich's ihnen dann heute einfach nicht mehr, aber sie fragen auch nicht mehr. Aber ansonsten hab ich bislang jedem, der mich nach meinem Beruf gefragt hat, gesagt, ich bin Domina, und ich muss sagen, ich hab keine einzige negative Reaktion gehabt, nicht eine. Im Gegenteil, immer nur Neugier und: «Oh, erzähl doch mal, ist das spannend.» Na ja, und ich erzähl auch gern, ich reflektier auch gern … ich muss auch reflektieren über das, was ich tu, und das hat dann halt dazu geführt, dass man im Freundeskreis zu mir sagte: Sag mal, kannst du eigentlich irgendwann mal von was anderem reden als von deiner Arbeit? Ich konnte nicht, ich wollte auch nicht, da hab ich mir dann halt andere Kreise gesucht, in denen ich auch noch nach der Arbeit über die Materie reden kann und mich damit beschäftigen kann. Ich glaube, dass ich ohne diese dominante Entwicklung meine Persönlichkeit nicht annähernd so hätte entfalten können, wie ich's getan habe, also so vertieft und so in die Extreme und so an sämtliche Grenzen, einmal rundherum. Was ist noch da und muss ans Licht gezerrt werden? Ich glaub, das hätt ich ohne diese Brücke nicht geschafft.

Damals bei meinem ersten Partner war ich ein bisschen fehlgeleitet: Hab jemand Dominanten gesucht, hab wen Brutalen bekommen. Wär mir auch nicht passiert, wenn ich damals schon andere Leute gehabt hätte, mit denen ich drüber hätte reden können, wenn ich halt die Unterscheidung hätte vornehmen können, okay, das ist jemand, der ist dominant, aber der ist es in den gemeinsam festgelegten Grenzen, und nicht, der ist dominant ohne Kontrolle, einfach nur aus Sadismus oder aus einer Unfähigkeit zu anderen Gefühlen als negativen. Das hab ich erst gemerkt, als ich angefangen hab, mich in den Kreisen zu bewegen, in denen man halt offen mit seiner Veranlagung umgeht, in denen man drüber spricht, in denen man auch drüber spricht, was bei anderen Paaren abgeht und wie andere damit umgehen … Ich kannte zum Beispiel so was wie ein Safeword oder den Begriff «nonkonsensuell», das kannte ich in meiner ersten Beziehung noch gar nicht, und dann gerät man natürlich schnell in Gefahr, das, was da abläuft, mit dem, was man eigentlich möchte, zu verwechseln – man kennt's ja nicht anders. Ich bin auf die Art und Weise sehr heftig und sehr schnell an gewisse Grenzen gebracht worden, die sind mir auch erhalten geblieben. Es gibt Dinge, die tu ich nicht mehr, die mag ich auch nicht mehr tun, daran ist mir persönlich der Spaß vergangen. Deswegen leg ich aber halt auch Wert darauf, anderen, neueren Leuten, die sich vertrauensvoll an mich wenden, diesen Spaß auf gar keinen Fall zu vermiesen und denen irgendwas kaputtzumachen, einfach nur, weil ich mit der Sache nicht umgehen kann. Das wäre mir unerträglich, zu wissen, ich hab eine Veranlagung, die sich zu etwas sehr Schönem hätte entwickeln können, ganz zu Anfang zu sehr überdreht und sie dadurch kaputtgemacht und unmöglich gemacht, und das ist eine Facette, die fehlt und die auch nicht mehr wiederkommt. Man sollte versuchen, jedem die Entwicklung zu ermöglichen, in der er sich seine ganz eigene Nische mit seinen ganz persönlichen Vorlieben ausbauen kann. Man sieht das sehr oft unheimlich schön bei Leuten, die das schon wirklich lang machen, bei Leuten, die das dreißig, vierzig Jahre lang machen. Die wissen ganz genau, das mag ich so und das mag ich gar nicht, und das mag ich, hm, kommt drauf an, nicht immer, aber manchmal mag ich's ein bisschen. Man zieht dann so seine Grundrichtung oder ein bestimmtes Grundgerüst aus dem Vorgespräch, und das ist halt auch der kreative Punkt: Ich muss das, was ich an Informationen hab über die Phantasien eines anderen, aufgreifen und muss quasi seinen Film, seine Phantasie für ihn weitererzählen, für ihn geschehen lassen, damit neue, überraschende Elemente, die er sich so nicht ausgemalt hat, reinkommen. Und das ist halt das, was Spaß macht: Schaff ich's, hier genau auf den Film einzusteigen? Man kennt den anderen ja im Regelfall nicht oder nicht gut. Der Kontakt beschränkt sich auf das Spiel. Okay, mit Leuten, die man länger kennt oder die oft zu einem kommen, da entwickelt sich im Laufe der Zeit auch was Zwischenmenschliches, was mit Sexualität oder mit Studio nichts zu tun hat, mit denen spricht man dann auch ganz normal hinterher über Familie, Beruf, Alltägliches eben. Aber der Regelfall ist ja eigentlich, da sitzt ein völlig Fremder, der sich im ungünstigsten Fall noch nicht mal traut zu sagen, was er möchte. Das Krasseste, was ich da erlebt hab, war jemand, der mir bestimmt zehn Minuten lang immer nur gesagt hat: «Nein, ich kann Ihnen das nicht sagen, Sie werden bestimmt böse, wenn ich Ihnen das sage. Das müssen Sie mir versprechen, bitte werden Sie nicht böse auf mich!» Und als ich den dann nach zehn Minuten endlich so weit hatte, dass er sagte, was er wollte, da war das was, das war so alltäglich für mich, das war so gang und gäbe, also irgendeine Praktik, auf die eigentlich fast jeder abfährt und die eigentlich in jedem SM-Spiel mit drin ist. Er dachte wahrscheinlich, er ist damit allein auf der Welt.

Gerade bei Leuten, die zwei Generationen älter sind als wir, da merkt man halt doch, wie die Veranlagung in die Isolation geführt hat, ganz einfach, weil sie gedacht haben: «Das ist krank, und das empfindet keiner außer mir, und das kann ich auch nie irgendwem sagen», und die sich halt dadurch auch nicht normal entwickelt haben und denen dann auch nichts anderes übrig bleibt, als bei einer professionellen Dame ihre Phantasien umzusetzen. Auf der anderen Seite gibt es dann auch Herren, die sagen: «Ja, meine Frau versohlt mir eigentlich schon seit zwanzig Jahren mit der flachen Hand den Hintern, aber jetzt hat sie Arthritis und kann das nicht mehr, jetzt muss ich zu Ihnen kommen, junges Fräulein, dann machen Sie mal.» Es gibt in dem Bereich alle Varianten. Das Klischee vom Manager, der den ganzen Tag den Ton angibt und sich dann nach Feierabend selber befehlen, erniedrigen, runterputzen lässt, das stimmt absolut nicht. Meine Erfahrung geht dahin, das geht durch alle Altersschichten, angefangen von ganz jung, also 18 ist das Jüngste, was reindarf, bis zu steinalt. Mein ältester Gast kam an seinem neunzigsten Geburtstag; wir haben fürs Aus- und Anziehen länger gebraucht als für das Spiel selber, es hat uns aber beiden großen Spaß gemacht. Und es sind durchweg Leute, die eine gewisse … nicht Intelligenz, aber Intellektualität beim Sex mögen, die halt gern bewusst und mit dem Kopf rangehen und bei denen Sex zwischen den Ohren anfängt. Nur bei einem ganz kleinen Prozentsatz merkt man: Da war irgendwie ein Schlüsselerlebnis, das wird einem dann auch erzählt, was weiß ich, beide Eltern im Krieg verloren, ins Kinderheim gekommen zu den Nonnen, beim Onanieren erwischt worden, fürchterlich mit dem Rohrstock verprügelt worden, sodass sich dann irgendwann die beiden Bereiche so miteinander verquickt haben, dass das eine ohne das andere nicht geht. Dass Selbstbefriedigung und Schläge ein Ding geworden sind und wo dann nicht im Geringsten ein geistiger Reiz an der Sache zu entdecken ist, wo es einfach nur um die Erfüllung einer Routine geht, die zur Befriedigung führt.

Eine Veranlagung, wie ich sie für gesund entwickelt halte, die steht auch nicht still, sondern die guckt immer weiter, da rennt der Geist immer voran, da ist die Phantasie immer einen Schritt weiter, und die Realität bleibt halt immer ein bisschen zurück. Man setzt nie ganz das um, was man sich vorgestellt hat, man ist aber auch ständig auf der Suche nach neuen Impulsen. Dem gegenüber steht dann ein Typ, den ich eher für bedenklich halte. Ich habe einen, bei dem habe ich sieben Jahre in Abständen von ein paar Monaten hundertprozentig dasselbe Spiel veranstaltet, ohne dass ich jemals auch nur die Möglichkeit hatte, ihn da in eine andere Richtung zu bewegen. Der hat auf alles, was irgendwie an Neuerungen von meiner Seite hätte eingebracht werden können, so geblockt … mir war das schon fast peinlich, ich denk dann, du kannst doch nicht immer dasselbe mit dem machen. Man denkt ja dann, man wird für phantasielos gehalten oder sonst was, man spult da ja nicht irgendein Programm ab und das ändert sich nie, also irgendwann merkt man das auch selber und denkt: Hey, ein neuer Impuls wäre nicht schlecht, weil langsam wird auch mir langweilig. Aber da steht dann meistens noch eine zweite sexuelle Richtung, zum Beispiel eine latente Homosexualität, im Hintergrund – also, das ist jetzt nur ein Beispiel, keine Verallgemeinerung, das soll nicht heißen, wenn jemand in einer Schiene drinhängt und da nicht rauskommt, ist er latent homosexuell – das kann zum Beispiel so sein, wenn sich jemand immer in Damenwäsche von einer Frau wie eine Frau behandeln lässt, aber nur, weil es ihm unmöglich ist, zu einer homosexuellen Neigung Ja zu sagen. In der Phantasie, im Verbalen wird das zwar jedes Mal abgehandelt: «Herrin, führen Sie mich Männern zu? Werde ich dann gefickt?» – «Ja.» Aber jedes Mal, wenn's dann tatsächlich dazu kommen soll oder wenn's konkreter werden soll, kommt dann wieder der Rückzieher, und man merkt, da ist eine Blockade und die kriegt man auch nicht raus, obwohl der Mensch wahrscheinlich um einiges glücklicher wäre, wenn's denn endlich raus wäre. Irgendwann schlägt sich so ein Übergewicht im Bereich Sexualität auf die Bereiche Arbeit und Freizeit nieder, sprich, da wird immer weniger geleistet, immer weniger Erfolgserlebnisse, immer weniger von dem erreicht, was eigentlich für einen Menschen gesund ist, die verkümmern, die leiden mit, und der trägt halt irgendwie ein riesiges Paket aus unausgelebten Wünschen und Bedürfnissen mit sich rum, unter dem er immer kleiner wird.

Es gibt diesen Phantasieballast, den der Mensch mitschleppt, den er auch eigentlich nicht mehr in einem normalen Rhythmus abarbeiten kann. Normalerweise sind Phantasien da, man lebt die Phantasien aus, ist dann auch wieder in der Lage, Spaß an normalem Sex zu haben, aber wenn halt immer nur die Phantasie da ist und nie die Praxis, wenn das nie ausgelebt wird, dann existiert halt irgendwann auch nichts mehr rechts und links von der Phantasie, sondern nur noch die Fixierung darauf. Teilweise, ohne es auch nur einmal zu erleben. Es ist dann einfach kein Raum mehr für anderes. Ich denke, das kann durchaus auch in den Bereich der Zwangsvorstellungen abgleiten.

Ich lehne eigentlich nie jemanden ab. Ganz unabhängig von Auftreten, von Persönlichkeit, von Aussehen, von Alter, von Typ, von Mensch – wie gibt sich der im Gespräch – hab ich die Erfahrung gemacht, dass es hinter dieser Alltagspersönlichkeit immer noch eine Spielpersönlichkeit gibt. Und selbst wenn der mir als Mensch furchtbar unsympathisch ist und ich den eigentlich gar nicht sehen möchte, dann kann's trotzdem sein, dass ich mit seiner Spielpersönlichkeit hervorragend klarkomme, toll harmoniere und das einfach nur Spaß macht. Dann haben wir uns zwar so nichts zu sagen, aber das klappt. Für mich ist es eigentlich eher immer ein Problem gewesen, dass ich niemanden ablehne; deswegen sind meine Praktiken immer extremer geworden, deswegen mache ich sehr viel, was andere vielleicht nicht machen, grade weil ich niemanden ablehnen wollte, weil ich immer gedacht hab: Wo geht der jetzt hin, wenn du ihn wegschickst? Und ich weiß, wie einige Damen in dem Bereich arbeiten, da wird einem angst und bange, und deswegen hab ich teilweise Praktiken gemacht, wo mir furchtbar mulmig bei war und immer noch ist und wo ich mich super konzentriere und eigentlich auch immer ein gesundes Maß an Angst habe, ob das jetzt gut geht oder nicht. Immer mit dem Gedanken im Hinterkopf: Wo geht er hin, wenn du ihn wegschickst, an wen gerät er dann? Allein das Vertrauen, mit dem so jemand an einen herantritt und nach fünfzehn Minuten Gespräch bereit ist, sich komplett auszuliefern, allein diese Bereitschaft versuche ich halt mit einer entsprechenden Leistung zu honorieren und ihm möglichst auch das zu geben, was er möchte, unabhängig davon, ob ich ihn jetzt als Mensch mag oder nicht.

Die Nachfrage nach professionellen Dominas und Sklavinnen hält sich die Waage. Auch da gibt's alles, jede Abstufung, jede Richtung, jedes Extrem, und die Frauen finden natürlich die Männer, die ihre Bedürfnisse befriedigen, auch nicht an der nächsten Ecke, wenn sie auf etwas härtere Praktiken stehen, und sind auch im Studio in der Regel ganz gut aufgehoben. Es gibt einige wenige Studios, da gibt es keine Sklavinnen oder keine Zofen. Diese Unterscheidung wird gemacht, also die Zofe ist die Assistentin der Domina, die ist aktiv und passiv, die kann dominieren, die kann aber auch die Devote rauslassen. Und dann gibt es halt Sklavias oder Sklavinnen, die ausschließlich passiv sind. Auch da gibt es Unterscheidungen – die eine ist devot, die andere ist masochistisch, die Dritte ist beides. Ich finde, es sollte ein Grundsatz sein: Wenn ich mit passiven Damen zusammenarbeite, führe ich das Vorgespräch. Der Gast setzt sich hin und sagt: «Ich möchte eine Sklavin, ich möchte die schlagen.» Dann frage ich: «Womit?» Und wenn ich dann keine vernünftige Antwort bekomme, sondern nur «öh öh öh», dann hake ich nach. Das sind nämlich die Herren völlig ohne Erfahrung, die sich denken, ha, ich bin dominant, und die sind dann auf einmal mit einem Mädel allein, haben dafür bezahlt und wissen gar nicht, was sie denn nun tun. Wenn ich merke, jemand hat gar keinen Plan, sag ich: «O. k., ich komm mit rein und zeig dir halt erst mal mit ihr zusammen die Geräte.» Oder eine Alternative ist, er kann sich von der Frau zeigen lassen, worauf sie steht, was er bei ihr anwenden kann. Ich zeige ihm ein bisschen, wie's geht, was er nicht tun soll, und wenn ich das Gefühl hab, die beiden kommen allein klar, lass ich sie allein. Bei Leuten, denen ich nicht über den Weg traue, die mir komisch vorkommen und die auch keine Studioführung, Instruktion oder sonst was möchten, bei denen stehe ich prinzipiell nach zehn Minuten auf einmal unverhofft im Raum und sag: «Ich muss grad mal da die Brustwarzenklammern haben.» In dem Moment weiß der, er ist unter Kontrolle, er kann eigentlich nichts tun, weil er ständig damit rechnen muss, dass ich in der Tür steh. Meistens reicht die Präsenz dann auch aus, um Schlimmeres zu vermeiden, aber es gibt natürlich die blödesten Gäste überhaupt, die halt nicht gucken, ob auch ein Schlüssel fürs Schloss da ist.

Meine eigenen Erfahrungen aus der nicht kommerziellen Subkultur gehen in die Richtung, dass das Verhältnis passive Männer – dominante Damen ein sehr unausgeglichenes ist. Es sind unheimlich viele passive Männer unterwegs, die sich nichts sehnlicher wünschen als eine Herrin, und wenn man seinen Job korrekt und mit Spaß und mit dem entsprechenden Know-how macht … ich hab zwei Drittel Stammgäste, ein Drittel neue Gäste, meine Stammgäste kommen teilweise seit Jahren. Was dem Geschäft ein bisschen schadet, sind die Verquickungen von normaler Prostitution und Studio, also die Dame, die eigentlich nur aufs Geld schaut und sagt: O. k., eigentlich hab ich von Tuten und Blasen keine Ahnung, aber wenn ich dafür mehr Geld krieg, dann mach ich jetzt auch die Domina. Das sind die, die auch viel Geld in Werbung investieren, die einen guten Teil des Kundenpotentials erst mal vom Markt holen, aber das sind meistens auch einmalige Besuche, das ist schnelles Geld. Also man bekommt nicht mehr alles aus der Zielgruppe, die landet nicht mehr komplett im Studio, die verläuft sich auf dem Weg dahin. Aber irgendwann finden sie hin, und ich kann nicht sagen, dass die Geschäfte schlecht laufen.

Im Privatleben geht es ja nicht nur um die eigene Veranlagung, die eigenen Wünsche und die eigenen Bedürfnisse, da wird das ja in Absprache mit dem jeweiligen Partner festgelegt, was zu passieren hat. Im Studio kann man gezielt hingehen und sagen: Ich habe Lust auf diese und auf jene Praktik, und das wollte ich schon immer mal machen. O.k., man bekommt dann vermittelt, dass einem das auf den Wunsch der Dame hin geschieht, aber im Prinzip sind's natürlich die Wünsche des Gastes, die erfüllt werden sollen.

Die ersten Kontakte mit der nicht kommerziellen Szene, die ich hatte, waren halt, dass ich auf Feten gegangen bin, und da ist es gar nicht mal so selten vorgekommen, dass dann zwei oder drei

Tage später der Dominus von der Party auf einmal in der Tür stand und sagte: «Eigentlich bin ich ja auch ein bisschen passiv, aber meine Freundin kann das nicht so. Jetzt hab ich Sie gesehen und musste kommen.» Das ist aber auch teilweise so ein Ding, was sich die Szene da selber geschaffen hat, dass sie es dem Mann nicht so leicht macht, wenn er jetzt einmal die Top-Rolle hat, sich auch gleichzeitig zu seiner Switch-Rolle oder zu seiner passiven Rolle zu bekennen. Also, ich glaub, da ist bei Männern ein größerer Druck hinter als bei Frauen, dann auch in dieser dominanten Rolle zu verharren, weil … weil … keine Ahnung, warum. Und die leben das dann halt ausschließlich im Studio aus, weil sie denken, sie vergeben sich was, wenn sie alle Aspekte ihrer Persönlichkeit da rauslassen, wo sie den Top rauslassen. Ob die Freundinnen das wissen, kann ich nicht sagen, keine Ahnung. Danach frag ich ja auch nicht. Ich hab unheimlich viele Gäste, die sagen: Mit meiner Frau mach ich das und das, aber das und das nicht, und die weiß auch, dass ich da bin. Aber genauso gibt's natürlich auch die, die sagen: O. k., ich möchte meine Beziehung nicht mit irgendwas belasten, wo ich meine, allein mit dazustehen, und deswegen bleibt das jetzt unser Geheimnis. Also, es gibt alles.

Ich fang an mit einer Einführung, die bewegt sich so im Rahmen einer halben Stunde. Ich steh nie mit der Stoppuhr dabei, also alle Zeiten, die ich sage, sind … nicht extrem, aber immer auch dehnbar. Da kann man alles kurz anreißen, ohne sich jetzt richtig tief in die Materie begeben zu müssen. Ist für Anfänger gar nicht mal so verkehrt. Je nach Studio kostet das so 250 bis 300 Mark, im soften bis mittleren Bereich. Die Studiostunde im soften bis mittleren Bereich ist bei 400, das Maximum, was ich für eine Stunde nehme, sind 1000. Aber das ist dann auch dementsprechend hart, und das ist dann meistens auch keine Stunde, das sind dann anderthalb, aber darauf kommt's mir dann nicht an.

Man hat ja keine Möglichkeit, irgendwelche Gelder durch irgendwelche Bücher laufen zu lassen. Jede Vereinbarung, die im Zusammenhang mit Prostitution getroffen wird, ist ein Verstoß gegen die guten Sitten und daher vor dem Gesetzgeber rechtsunwirksam. Deswegen möchten wir das Geld auch bitte schön vorher haben, weil wir es hinterher nicht mehr einklagen können. Ich kann's nicht aufschreiben, ich kann die Daten meiner Kunden schon allein aus Gründen der Diskretion nicht erfassen, und wenn, wär's eh irrelevant, weil's rechtsunwirksam ist. Es läuft meistens so, wenn Steuern gezahlt werden, dass nur die Studiobetreiberin Steuern zahlt. Der Status ist absolut elend, man hat keinerlei Rechte, nicht auf Krankenversicherung, nicht auf Rente, nicht auf Arbeitslosenversicherung oder sonst was. Im Krankheitsfall ist man halt auf die eigenen Rücklagen angewiesen. Das Einzige, was der Staat tut, ist kassieren, aber das wird alles nur geschätzt, weil ja keine Bücher geführt werden, und dafür kommt gar nichts zurück. Deswegen ist das meiste in dem Bereich Schwarzgeld durch und durch.

Dominik:

Dominik von Quintin, 30, ist seines – und unseres – Wissens der einzige Mann in Deutschland, der professionelle SM-Dienstleistungen für Frauen anbietet. Er hat einen ganz normalen Akademikerberuf, von dem er lebt, und vergibt nur ein bis zwei Termine pro Woche in eigenen Studioräumen in Frankfurt oder Bonn. Wir machen eigentlich keine Schleichwerbung, aber da sein Angebot so eine Seltenheit und unter Frauen außerhalb des Rhein-Main-Gebiets weitgehend unbekannt ist: Telefonisch ist er unter 0171-943 45 26 zu erreichen, und seine Website findet man unter www.sm-fuer-frauen.de.

Vor dreieinhalb Jahren hat mich eine Frau, die auch in dem Gewerbe arbeitet, gefragt, ob ich das mal machen würde, weil sie eine Kundin hatte, die das interessiert hat, und dann hab ich's versucht. Ich hatte vorher schon mit dem Gedanken gespielt, und das hat dann ganz gut geklappt, und auf die Art kam dann mehr. Der Einstieg selber war also Zufall. Es kommt offensichtlich ab und zu vor, dass Frauen in Dominastudios anfragen, ob es diese Möglichkeit gibt. Die Dominas wissen dann, weil das eben so selten ist, im Allgemeinen nicht damit umzugehen und kennen niemand, der das machen würde. Persönlich kenne ich keine anderen Männer, die so was anbieten.

Ich lebe zwei Leben – eins in diesem Bereich und ein zweites, ganz normales, und da hab ich auch ein normales Sexualleben. Das ist in gewisser Weise getrennt und beeinflusst sich eigentlich relativ wenig. Ich kann das gut auseinander halten. Ich habe Freunde im SM-Bereich und dann auch ganz normale Freunde, die davon nichts wissen. Ich habe einen normalen Beruf, und der Beruf ist, sagen wir mal, auch nicht ganz schlecht, und da würde ich nichts riskieren wollen. Deswegen muss ich auch ein bisschen Versteck spielen, aber ich denke, das wird jeder verstehen, der vielleicht mal eine ähnliche Situation kennen gelernt hat. Es ist nicht für jeden möglich, sich zu outen, zumal es für mich ja auch noch ein Stück weitergeht.

Alles, was ich im SM-Bereich tue, tue ich aus Leidenschaft. Dinge, die ich nicht mag, lehne ich ab, und Personen, mit denen ich keinen Kontakt haben will, weise ich möglichst dezent zurück. Diese Freiheit nehme ich mir; die potentielle Kundin hat sie ja auch. Eine Zurückweisung von meiner Seite kommt allerdings nicht häufig vor, weil die meisten Frauen, mit denen ich mich treffe, sehr gepflegt, freundlich und bestens auf das Treffen vorbereitet sind. Auch die Frauen machen nach dem ersten Treffen sehr selten einen Rückzieher. Allerdings ist es nicht ungewöhnlich, dass eine potentielle Kundin anruft, einen Termin für ein erstes Treffen vereinbart und dann aus einem «wichtigen Grund» telefonisch den Termin absagt. Die Kundinnen sind übrigens im Gegensatz zu den männlichen Kunden von Dominas sehr pünktlich und korrekt. Ich bitte alle Frauen, mit denen ich einen Termin vereinbare, abzusagen, wenn etwas dazwischenkommt. Es gibt kaum eine Frau, die, wenn sie kalte Füße bekommt, ihren Termin nicht absagt.

In erster Linie erfahren die Frauen durch ein Faltblatt, das in Erotikgeschäften ausliegt, von mir. Die Kundin nimmt dann telefonisch oder schriftlich Kontakt zu mir auf und vereinbart einen Termin. Ohne Termin geht gar nichts, und da ich nur ein bis zwei Termine pro Woche wahrnehme, kann das schon mal etwas dauern. Dann treffen wir uns an einem neutralen Ort, zum Beispiel in einem Restaurant, oder bei der Kundin – im Hotel oder in ihrer Wohnung – oder gleich im Studio. Wir unterhalten uns ausführlich über ihre Wünsche und entscheiden, ob und wann es ernst werden soll. Dafür berechne ich auch nichts, das ist einfach so, um abzuchecken, ob die Frau das wirklich möchte oder ob sie vielleicht falsche Vorstellungen von der Sache hat. Der eigentliche Termin findet später statt.

Alle Praktiken im Fäkalbereich und Praktiken, bei denen es zu offenen Verletzungen kommt, auch Nadelspiele, lehne ich ab. Beschimpfungen und Beleidigungen gibt es bei mir nicht. Sex in dem Sinne ist auch nicht vorgesehen. Ich denke, SM bewegt sich in einem anderen Bereich. Es gibt Zärtlichkeit, ganz klar, ich stimuliere die Frau auch durchaus dorthin, wo sie hin möchte, das ist auch klar, aber der klassische, übliche Koitus ist eigentlich nicht mit inbegriffen. Und ich glaube, das kommt den Frauen auch entgegen.

Es ist sicher für Frauen nicht unproblematisch, jemanden für so eine Dienstleistung zu bezahlen. Ich glaube festzustellen, dass es umso problematischer ist, je älter die Frau ist. Ich weiß nicht, woran es liegt, aber ich habe teilweise junge Kundinnen, die mit der Sache ganz locker umgehen und die sagen, ich will das jetzt probieren, das ist eine Sache, die mich interessiert, und die das dann auch ganz unbefangen machen. Es sind aber auch ältere Frauen unter den Kundinnen, die haben da schon ein bisschen Berührungsängste. Andererseits ist es ja auch so, dass die Bezahlung die Unverbindlichkeit garantiert. In dem Moment, wo so eine Dienstleistung bezahlt ist, gibt es offensichtlich keine Ansprüche mehr von einer Seite an die andere, und das macht die Sache auch wieder sicher.

Die Preise sind nicht so horrend. Im Vergleich zu dem, was manche Domina nimmt, sind sie sehr moderat, aber es muss schon sein: Zum einen habe ich ja durchaus Unkosten bei der Sache, und zum anderen ist diese Abgrenzung durch das Geld auch für beide Seiten ganz vernünftig und sinnvoll. Es gibt durchaus Frauen, die hohe Preise auch bezahlen können, einen Abend für 400 Mark oder so, aber es gibt auch junge Frauen, die sagen, oh, das ist aber viel Geld, und da bin ich dann auch bereit, die Preise entsprechend zu reduzieren. Da bin ich relativ frei, weil ich überhaupt nicht daran gebunden bin, mit der Sache Geld zu verdienen. Ich will meine Kosten reinholen, ein bisschen verdiene ich auch dran, keine Frage, aber ich bin durchaus auch bereit zu sagen, dann probieren wir's mal, gib mir mal das, was du für richtig hältst, und denk dran, dass du vielleicht wiederkommen willst.

Die Vorteile einer solchen bezahlten Session für die Kundin liegen auf der Hand: Sie kann offen über ihre Wünsche und Vorstellungen sprechen, ohne irgendwelche Konsequenzen befürchten zu müssen. Wenn sie ihre Phantasien ausleben möchte, kann sie es bei mir völlig unverbindlich tun. Bei allem, was ich tue, stehen die Bedürfnisse der Kundin im Vordergrund, meine eigenen Wünsche sind zweitrangig. Es passiert also garantiert nur das, was die Kundin wünscht. Bei privaten SM-Kontakten kann eine Frau das ja nicht immer voraussetzen. Nach der Session gibt es keine unkontrollierbaren Situationen (wie zum Beispiel der kurze private SM-Kontakt, der plötzlich eine feste Beziehung möchte, obwohl die Frau bereits eine Beziehung hat). Und zu guter Letzt habe ich Erfahrungen, die andere Männer eventuell nicht haben.

Im Verhältnis zu «normalen» Frauen sind meine Kundinnen sehr selbstbewusst. Es gehört durchaus Mut zu einem solchen Schritt. Frauen ab 35 Jahren aus meinem Kundenkreis sind häufig beruflich sehr erfolgreich und wissen auch in Bezug auf SM genau, was sie wollen. Sie sind bei der ersten Kontaktaufnahme meist etwas schüchtern, und es dauert einige Zeit, bis das Eis gebrochen ist. Dann sind sie aber unglaublich intensiv bei der Sache. Frauen bis 25 Jahre gehen von Anfang an sehr unbeschwert mit dem Thema SM um und sind sehr experimentierfreudig. Sie haben aber meist kein so klares Bild von ihren Vorlieben und Abneigungen wie die Frauen über 35.

Ich denke, dass meine Klientel Frauen sind, die das Ganze nicht so öffentlich machen wollen, die jedes Risiko ausschließen wollen. Die vielleicht auch in einer Partnerschaft sind – es gibt Frauen, die darüber mit mir reden, andere Frauen verschweigen das einfach und sagen nicht, aus welchem Grund sie jetzt zu mir kommen. Aber ich schätze, auch da ist irgendwas im Hintergrund, was sie davon abhält, sich offiziell in die Szene zu begeben und dort nach einem Partner Ausschau zu halten oder auch im Freundeskreis zu versuchen, das zu realisieren und sich einen Partner zu suchen. Es sind auch Frauen dabei, die einfach Erfahrungen sammeln wollen und noch gar keinen Kontakt damit gehabt haben, teilweise auch junge Frauen, die offensichtlich erst mal keinen anderen Ansprechpartner finden oder nicht wissen, wie sie an die Sache rangehen können. Es ist sicher oft Ratlosigkeit dabei, aber manche suchen auch bewusst die Unverbindlichkeit.

Ältere Frauen sind in ihrer Sexualität wesentlich reifer und wissen ziemlich genau, was sie wollen, haben auch viel Erfahrung und ganz klare Vorstellungen. Sie sind vielleicht nicht so locker darin, das zu beschreiben, aber sie haben ziemlich genaue Ziele, während die jungen Mädchen halt ein bisschen experimentierfreudig sind. Sie haben die Idee, dass sie das interessieren könnte, aber sie haben sich noch nicht so richtig Gedanken gemacht und vielleicht auch nicht so ein festes Bild von dem ganzen Ablauf im Kopf. Während ich bei einer älteren Frau schon das Gefühl habe, dass ihre Vorstellungen und Wünsche schon stark geprägt sind: Die Frau hat sich lange Gedanken gemacht, die hat vielleicht auch schon Erfahrung und weiß, das eine will sie nicht, das andere will sie bestimmt. Da muss man dann ziemlich feinfühlig rangehen, weil die Frauen, wenn sie älter sind, eben nicht so locker über die Sache sprechen.

Gerade vor vierzehn Tagen hat mich ein Mädchen gefragt: Wie alt muss man denn sein, um zu dir zu kommen? Ich hab gesagt, achtzehn. Da hat sie gesagt, oh, schade. So was gibt es auch, es sind auch ganz junge Mädchen dabei. Ich weiß nicht, dieses Mädchen hat wahrscheinlich noch nicht so sehr viele Erfahrungen gehabt, aber da konnte ich nur sagen, tut mir Leid, achtzehn musst du mindestens sein. Es gibt schon eine Not, zu irgendwelchen Kontakten zu kommen. Ich kenne auch in der Szene nicht so viele Leute, die man direkt auf so was ansprechen kann. Ich hab durchaus auch Frauen, die sind Mitglied bei SMart Rhein-Ruhr. Das sind dann aber keine jungen Frauen. Das sind Frauen, die erfahren sind, die offensichtlich schon lange in SM-Partnerschaften leben und die mir das auch erzählen, die dann ihren Erfahrungshorizont erweitern wollen und auch mal zu einem Profi gehen.

20 Gender, Sex und andere Kleinigkeiten

Wie Rollenklischees das Leben komplizieren

«Die Sexualität dem Feminismus zu überlassen ist so, als gäbe man seinen Hund in den Ferien zum Tierpräparator.»
CAMILLE PAGLIA

Sexualität war und ist politisch. Während aber einerseits ungeheure Energien aufgebracht werden, um sich von alten Rollenklischees zu lösen, läuft etwa der Feminismus Gefahr, neue, noch rigidere Normen für «richtige» Sexualität zu schaffen. Betrachtet man die Geschichte der Sexual Correctness in den USA, wird man den Eindruck nicht los, dass dort das puritanische Erbe wieder an Boden gewonnen hat. Im Namen der Befreiung von althergebrachten sexuell geprägten und zum Teil wirklich diskriminierenden Ritualen wurde mit Feuereifer auf ein Klima hingearbeitet, das bestenfalls als entsexualisiert bezeichnet werden kann. Diese «Demanzipation» oder Entmündigung im Namen der guten Sache stößt auch bei Feministinnen vor allem jüngerer Generationen nicht auf ungeteilte Zustimmung. Vielen Frauen ist längst bewusst, dass die Frauenbewegung an so mancher Stelle übers Ziel hinausgeschossen ist, und sie fühlen sich von einem Korsett ins nächste gesteckt.

Feministische Thesen zum Thema Sadomasochismus haben mit der Praxis meist wenig zu tun: Es ist zum Beispiel schlichtweg ignorant zu behaupten, es gebe keine weiblichen Sadistinnen, wenn doch unübersehbar eine ganze Menge davon unterwegs sind – ganz zu schweigen von der Tatsache, dass solche normativen Festlegungen von dem, was weibliche Sexualität zu sein hat, die Vielfalt weiblicher Sexualität leugnet und Weiblichkeit auf das Stereotyp des Opfers reduziert. Insofern teilen viele Feministinnen bezüglich BDSM die Rollenklischees der Gesellschaft.

Wir wollen aber nicht nur auf dem Feminismus herumhacken – natürlich geht es auch differenzierter, und die SM-verteufelnden Dogmatikerinnen haben den Feminismus Gott sei Dank nicht gepachtet. Diverse Autorinnen, insbesondere die lesbische Sadomasochistin Pat Califia, haben sehr vernünftige feministische Theorien und Beobachtungen zum Thema SM niedergelegt. Und auch in Deutschland hat sich die Lage seit den achtziger Jahren entspannt.

> «Wir waren zu dieser Diskussionsveranstaltung über Pornographie gegangen, Sabine und ich, und weil die bei einer Frauengruppe namens, was weiß ich, rosa oder lila Offensive stattfand, waren wir ein bisschen nervös und rechneten so halb damit, dass man uns die Haare büschelweise ausreißen würde. Außer uns waren noch vier oder fünf Frauen da, davon waren zwei die Veranstalterinnen, und wir waren uns eigentlich alle ziemlich einig, dass Pornographie eine feine Sache und der *Emma*-Gesetzentwurf Quatsch ist. Hinterher stellte sich heraus, dass die Veranstalterinnen genauso nervös gewesen waren wie wir, weil sie ihrerseits befürchtet hatten, sich einem Rudel militanter Pornographiefeindinnen gegenüberzusehen ...» KATHRIN

Mannweib oder Maus? Klischees von den Extremen weiblicher Sexualität

Der Feminismus zeigt sich in seinen dogmatischeren Formen eher hinderlich als hilfreich für die persönliche Emanzipation: Emanzipatorische Ansprüche können zu der paradoxen Situation führen, dass Frauen sich berufen fühlen, anderen Frauen vorzuschreiben, wie diese ihre Sexualität zu leben haben. Die selbst ernannten

Befreierinnen fühlen sich berufen zu definieren, welche Arten von Sexualität eine emanzipierte Frau keinesfalls zu genießen habe. Wenn die Phantasien einer Frau von der so eingegrenzten «guten» Sexualität abweichen, dann muss sie sich schon gefallen lassen, dass frau sie für nicht ganz mündig hält.

> «Masochistische sexuelle Phantasien sind unter Frauen so weit verbreitet, dass sie offensichtlich jede kennt. Es gibt verschiedene Ansichten und Interpretationen dieser Tatsache: Auf die Interpretation solcher Phantasien als Anzeichen für sexuelle Traumata werde ich in den nächsten beiden Kapiteln eingehen. Hier will ich masochistische Phantasien zunächst als Zeichen der Identifizierung mit Gewaltstrukturen verstehen. Wenn ich auf Bilder von sexueller Erniedrigung, von körperlicher Gewalt, von Riesenschwänzen, von Handschellen, Lederriemen und Ketten, von Peep-Shows, von rammelnden Typen, von Ausgepeitscht-Werden, von Gefesselt-, nackt Beglotzt-, Beleidigt-, Angemacht-, Bespuckt-, Bepisst- und Vergewaltigt-Werden mit körperlicher Erregung reagiere und mich von ihnen sexuell ansprechen lasse. Wenn dich, liebe Leserin, diese Zeilen bei allem Ekel auch irgendwie anmachen, dann haben wir die Lektion, dass Gewalt Lust bringt, gut gelernt. Dann haben wir eine Gewaltstruktur so gut verinnerlicht, dass wir ihr sogar gegen unseren Willen ausgeliefert sind – wie es scheint, völlig hilflos und ohne Kontrolle.»
>
> GITA TOST: «FREISCHWIMMERIN. LUST- UND GRAU(S)ZONEN LESBISCHER SEXUALITÄT», 1999

Frauen, die demütigende Symbole oder Praktiken als sexuell reizvoll empfinden oder die ihre Lust gar in der Unterwerfung finden, laufen da schnell Gefahr, als noch nicht emanzipierte, arme Opfer der Männergesellschaft abgestempelt zu werden: «Masochistische Phantasien von Frauen sind Re-Aktionen auf eine pathologische Situation: auf die Geschlechtskrankheit Sexismus» (*Emma* 1989). Wenn sie ihre eigenen Interessen vehementer und womöglich sogar in der Öffentlichkeit vertreten, werden sie als Verräterinnen der schwesterlichen Sache gebrandmarkt. Sexuell verdächtig und undankbar ist es allemal, wenn sie sich lustvoll in ihren eigenen, von den Vorschriften der großen Befreierinnen abweichenden Phantasien ergehen, ohne Rücksicht auf die gute Sache zu nehmen.

Dominante Frauen hingegen sehen sich vor allem den Vorurteilen einer Gesellschaft ausgesetzt, die Frauen ganz gern noch als friedfertige, allein am Kuschelsex interessierte Wesen sieht und der so viel offen ausgetragene Stärke von weiblicher Seite dann doch suspekt erscheint. Die dominante Frau ist eine Projektionsfläche für männliche (und auch weibliche) Ängste vor weiblicher Stärke und Machtausübung, weil sie sich das Recht herausnimmt, «männliche» Eigenschaften an sich selbst nicht nur festzustellen und manierlich zu zähmen, sondern sie explizit, mit Stolz und Spaß an der Sache, auszuleben. Diese Art der Machtergreifung ist vielen ganz und gar nicht geheuer und wird nicht nur von Männern als nachgerade unweiblich angefochten:

> «Gegen Männer gerichtete sexuelle Gewaltphantasie von Frauen – das läuft auf eine besonders widerwärtige Anpassung an männliche Sexualpraxis hinaus. Es wäre die am tiefsten gehende Enteignung weiblicher erotischer Gefühle. (…) Dass weibliche Gewaltphantasie gegenüber Männern erotisch bzw. sexuell intendiert sein soll, ist eine psychologische Unmöglichkeit. (…) Dass Frauen auf diese Weise sexuell erregt werden könnten, dürfte zudem kaum realistisch sein.» (Emma 1989)

Unter den eher politisch motivierten Vorurteilen gegen Sadomasochistinnen haben Lesben wohl am meisten zu leiden. Auch hier hat sich in den letzten zehn Jahren einiges geändert, aber je nach persönlichem Umfeld ist es für Lesben – sexuelle Befreiung hin oder her – immer noch etwas schwieriger als für heterosexuelle Frauen, mit ihren SM-Interessen akzeptiert zu werden.

> «Ich hab's persönlich schon erlebt, dass ich von Frauen, die SM ablehnen, als Faschistin beschimpft wurde, das hat mich sehr verletzt und geärgert. Es gibt eine Theorie von einigen Feministin-

nen, dass halt SM generell eine Widerspiegelung der patriarchalen Verhältnisse ist, und die wird von linken Gruppen auch aufgenommen. Außerdem sehen sie SM als zu konsumorientiert und sagen: Ihr seid viel zu sehr damit beschäftigt, euch teure Fetischklamotten zu kaufen und perversen Sex zu haben, und kommt darüber nicht zur Weltrevolution. Oder dass zum Beispiel irgendwelche Uniform- oder Copgeschichten reale Gewaltverhältnisse darstellen und damit diesen realen Gewaltverhältnissen Macht geben.
Es ist immer noch ein Thema, aber es ändert sich. Es ist auch von Stadt zu Stadt sehr verschieden. Insgesamt scheint sich die Lesbenszene in den letzten zehn Jahren jedenfalls sehr liberalisiert zu haben. Heute ist es möglich, zum Orga-Team vom Lesben-Frühlingstreffen zu gehen und zu sagen: ‹Ich möchte gern, dass es einen SM-Playroom gibt›, und die Frauen werden sich das anhören und versuchen, dafür irgendeine Lösung zu finden.» ROBYN

«Jetzt, nachdem ich wieder Hetero geworden bin nach meinem dreiundzwanzigtausendsten Coming-out, bin ich auch immer wieder entsetzt über diese Strukturen unter Heteros, also normalen Heteros, was ich erlebe in meiner Arbeitswelt oder sonst wo – wie die leben. Es ist wirklich so gnadenlos vorgezeichnet, wie das geht. Wie man miteinander lebt und im Prinzip auch – zwar nicht ausgesprochen, aber irgendwie doch da –, was man miteinander macht. Und dazu gehört bestimmt nicht SM. Also, wenn ich mich jetzt unter Heteros oute, hab ich ein total anderes Gefühl, als wenn ich mich unter Lesben oder Schwulen oute. Völlig anders. Da geht's um andere Sachen. Wenn ich mich unter Frauen oute oder geoutet habe, da hatt ich immer so Angst: Sehen die mich jetzt als Verräterin der Sache oder was weiß ich? Auf jeden Fall eine andere Ebene. Und jetzt denk ich: Halten die mich für pervers? Letztendlich ist das völlig abhängig vom kulturellen Umfeld.» ANDREA

Wie man's macht, is' nix – Männer, die aus der Rolle fallen

Männer haben es in puncto sexuelle Identität nicht viel leichter als Frauen: Zwar wird ihnen oft ein stärkerer Sexualtrieb zugestanden, doch haben auch sie mit Normen und Zuschreibungen zu kämpfen. Auf der einen Seite drücken die mächtigen, noch immer bestehenden Forderungen des patriarchalen Rollenklischees vom starken, dominanten Mannsbild auf die Seele und verbieten es, sich einer Frau zu unterwerfen. Andererseits wird derjenige, der sich zu einer dominanten Sexualität bekennt, auch wenn er ansonsten ein emanzipierter Mann ist und gleichberechtigte Partnerinnen zu schätzen weiß, immer im Verdacht stehen, steinzeitlichen Rollenbildern verhaftet zu sein.

Im gern gepflegten Klischee vom Manager, der sich nach der Arbeit hin und wieder von einer Domina zünftig verhauen lässt, schwingt nicht wenig süffisanter Spott mit: Da ist ein Kerl, der die alltägliche Verantwortung nicht so recht auf die Reihe kriegt, ein Lustmolch mit einem peinlichen Doppelleben, im Grunde ein Schwächling. Männern, die Lust daran empfinden, sich einer Frau zu unterwerfen, können doch nur Waschlappen sein. Zumindest muss da irgendwo ein Problem mit der Mutter sein. Selbst Männern, die ihre submissiven Phantasien im Privatleben mit Vergnügen ausleben, fällt es deshalb nicht immer leicht, sich zu diesen Vorlieben auch zu bekennen.

«Ich hatte große Probleme und habe sie in gewisser Weise immer noch, als Bottom in der Öffentlichkeit aufzutreten, also auf Partys. Das ist ein bisschen komisch, weil eigentlich ist mein Selbstverständnis, dass ich damit keine Probleme haben müsste, aber ich hatte große Schwierigkeiten damit am Anfang. Inzwischen bin ich ehrlich genug zu sagen, dass meine Bottom-Neigung größer ist, als ich anfänglich angenommen habe. Inzwischen ziehe ich einen gewissen Stolz daraus, dass ich überhaupt Schritte in diese Richtung mache, wo andere Männer mir offenbar nicht folgen können. Das ist natürlich mehr ein psychologischer Trick und wieselt sich um das eigentliche Problem herum, dass es ein Problem für mich ist. Aber das besiegt eine Sache, die ich bei anderen Männern noch wesentlich stärker sehe als bei mir, dass es mit ihrer Selbstachtung nicht vereinbar ist, auch nur im kleineren Kreis von der Partnerin beherrscht zu werden. Es ist insofern schwierig, weil es intellektuell für mich überhaupt kein Problem ist. Klar, wir switchen eben in unserer Beziehung, und die Rolle macht mir Spaß, und die Dinge, die mir Spaß machen, erzähle ich auch jedem – aber das tatsächlich in der Öffentlichkeit zu tun, da gibt's eine gewisse Sperre. Und ich sehe das als längeres Projekt an, diese Sperre abzubauen. Ob ich sie ganz überwinde, weiß ich nicht.» WOLF

Dass es erheblich mehr innere Stärke erfordert, seine passiven Seiten anzunehmen, als sie im Keller wegzuschließen, ist den Beteiligten zwar klar, aber so ganz kann man sich dann oft doch nicht von der Sichtweise der Umwelt lösen.

Der heterosexuelle dominante Mann hingegen passt in die vorgegebenen Männerklischees auf eine Weise, die sofort feministische Protestrufe provoziert: In allen Zügen seiner sexuellen Vorlieben entspricht er, von außen besehen, genau dem stilisierten Feindbild des Feminismus vom bösen, seine Partnerin unterdrückenden Buhmann, der Gehorsam und Unterwerfung fordert. Schlimmstenfalls ist er der potentielle Täter. Kurzum: Er ist quasi die Mutter aller Feindbilder und ein dankbares Angriffsziel, denn wo begegnet man dem Feind in so klar umrissener Form heutzutage noch in freier Wildbahn? Ihm wird von vornherein ein gestörtes Verhältnis zur Emanzipation der Frau unterstellt; gern dichtet man ihm ein Unzulänglichkeitsgefühl an, das er nur durch die Unterwerfung seiner Sexualpartnerin beschwichtigen kann. Wo die Männer, die von Unterwerfung träumen, unter den althergebrachten gesellschaftlichen Normen leiden, leiden die dominanten Männer an den Erwartungen ihrer emanzipierten Umwelt. Zum Glück sind die Zeiten nicht mehr ganz so finster wie 1980, als dieser *taz*-Leserbrief veröffentlicht wurde:

«Soweit ich mich an sexuelle Regungen erinnern kann, finden sich darunter großenteils sadistische Phantasien, und seitdem plagt mich ein schlechtes Gewissen. Aber dadurch bin ich noch nicht weitergekommen. Als ich – viel zu jung – Alice Schwarzers ‹Kleinen Unterschied› gelesen habe, fing ich an zu glauben, dass meine bloße Männlichkeit schon Gewalt bedeutet, und mein schlechtes Gewissen verstärkte sich noch mehr. Zum Glück hab ich es geschafft, seit einiger Zeit darüber mit Mann und Frau zu reden. Immerhin weiß ich jetzt, dass ich kein Einzelfall bin, und leite die sadistischen Träume der Männer sowie die masochistischen der Frauen von den sexualökonomischen Verhältnissen her.»

THOMAS

Aber man muss gar nicht die «sexualökonomischen Verhältnisse» bemühen, um als Mann Probleme mit seinen dominanten Phantasien zu haben, wie die Berichte von Oliver und Christian zeigen.

«Aufgrund meiner Erziehung und generellen Einstellung Frauen gegenüber fällt es mir sehr schwer, Gewalt anzuwenden. Ich meine damit psychische wie physische Gewalt. Von der ‹klassischen› Rollenverteilung her gesehen, ist es für einen Mann natürlich einfacher, sich als dominant zu bekennen, denn als ‹Devoter› durch die Welt zu laufen. Bei meinen Ex-Arbeitskollegen in der Autowerkstatt wäre es undenkbar gewesen, zuzugeben, dass man sich von seiner Frau fesseln lässt oder gar Schlimmeres. Umgekehrt ist es legitim: ‹Die Alte bind ich heut Abend aufs Bett, und dann geh ich ein Bier trinken.› Trotzdem habe ich Probleme damit, eine Frau zu dominieren. Ich weiß zwar als ‹Sub-Mann‹ um die Gefühle und das Verlangen beim Bestraftwerden, aber irgendwas in mir verbietet mir, das mal anzuwenden. Obwohl ich viele Phantasien in diese Richtung habe und auch schon mehrmals eine Bekannte von mir online erzogen habe. Und das fand ich klasse … Leider ist unsere Psyche nicht immer logisch.»

OLIVER

«Ich persönlich brauch lange, um mir wirklich sicher sein zu können, dass meine Partnerin diese Grenze ganz klar sieht: wo das Spiel ist, wo ich von ihr Dinge verlange, die ich von ihr als Frau im

Alltag nie verlangen würde. Diese Trennung find ich schon ein bisschen schwer, weil es mir einen höllischen Spaß macht, im Spiel Frauen genau auf das zu reduzieren, was man mühsam gelernt hat, was man nicht tun darf, und das wirklich in allen exzessiven Formen. Ich setze mich einfach ungern dem Verdacht aus, dass ich in meinem alltäglichen Umgang mit Frauen ähnliche Einstellungen hab. Also, ich weiß, dass ich da trenne, aber ich find es schwierig, mir sicher zu sein, dass die Frau das auch kann.» CHRISTIAN

Dabei kann die Möglichkeit, Aggressionen und Dominanz in einem kontrollierten sexuellen Rahmen auszuleben, einen im Alltag zu mehr Gelassenheit verhelfen.

«Es macht mich ausgeglichener, weil man als Student eigentlich nie in einer aggressiven Position ist, man steht eigentlich immer auf der anderen Seite. Und ich habe jetzt endlich mal die Möglichkeit, auch mal eine andere Rolle zu leben, und ich merke schon, dass es mir ziemlich gut bekommt, auch mal austeilen zu dürfen. Ich kann jetzt auch entschieden mehr einstecken von außen, das berührt mich nicht so sehr wie vorher. Vorher hatte ich da kein Ventil für. Wenn man gewaltfrei erzogen worden ist und nie gelernt hat, mit Aggressionen umzugehen, wenn man die nirgends hinpacken kann, dann ist das eine ganz fürchterliche Sache. Ich hab darunter echt gelitten, das macht richtig krank. Und wenn man so einen Weg findet, ist das eine sehr entspannende Sache. Aggression und Aggression ist allerdings nicht das Gleiche. Wenn ich wirklich schlechte Laune habe und merke, ich bin innerlich aufgewühlt, dann geht das gar nicht. Dann bin ich viel zu sehr mit mir selber beschäftigt, als dass ich mich dann auf meinen Partner konzentrieren könnte. Das kriege ich nicht hin, da bin ich dann auch nicht in Stimmung. Frust rauslassen, rausprügeln, das geht nicht. Da ist schon ein Unterschied.» RAINER

Dass man diese Skrupel mit ein bisschen bösem Willen überwinden kann, zeigt das Beispiel von Johannes:

«Viele Sexualpraktiken sind, zum Teil eben auch von Feministinnen, schon immer in den Zusammenhang gebracht worden von Macht und Machtspiel. Zum Beispiel eben, sich von einer Frau einen blasen zu lassen oder eine Frau, die auf allen vieren ist, von hinten zu vögeln … das sind so Sachen, wo die Leute instinktiv schon wissen, dass das was mit Macht zu tun hat, selbst wenn sie keine SMler sind. Und ich seh das ganz genauso. Deshalb waren das für mich Sachen, die am Anfang meiner sexuellen Entwicklung für mich ausgesprochen schwierig waren. Die waren für mich verboten und tabu, und aufgrund meines Hintergrundes hat es schon ein bisschen gedauert, bis ich mich damit anfreunden konnte. Inzwischen find ich das ausgesprochen lustig. Wenn ich mir von einer Frau einen blasen lasse, dann ist das was, wo ein Großteil des Kitzels nicht aus dem Körperlichen kommt, sondern wo ein Großteil des Spaßes einfach aus einem Machtgefühl raus kommt. Ich weiß, dass Frauen das teilweise vollkommen anders sehen und genau das gleiche Machtgefühl dabei haben, weil sie eben einen höchst delikaten Körperteil zwischen den Zähnen haben und wissen, was sie dabei anrichten können. Das stört mich aber nicht im Mindesten, das hat mit meinem Machtgefühl, in einen Körper einzudringen und was zu besiegen, überhaupt nichts zu tun. Das ist voneinander unabhängig und ergänzt sich auf beiden Seiten ziemlich prima, finde ich.»

Sex ist eben nicht nur eine weichgespülte Angelegenheit zwischen aggressionslosen Kuscheltierchen, und man beraubt sich einer Menge Vergnügens, wenn man ihn im Interesse irgendwelcher gesellschaftlichen Ziele um all seine unanständigen, politisch inkorrekten Komponenten bereinigt. Wie es bei Woody Allen heißt: «Sex ist nur dann schmutzig, wenn man's richtig macht.»

Wenn's im Schritt kneift, zieh dich um – Emanzipation ist nicht geschlechtsgebunden

Wer seiner persönlichen Veranlagung nach aus den von verschiedenen gesellschaftlichen Gruppen vorgegebenen Rollenklischees herausfällt, hat es schwer. Nicht wenige Frauen und Männer bezahlen ihre eigene allzu gründliche Anpassung an die Erwartungshaltungen ihrer Umgebung mit psychischen und physischen Beschwerden, mit sexueller Unerfülltheit oder einfach verringerter Lebensfreude.

Sich von diesen Erwartungen und Vorstellungen zu emanzipieren hieße – und das gilt für beide Geschlechter –, mehr auf die eigenen Bedürfnisse zu horchen als auf das, was die Umwelt fordert oder wovon man glaubt, sie fordere es. Diese Erkenntnis in die Tat umzusetzen ist oft leichter gesagt als getan: Wer sein Leben umkrempelt, wer sich verändern will, macht oft die Erfahrung, dass die Umgebung sich als nicht gerade kooperativ erweist. «Früher warst du viel netter/lustiger/unkomplizierter» fasst das zusammen, was von der lieben Familie und guten Freunden oft als Feedback zurückkommt, wenn man sich einmal freimacht von dem, was die Umgebung von einem erwartet, und das durchzieht, was man selbst sich vorstellt. Man muss sich klarmachen, dass das nicht unbedingt die objektivste aller Rückmeldungen ist, denn in der Regel tendieren soziale Gruppen, Freundeskreise und Familien dazu, dem Einzelnen bestimmte Funktionen und Rollen zuzuweisen, die das bestehende Gefüge erhalten. Veränderungen vollziehen sich da zwangsläufig nicht schmerzlos. Die Frage ist, was man auf die Dauer vorzieht: eine Rolle, von der die anderen denken, sie passt wie angegossen, die aber im Schritt unangenehm kneift – oder eine Rolle, die sich rundum bequem anfühlt und die vielleicht nicht so ganz dem Geschmack der anderen entspricht.

Zum Weiterlesen:

»SM und Feminismus: Dilemma zwischen Freiheit und Gewalt»: stadt.gay-web.de/schmacht/sm_fem.html

«Was bedeutet Re-Inszenierung patriarchaler Gewalt?»: stadt.gay-web.de/schmacht/sm_art.htm

Sina-Aline Geißler: «Lust an der Unterwerfung. Frauen bekennen sich zum Masochismus», Heyne 1991

Isabelle Azoulay: «Phantastische Abgründe. Die Gewalt in der sexuellen Phantasie von Frauen», Brandes & Apsel 1996

Nadine Strossen: «Zur Verteidigung der Pornographie. Für die Freiheit des Wortes, Sex und die Rechte der Frauen», Haffmans 1997

Pat Califia: «Public Sex», Cleis Press. Nein, das Buch handelt nicht vom Vögeln in der voll besetzten U-Bahn, ist aber trotzdem sehr lesenswert wie alles von Pat Califia.

Samois: «Coming to Power: Writings and Graphics on Lesbian S/M», Alyson Publications 1981

Pat Califia / Robin Sweeney (Hrsg.): «The Second Coming: A Leatherdyke Reader», Alyson Publications 1996

Leider konnten wir keine Literatur über SM-spezifische Rollenkonflikte ausfindig machen, die sich an Männer wendet.

21 Wenn ich groß bin, werd ich harmlos

Bedenken, die man sich schenken kann

Scully: Haben Sie nie den Wunsch aufzuhören? Auszusteigen und ein halbwegs normales Leben zu führen?
Mulder: Das hier ist ein normales Leben.
AKTE X

Bestimmte Sorgen bereiten fast allen Sadomasochisten anfangs Bauchschmerzen. Zum Teil handelt es sich dabei um gebräuchliche und durch die Medien nach Kräften geförderte Mythen, aber hin und wieder hört man sie sogar von Menschen, die die SM-Subkultur aus eigener Anschauung kennen. Dabei handelt es sich quasi um die *Urban Legends* des Sadomasochismus – wer sie verbreitet, verfälscht oder in Umlauf bringt, muss sich zumindest eine gewisse Leichtgläubigkeit oder schlechte Recherche vorwerfen lassen.

Diese SMler haben doch alle einen Knacks

Nicht nur in der wissenschaftlichen und pseudowissenschaftlichen Literatur werden Sadomasochisten häufig die unerfreulichsten Persönlichkeitsmerkmale zugeschrieben. Manchmal hört man auch von SMlern selbst, ihr Interesse an SM sei das Resultat eines psychischen Defekts. Sie selbst litten unter <hier beliebige soziale Beeinträchtigung einsetzen>, und bei vielen SMlern ihrer Bekanntschaft sei das auch so, also stimme es wohl für alle. Wer das Gegenteil behaupte, wolle den Tatsachen nur nicht ins Auge sehen.

Es gibt noch keine Untersuchungen darüber, ob Sadomasochisten häufiger als andere Menschen aus zerrütteten Familien stammen, missbraucht oder misshandelt worden sind oder von mächtigen Minderwertigkeitskomplexen niedergedrückt werden. Sadomasochisten, die sich zum Therapeuten begeben, bringen zwar meist außer ihren sexuellen Neigungen noch andere Kümmernisse mit, aber beim Therapeuten findet sich eben nur ein kleiner Teil der perversen Gesamtbevölkerung ein. Wer sich in seinem Bekanntenkreis umsieht, wird außerdem erkennen, dass auch unter Nicht-SMlern gängige Beschwerden wie Angst, Schüchternheit und Unzulänglichkeitsgefühle grassieren, ohne dass alle Welt gleich einen Zusammenhang mit ihren sexuellen Vorlieben herzustellen versucht.

Natürlich gibt es auch Sadomasochisten, die ihre sexuellen Vorlieben ganz klar auf mehr oder minder traumatische Erlebnisse in ihrer Vergangenheit zurückführen können. Beim Vergleich mit den gebräuchlichsten Reaktionen wie Magersucht, Panikattacken und Depressionen schneiden die meist doch recht unterhaltsamen Perversionen allerdings nicht schlecht ab. Selbst wenn es sich also bei SM um einen besonders trügerischen Kompensationsmechanismus handeln sollte und wir alle in Wahrheit leiden, während wir das Gefühl haben, uns gut zu amüsieren, wollen wir mal nicht undankbar sein.

Wer's braucht ...

Eine der gängigen Behauptungen sowohl im privaten als auch im wissenschaftlichen Bereich lautet: «Kind, solange dir normaler Sex auch noch Spaß macht, ist alles in Ordnung. Nur wer diese perversen Praktiken unbedingt braucht, ist krank.» Mit dieser Einteilung sind viele Sadomasochisten auch durchaus zufrieden, weil sie selbst SM einfach als Vorspiel oder Abwechslung zu gebräuchlicheren Praktiken betrachten. Einerseits ist ein solches breites Spektrum natürlich vorteilhaft und bietet insgesamt mehr

Abwechslung beim Sex. Andererseits gibt es auch viele Menschen, die mit insgesamt drei Sexualpraktiken und zwei Stellungen ganz gut durchs Leben kommen und sich dabei genauso gut amüsieren wie Sadomasochisten mit mehreren Kisten voll Spielzeug. Es ist also nicht die Vielfalt der möglichen Praktiken, die zählt. Einem Sadomasochisten zu erklären, sein Sexualleben sei gesund und in Ordnung, solange er auch an amtlich abgesegneten Sexualpraktiken Gefallen finde, ist so ähnlich, als wollte man Bisexuelle für gesund, Homo- und Heterosexuelle aber doch für irgendwie behandlungsbedürftig erklären, weil ihr sexuelles Spektrum so stark eingeschränkt ist. Für viele stellen BDSM-Praktiken tatsächlich nur eine Erweiterung dar:

> «SM ohne Vögeln find ich eigentlich langweilig. Aber für mich ist das letztendlich wie ein großes Buffet – worauf ich Hunger hab, das hol ich mir da raus, ob das jetzt Vögeln ist oder SM oder alles zusammen gemischt.» KIRSTEN

> «Für mich ist SM nur ein nettes Add-on zum ganz normalen Sex. Auch wenn es durchaus SMler gibt, die mich deshalb als Mode-SMlerin sehen würden. SM hat für mich einfach nicht den gleichen wichtigen Stellenwert wie ein liebevolles, leidenschaftliches Vögeln. Unter Umständen kann es aber das Vögeln noch ein bisschen leidenschaftlicher machen. Oder um es anders zu sagen: Beziehung ohne SM ist für mich kein Problem. Beziehung ohne Vögeln kann ich mir beim besten Willen nicht vorstellen.» INGA

Als Kriterium dafür, wer ein gesunder Perverser ist und wer doch besser zum Therapeuten sollte, taugt diese Abgrenzung allerdings nichts. Es gibt auch die andere Fraktion.

> «Wir machen eigentlich in dem Sinne überhaupt gar keinen normalen Sex, also dass wir miteinander vögeln. Das machen wir einmal im Jahr vielleicht. Wir sind Orgasmusjunkies, und die kriegen wir einfach nicht beim Vögeln, weiß nicht, weil die Reibung nicht passt oder sonst was. Ich ärger mich manchmal ziemlich über SMler, die sich deshalb noch als irgendwie normal definieren, weil ih-

nen ja auch Sex noch Spaß macht. Weil mir das dann das Gefühl gibt, hm, vielleicht bin ich ja wirklich unnormal – aber eigentlich denk ich nicht in dem Terminus, weil ich unser Sexleben einfach als rundum erfüllt betrachte, und zwar viel mehr als früher, wo ich mit irgendwelchen Leuten gevögelt hab, aber eigentlich nicht dieselben Lustgefühle hatte und nicht so viele Orgasmen und nicht so viel Spaß. Wenn wir uns gegenseitig befriedigen, sind zwar nicht unbedingt SM-Elemente im mechanischen Sinn dabei, also dass jetzt einer unbedingt in Ketten liegen muss oder so, aber in unseren Köpfen sind lauter SM-Szenarien. Es gibt eigentlich keine ‹normalen› Phantasien, die uns antörnen. Aber es fehlt mir einfach nicht viel. Ich find Vögeln sehr anstrengend für wenig Effekt. Jedes Mal, wenn ich's dann wieder gemacht hab, denk ich, o.k., jetzt reicht's wirklich für die nächsten Monate. Ich kenn auch eine Menge Männer, die sagen, manchmal finden sie Vögeln ganz toll, aber sie wollen's nicht immer, und sie finden auch, es ist anstrengend. Seit ich selber mit einem Dildo einen Mann gefickt hab, find ich auch, es ist wirklich anstrengend. Irgendwann tut einem alles weh, und mit dem Einfallswinkel, das muss ja immer passen, und dann darf man nicht zu schnell und nicht zu langsam und, ach, ich weiß gar nicht, wie Männer dabei einen Orgasmus kriegen können! Ich finde, es sollte eigentlich jede Frau mal so was probieren, um zu realisieren, dass das ganz schön Arbeit ist.

Wir stellen uns das sehr witzig vor, wir wollen ja mal Kinder, und da überlegen wir uns schon immer: Hm, müssen wir dann vögeln oder können wir uns da irgendeine nette Insemination überlegen?» BIRGIT

«Ich kann mit Sicherheit sagen, dass ich in meinem ganzen Leben noch nicht ein einziges Mal zum Orgasmus gekommen bin, ohne dabei wenigstens an SM zu denken. Das wüsste ich, denn früher hab ich da mit großer Sorge drauf geachtet und auch versucht, das zu ändern, aber es ging einfach nicht ohne. Heute mach ich mir darüber keine Gedanken mehr. Ich bin ein zufriedener Mensch, mein Sexualleben ist unterhaltsam; ich wüsste nicht, was ich in einer Therapie sollte. Mal ganz abgesehen davon, dass die daran vermutlich nichts ändern würde.» STEPHANIE

Zusammen mit der Verselbständigung sadomasochistischer Wünsche ist häufig von der «Ritualisierung» und «Zwanghaftigkeit» des sexuellen Verhaltens die Rede. Auch diese Kriterien sind nicht hilfreich zur Abgrenzung pervers-perversen Verhaltens von normal-perversem. «Ritualisierung» wird ja schließlich auch nicht jedem zum Vorwurf gemacht, der regelmäßig mit der gleichen Person Vorspiel, Oralsex, Geschlechtsverkehr und Orgasmus in dieser Reihenfolge haben möchte. Bestimmte Elemente sind für jeden Menschen unverzichtbar für ein erfreuliches Sexualleben – sei es, dass der Partner dem anderen Geschlecht angehört, sei es, dass er dem eigenen angehört, große Brüste, hübsche Hintern, Witzereißen im Bett, Sex unter der Dusche. Jeder könnte auf seine privatesten Vorlieben verzichten, wenn es sein muss, aber es würde ihn unglücklich machen. Das gilt für Sadomasochisten ebenso wie für den Rest der Welt.

Wird das nicht alles immer schlimmer?

Häufig liest man die Warnung, man solle sich gar nicht erst auf SM-Spiele einlassen, weil das einmal geweckte Interesse im Laufe der Zeit dazu führe, dass der Reiz mehr und mehr gesteigert werden müsse und immer extremere Praktiken zum Einsatz kämen. An diesem Volksaberglauben ist nach einhelligen Zeugenaussagen nichts dran. Die Vorlieben differenzieren sich zwar und wachsen in die Breite, verlangen aber keineswegs nach immer groteskeren Steigerungen.

> «Ich hab mich grad mal über diese Frage mit dem Mann unterhalten, mit dem ich seit gut fünf Jahren zusammen bin (in dieser Beziehung haben wir beide den Großteil unserer BDSM-Erfahrungen gemacht). Unsere Beobachtung: Klar haben wir uns aus den Anfängen weiterentwickelt und sind auch etwas heftiger geworden, aber wir nähern uns doch ziemlich stetig einer Konstanten von ungefähr ‹mittel-hartem› SM. Begegnungen mit neuen Leuten bringen immer noch neue Ideen, aber die sind im Mittel weder

‹härter› noch risikoreicher als das, was wir schon seit Jahren machen, und oft Dinge, die einer von uns sowieso ‹schon immer mal› ausprobieren wollte und wo es nur an Wissen oder Equipment gefehlt hat. Wie heftig wir spielen, schwankt im Wesentlichen abhängig von der Zeit, die wir uns für unsere Sessions nehmen (tiefes Abtauchen erfordert ein bisschen mehr Muße), und das hat wiederum mit Arbeitsbelastung, Nähe in der Beziehung etc. zu tun (alles Dinge, die zeitlich schwanken, aber über einen Zeitraum von Monaten/Jahren recht konstant sind).» MADELEINE

«Wenn man Leute beobachtet, die's sehr lange machen, die's zwanzig oder dreißig Jahre machen, sicherlich sind die nach zwanzig oder dreißig Jahren härter als jemand, der mit SM anfängt, aber ich denke, das ist eine natürliche Entwicklung. Jeder setzt sich selbst irgendwo seine Grenze, und über die geht er in den meisten Fällen nicht. Man sagt schon: O. k., ich möchte niemanden ernsthaft verletzen, ich möchte nichts tun, was einen bleibenden Schaden hinterlässt. Innerhalb dieser Grenzen kann es schon extrem werden, muss aber nicht. Jemand, der auf Damenkleidung steht, zieht der immer mehr Röcke übereinander? Nee, oder?»

LAURA

Manche berichten sogar von einem Nachlassen des Interesses an schmerzhaften Spielen.

«Ich habe es früher sehr genossen, geschlagen zu werden. Mit dem Wechsel zu eher passiven Partnern bzw. zu solchen, die mich nicht schlagen, mag ich das kaum mehr und bin lieber am aktiven Ende der Peitsche – das aber umso lieber. Ich vermute mal, dass der Mensch mit der Zeit diverse psychische Mechanismen entwickelt, um den Schmerz besser zu verarbeiten – und auch, dass der Körper schneller Endorphine ausschüttet bzw. mensch dafür empfindlicher wird. Oder so was in der Art. Ich weiß jedenfalls, dass ich heute viel schneller verkrampfe und den Schmerz als absolut unerotisch empfinde als vor drei, vier Jahren.» CECILE

Das Einzige, was nach Steigerung verlangt, sind unausgelebte Phantasien, die man jahrzehntelang unterdrückt. Und genau da kommt diese Theorie wohl auch her: aus den hinter Gittern verfassten Werken de Sades und aus den kummervollen Berichten von Patienten, die zeitlebens auf ihre Phantasien oder auf seltene Besuche im Dominastudio angewiesen waren.

Sadomasochisten – Mörder und Faschisten?

In den Medien ist bei besonders brutalen Gewalttaten ganz gern mal von «bestialischen Sadisten» und Ähnlichem die Rede, und oft wird als Beleg für die Verrohtheit eines Täters im Nachhinein berichtet, dass dieser SM-Videos oder -Literatur bei sich zu Hause gehabt habe und dass es ja kein Wunder sei, dass er gemordet habe.

Viele BDSM-Anfänger sind – auch aufgrund der Berichterstattung in den Medien – durch ihre eigenen Phantasien verwirrt und wissen sie nicht so recht einzuordnen. Und nicht wenige plagt die unbegründete Sorge, dass sie vielleicht doch potentiell gefährliche Gewalttäter sein oder werden könnten.

> «Von meiner Erziehung her komm ich so aus dem linksliberalen, gewaltfreien Ostermarsch- und Pazifistenmilieu, und das hat mich ziemlich lang geprägt. Alle Ahnungen davon, dass es auch noch eine andere Seite gibt, haben mich erstens schockiert, und zweitens hab ich sie ganz, ganz tief vergraben. Als ich ein bisschen älter und selbstbewusster geworden bin, sind sowohl Aggressionen im Alltag – ich selber schätze mich nicht als aggressiven, sondern eher als umgänglichen, netten und zurückhaltenden Menschen ein, aber auch ich hab natürlich meine aggressiven Momente – als auch ganz klar im sexuellen Bereich Vergewaltigungsphantasien hochgekommen. Am Anfang haben sie mich geängstigt, und ich wusste nichts damit anzufangen. Ich wusste nicht, ist das jetzt nur die Vorstufe dafür, dass ich sie irgendwann mal tatsächlich auslebe? Und vor allem, warum, um Gottes willen, muss mir das passieren? Ich bin ja eigentlich ein wirklich netter Mensch, und da passt so was nicht ins Bild.» JOHANNES

Nun ist nicht zu leugnen, dass bei bestimmten Gewalt- und Sexualdelikten sadistische Tendenzen – im Sinne von Lust am Schmerz anderer – eine große Rolle spielen. Viele sexuelle Gewalttäter haben in der Tat sadomasochistische Phantasien. Man muss sich aber in diesem Zusammenhang vor Augen führen, dass ein massiver qualitativer Unterschied zwischen jemandem besteht, der gern mit einem kompatiblen Partner in gemeinsamem Einverständnis BDSM betreibt, und jemandem, der sich ein Opfer sucht, das er seinen eigenen Phantasien ungefragt und gegen dessen Willen unterwirft, ohne Rücksicht darauf zu nehmen, ob das Opfer zu Schaden kommt oder gar stirbt.

Es gehört schon ein bisschen mehr zum Gewalttäter als ein paar SM-Phantasien, selbst wenn diese sich in extremen Bereichen abspielen. In der Regel kommen dabei viele Faktoren zusammen: eine entsprechende Disposition, das Aufwachsen in einem dysfunktionalen sozialen Umfeld und die Unfähigkeit, die erfahrenen Verletzungen zu verarbeiten und zu überwinden. Oft ist auch die Fähigkeit, sich in andere hineinzudenken und einzufühlen, unterentwickelt oder fehlt. Kurz gesagt: Wer nicht schon beizeiten angefangen hat, eine psychopathische Persönlichkeit zu entwickeln, kann die Karriere als Serienkiller vergessen.

Die Statistik bestätigt übrigens, dass straffällige Gewalttäter und die SM-Subkultur herzlich wenig miteinander zu tun haben. Der Sexualwissenschaftler Eberhard Schorsch schreibt: «Mitglieder dieser Subkultur werden in der Regel nicht in sadistisch devianter Weise kriminell, umgekehrt kennen wir keinen sadistisch devianten Delinquenten, der Zugang zur sadomasochistischen Subkultur gehabt hätte.» Und der Psychotherapeut und Sexualwissenschaftler Dr. Charles Moser hat in seiner Praxis die Erfahrung gemacht, «dass SM-Anhänger nur selten Gewalttaten begehen. Wenn ein SM-Anhänger an gewaltsamen Handlungen beteiligt ist, steht dies meist nicht im Zusammenhang mit der SM-Komponente in seinem Leben.» Die Gefahr, dass gewalttätige Phantasien außer Kontrolle geraten, scheint wesentlich geringer zu sein, wenn man diese Phantasien ans Tageslicht bringt, bewusst mit ihnen umgehen lernt und sie in einem einvernehmlichen Rahmen auslebt, als wenn man die eigenen aggressiven Regungen verdrängt.

Aber ich leide doch wirklich drunter ...

Wenn Neulinge zum ersten Mal anderen Sadomasochisten begegnen, ist an ihrer spürbaren Erleichterung immer wieder zu sehen, dass der größte Teil des Kummers mit den eigenen sexuellen Vorlieben nicht von den Vorlieben selbst verursacht wird. Den meisten Leuten machen die Reaktionen der Umwelt, der Mangel an Gesprächspartnern und die – realen oder vermuteten – Schwierigkeiten, einen passenden Partner zu finden, viel mehr zu schaffen. Für Schwule hat die Situation noch vor wenigen Jahrzehnten ganz ähnlich ausgesehen. Heute geht niemand mehr davon aus, dass Homosexualität an sich ein Grund zum Unglücklichsein ist – es sei denn, man lebt auf dem Land, und selbst dort hat sich vieles gebessert. Aber manchmal bleiben Probleme auch nach dem Coming-out mehr oder weniger schmerzlich oder wenigstens lästig.

> «Ich hab schon mehr als einmal gedacht, ich wär besser dran, wenn ich das alles los wäre. Erstens, weil ich mir ein bisschen anders vorkomme als andere Leute und dadurch auch andere Wertvorstellungen habe. Und zweitens, weil es einfach die Partnersuche so verdammt schwer macht. Wenn ich in 'ne ganz normale Disco gehe und da irgendeinen Menschen kennen lerne – die Wahrscheinlichkeit, dass der was mit mir anfangen kann, geht gegen null. Dann habe ich auch noch recht extreme Neigungen, und das erschwert die Partnersuche noch zusätzlich, auch innerhalb der SM-Subkultur. Ich würde dem SM nicht ganz abschwören wollen, das nicht ... ein bisschen Bondage vielleicht. Also, ohne SM wär's einfacher, wobei ich sagen muss: So ist es wahrscheinlich spannender.»
>
> KIRSTEN

Viele Menschen haben Interessen, die nicht von hundert Prozent der Bevölkerung geteilt werden: dieses Problem ist nicht auf Sadomasochisten beschränkt. Wer das Gefühl hat, von seinen sexuellen Neigungen tatsächlich beeinträchtigt zu werden, sollte festzustellen versuchen, ob das Problem tatsächlich ein spezifisches SM-Problem ist. «Ich liebe meinen Partner, aber sein mangelndes Interesse an SM gefährdet unsere Beziehung» zählt zum Beispiel nicht.

Der Wunsch «normal» zu sein und das Leiden an der eigenen Andersartigkeit sind gerade während der Pubertät weit verbreitet. Als Erwachsener sollte man sich von davon allerdings nicht mehr den Spaß verderben lassen.

> «Ich nehme an, dass ich den Wunsch, normal zu sein, irgendwann gehabt habe, relativ früh, einfach nur aus dem Gefühl der Einsamkeit heraus. Aber das hat sich sehr bald gelegt, weil ich SM immer als Erweiterung empfunden habe. Ich sehe das eigentlich eher als einen Glücksfall, weil Sachen für mich erotisch sind, die für die Vanilles offensichtlich keine Bedeutung haben, was ich sehr schade finde. Ich würde mich mit Händen und Füßen dagegen wehren, das loszuwerden, es ist allerdings auch nicht so, dass ich sagen würde, ich gehöre zu irgendeiner seltsam geformten Elite. Ich habe das Glück, dass ich sehr viel mehr Erotisches aus Alltagsgeschehen herausholen kann, als offensichtlich meine Mitmenschen. Allerdings zahlt man da auch einen gehörigen Preis dafür. Man gehört einer Minderheit an, und wer nicht zu einer Minderheit gehört, der weiß nicht, was das bedeuten kann, über die Jahre, mit der Einsamkeit. Das heißt, ich sehe das als eine deutliche Erweiterung, ich bin sehr glücklich, das mitbekommen zu haben, aber es ist nicht so, als wäre es ein reines Gottesgeschenk. Es hat auch seinen Preis.» WOLF

Glossar

Hier sind nur die Ausdrücke erklärt, die im Text und in den Interviews vorkommen oder in Internetforen erfahrungsgemäß am häufigsten nachgefragt werden. Wer ein umfassenderes Nachschlagewerk sucht, konsultiert am besten den «Papiertiger – Eine Enzyklopädie des Sadomasochismus» (www.datenschlag.org/papiertiger/). Im Papiertiger werden einige hundert Stichworte viel ausführlicher erläutert, als das hier möglich ist.

24/7 Ein SM-Spiel 24 Stunden am Tag, 7 Tage die Woche durchhalten. In etwa das gleiche wie TPE.

Abkürzungen, im Internet gebräuchliche
YKINMK – Your kink is not my kink – auf Bayrisch: D' Katz mag Meis, i mag's net.
YMMV – Your mileage may vary. Produktionsbedingte Abweichungen vorbehalten. «Ich kann nicht versprechen, dass dir das genauso viel Spaß macht wie mir.»

Andreaskreuz Sieht aus wie das gleichnamige Verkehrszeichen, nur größer. Kann man jemanden dran festbinden.

BDSM Bondage & Discipline, Dominance & Submission, Sadomasochism, also Fesseln, Erziehungsspiele, Machtspiele, Sadomasochismus. Ein Begriff, der im amerikanischen Sprachraum im Internet entstanden ist, um endlich alle Randgruppen gleichermaßen zufrieden zu stellen. Im deutschsprachigen Raum kennzeichnet der Gebrauch dieser Abkürzung die Generation, die für ihr Coming-out ausgiebig von den Möglichkeiten des Internet Gebrauch gemacht hat. Weiterentwicklungen, auf die man im englischen Sprachraum häufig stößt, weil sie lange Erklärungen auf Mailing-Listen und in Newsgroups vermeiden helfen, sind:

BDSMLMNOP – BDSM und was sonst noch so alles dazugehört.

WIITWD – Whatever it is that we do – Das, was wir tun, egal wie man's nennt.

Blümchensex siehe *Vanilla*

Bondage Die Kunst des erotischen Fesselns. Die Bandbreite reicht dabei von «vor dem Vögeln festbinden» bis hin zu zeitaufwendigen, knoten- und schlaufenreichen, hochästhetischen Bondage-Sessions.

Buttplug Wörtlich: Arschstöpsel. Um einen solchen handelt es sich auch – und zwar in einer Form, die auch über eine gewisse Zeit im Arsch verbleiben kann. Buttplugs sind für manche ein gutes Gefühl, für andere eine wunderbare Folter und für wieder andere einfach nur der Horror. Es gibt sie in verschiedenen Formen und Größen, zum Beispiel auch mit Ponyschweif dran.

CBT Im Büro *Computer-Based Training*, im Bett *Cock and Ball Torture* = Schwanz-und-Sack-Folter. Dem Namen entsprechend eine recht genitalfixierte Angelegenheit. Manche behaupten: Konzentration auf das Wesentliche.

Crossdressing So bezeichnet man es, wenn ein Mann Frauenkleider oder eine Frau typisch männliche Kleidung trägt. Meist gehört dazu auch das entsprechende Make-up, die entsprechende Haartracht etc.

D/s Auch DS oder Dominance and Submission, also Dominanz und Unterwerfung. Das DS in «BDSM». In der weitesten Bedeutung umfasst der Begriff alle Varianten, an denen dominante und submissive Partner beteiligt sind, also die meisten BDSM-Spielarten. Manche benutzen den Begriff auch nur für das «reine» Machtspiel, um damit schmerzerotische Praktiken und Ähnliches auszugrenzen.

Dental Dam Latexlapperl, das beim Lecken von Anus oder Vagina als Infektionsschutzbarriere verwendet werden kann. In gut sortierten Sexshops inzwischen in verschiedenen Farben und Geschmacksrichtungen erhältlich. Ersatzweise kann man auch ein Kondom der Länge nach aufschneiden.

Dresscode Klamottenvorschrift bei SM-Partys. Bedeutet meistens: Kinky und/oder schwarz. Einladung lesen.

Emblem Das namenlose BDSM-Emblem sieht ein bisschen aus wie ein genetisch entgleistes Yin-Yang-Zeichen: Es besteht aus drei kaulquappenförmigen Flächen in einem Kreis anstatt zweien. Die drei Flächen können je nach Interpretation die drei Grundsätze des BDSM, nämlich Safe, Sane und Consensual, symbolisieren, aber auch die drei Themenbereiche D&S B&D S&M oder Top, Bottom und Switch. Auch Material und Farben haben ihre eigene Symbolik. Mehr dazu unter members.aol.com/quagmyr/. Als Erkennungszeichen ist das BDSM-Emblem bisher nicht gerade verbreitet, man sieht es aber in der letzten Zeit zunehmend häufiger, zum Beispiel im neuen Logo von SMart Rhein-Ruhr e. V.

Flag Abkürzung für Flagellation, also das Schlagen mit allerhand Werkzeugen anstatt mit der bloßen Hand. Die Amerikaner sind so scharf drauf, dass sie sogar einen *flag day* haben.

FTM, MTF Frau-zu-Mann-Transsexueller, Mann-zu-Frau-Transsexuelle. Höflich ist es allerdings, solche Ausdrücke ganz fallen zu lassen und die Betreffenden einfach als Angehörige des gewählten Geschlechts zu betrachten. Schließlich unterzieht sich niemand einer komplizierten Geschlechtsanpassung, nur um dann lebenslänglich als Transsexuelle/r bezeichnet zu werden. So ist das als sexuelle Randgruppe: Man muss sich auch mit seinen Mit-Minderheiten bekannt machen. In diesem Zusammenhang sollte man auch wissen, dass eine «biologische Frau» sich nicht durch das Tragen von Fransenröcken und Birkenstocksandalen auszeichnet, sondern durch die Tatsache, dass sie mit weiblichen Genitalien geboren wurde.

Gag Knebel. Ein Ball-Gag ist zum Beispiel das, was Bruce Willis in *Pulp Fiction* trägt. Es gibt eigentlich keinen vernünftigen Grund, nicht «Knebel» zu sagen, außer dass sich «Gag» geknebelt besser aussprechen lässt.

Genderbending Das Unterlaufen herkömmlicher Geschlechtsrollen durch Vermischung von gesellschaftlichen Geschlechterklischees in Kleidung und Attitüden. Im Zuge der ganzen Gender-Debatte sehr aufgeweichter Begriff, der heute für modisch-androgynes Styling ebenso verwendet wird wie für das sexuell aufgeladene Spiel mit den Geschlechterrollen.

Gor Gor ist eine Welt, die auf den Fantasy-Romanen des Autors John Norman basiert. Eine archaisch anmutende Welt mit eigenen Begriffen, eigenen Einrichtungen und eigenen Konventionen, in der Sklaven und Meister nach strengen Regeln und Ritualen leben. Das englischsprachige Internet ist jedenfalls voll goreanischer Tavernen, und das goreanische Rollenspiel wird von vielen so ernst genommen, dass sie am liebsten ganz ins Netz ziehen würden. Es soll auch Leute geben, die Gor RL praktizieren. Wer strenge, mittelalterlich anmutende Phantasien hat, soll das getrost ausprobieren. Allerdings empfiehlt es sich, vorher ein bisschen was über die Gesetze und Gepflogenheiten zu lesen, insbesondere, wenn man sich auf der Sklavenseite bewegt – denn es geht wirklich recht unnachsichtig zu. Grundlegende Infos gibt's bei www.counterurth.com/gor/basicgor.htm, eine umfassende Link-Liste mit Informationen, Essays und anderen goreanischen Texten findet sich unter www.rdrop.com/users/wyvern/linklist.html. Nur wenige Bände des «Gor-Zyklus» sind auf Deutsch erhältlich; die meisten wurden von der Bundesprüfstelle für jugendgefährdende Schriften indiziert und in der Folge nicht mehr neu aufgelegt.

Hanky-Code Codesystem, das ursprünglich aus der schwulen Szene kommt und sich im Heterobereich kaum durchsetzen konnte, weil man mit Frauen vor dem Sex sowieso drei Tage reden muss. Mit Hilfe von verschiedenfarbigen Bandannas oder Taschentüchern (hankies, flags) kommuniziert man wortlos die eigenen Vorlieben. Auch in der Schwulenszene ist der Hanky-Code nur mäßig verbreitet – vielleicht haben die Jungs eingesehen, dass man bei schummriger Beleuchtung Altrosa (Tittentrimm) nicht so gut von Hellrot (Hintern versohlen), Rot (Fisten), Dunkelrot (beidhändiges Fisten), Rostrot (Reiten), Korallenrot (Zehenlutschen) und Magentarot (Achseln lecken) unterscheiden kann. Wer es ganz genau wissen will, kann die Details zum Beispiel bei gblf.de/pinwand/hanky/ nachlesen.

Harness Erinnert mich, sagt Ira, immer an das Laufgeschirr, das ich als Kleinkind hatte. Allerdings ist die SM-Variante nur selten mit kleinen Plastikmarienkäfern versehen.

Japan-Bondage Besonders kunstvolle, ästhetische und aufwendige Bondage-Variante.

Kink Dein Kink ist das, was dich anmacht.

Kinky Sehr dehnbarer Begriff. Gern mal gebraucht für alles, was über «ganz normalen» heterosexuellen Geschlechtsverkehr hinausgeht.

Leather Pride Flag Das Äquivalent zur schwulen Regenbogenflagge: schwarz-weiß-blau gestreift mit einem roten Herz. Eine Abbildung gibt's zum Beispiel unter stadt.gay-web.de/service/symbole/inhalt.shtml.

Kommt als Badehandtuch, Anstecker, Schlüsselanhänger und Topflappen vor, ist aber im schwul-lesbischen Bereich weit gebräuchlicher als unter Heteros.

Mode-SMler, Trend-SMler Immer die anderen. Abwertende Bezeichnung für diejenigen, die angeblich SM nur betreiben, weil es gerade hip ist. Begegnet ist uns noch keiner. Bei Fetischkleidung scheint der Begriff angebrachter zu sein, wenn man sich die Kollektionen von Mugler und Gaultier anschaut …

Munch Treffen einer SM-Gruppe in Form eines Frühstücks, Brunch, Lunch o. Ä. in einem öffentlichen Restaurant oder Café ohne Geheimnistuerei bei der Veröffentlichung der Termine und Treffpunkte. Munchs bieten Interessierten Gelegenheit, sich mit anderen SMlern in einer ganz normalen Umgebung zu treffen und auszutauschen, ohne sich dem vermeintlichen Druck einer «echten» SM-Veranstaltung auszusetzen.

Noncon Kurz für «non-consensual». Bezeichnet alle, auch die kleinsten Dinge, die man mit einer Person ohne deren Einverständnis anstellt. Pfui, schlimm, verboten und verpönt – und das Gegenteil der SSC-Regel. In vieler Leute Phantasien spielen Noncon-Szenarien eine Rolle, und mit sehr viel Fingerspitzengefühl kann man sie auch in die Praxis umsetzen. Die Frage, ob es noch wirklich noncon ist, wenn man möchte, dass der andere Dinge mit einem anstellt, die man nicht möchte, ist ein hübsches Paradoxon und kann ganze Mailing-Listen lahm legen.

Old school / new school Unterscheidung zwischen den SMlern der «ersten Generation» im deutschsprachigen Raum und dem Nachwuchs, der seine ersten Informationen zum Thema meist im Internet gefunden hat. «Old school» bedeutet unter anderem: mühsames Coming-out ohne fremde Hilfe, konspirative Gruppentreffen, Misstrauen gegenüber Switchern. Die «new school» fällt eher durch geringes Interesse an Szenekonventionen und einen Hang zu Anglizismen auf. Mit Anhängern der «old school» über SM zu reden ist ungefähr so einfach wie mit Großeltern über Musik. Nicht zu verwechseln mit der «old guard» aus grauer amerikanischer Vorzeit, über die man zum Beispiel in Guy Baldwins «Ties that Bind» oder Mark Thompsons «Lederlust» mehr erfahren kann.

Paddle Paddle ist zwar ursprünglich das englische Wort für Paddel, wird aber im Amerikanischen nicht von ungefähr als Verb mit der Bedeutung verhauen benutzt. Natürlich gibt es Paddles, die nur zum Zweck des Verhauens hergestellt werden. Grundsätzlich kann aber vieles, vom Ping-Pong-Schläger bis zum Küchenbrettchen, herhalten.

Paraphilie «Nebenliebe». Höflicherer Ausdruck für «Perversion», aber genauso verschwommen definiert.

Pervers Viele Perverse versuchen diesen Begriff so positiv umzudeuten, wie das den Schwulen mit, na ja, eben «schwul» gelungen ist, das noch vor gar nicht allzu langer Zeit ein Schimpfwort war. Pervers, pervers, pervers. Geht doch, oder?

Play-Piercings Play-Piercings sind Piercings, die im Gegensatz zu permanenten Piercings nur temporär, während einer Session, eine Rolle spielen, um danach wieder entfernt zu werden, zum Beispiel Nadeln, die für einen gewissen Zeitraum in der Haut verbleiben. Nichts für Ungeübte oder Leute, die sich nach dem Pinkeln nicht die Hände waschen.

Ring der O Ein Ring mit einem kleinen Ring dran. Gibt's auch als Ohrring. Im Heterobereich ist der Ring der O wohl das etablierteste BDSM-Symbol – zu betrachten ist er beispielsweise unter www.bdsm.at/sadonis/symbol.htm. Wie auch bei Hankies gilt: Tops tragen ihn links, Bottoms rechts.

RL Abkürzung für «real life». Das wirkliche Leben, in dem wir nicht aus Pixeln, sondern größtenteils aus Kohlenstoffverbindungen bestehen. Beugt in der Konversation zwischen Leuten, die sich auch im Netz öfter begegnen, Missverständnissen vor: «Gestern hab ich Sonja getroffen, RL mein ich.» «In echt» ist kein Ersatz; dafür ist die Interaktion im Netz dann doch zu real.

Sadomasochismus «Größtenteils harmlos», sagte Ford und hüstelte verlegen. «Größtenteils harmlos!», rief Arthur (Douglas Adams: «Per Anhalter durch die Galaxis»).

Safeword, Codewort, Sicherheitswort Wenn das Safeword fällt, ist erst mal Schluss mit lustvoll. So ungefähr jedenfalls ist Safeword für die meisten definiert: als Signal, sofort aufzuhören mit dem, was gerade passiert. Mit dem Safeword signalisiert der Top oder Bottom, dass etwas nicht stimmt – sei es nun gesundheitlich oder emotional – und dass das Spiel sofort abgebrochen werden soll. Viele benutzen beim Safeword auch das

Ampelsystem mit den Codeworten «Grün», «Gelb» und «Rot», bei dem Gelb «mach langsamer» oder «wir müssen kurz reden» bedeutet. Ein Safeword zu benutzen ist umso ratsamer, je weniger man seinen Spielpartner kennt. Wenn Knebel im Spiel sind, sollte man sich auf ein anderes Signal einigen.

Scat Hat mit dem Scatman wenig zu tun, sondern kommt von Scatophilie, der Vorliebe für das Spiel mit – und manchmal auch das Essen von – Fäkalien.

Session Wenn zwei oder mehr Leute über einen festgelegten, kürzeren Zeitraum gemeinsam SM praktizieren, nennen sie das ganz gern mal Session.

Sling Eine kleine lederne Hängematte, meist mit Ketten an den vier Ecken und allerhand Befestigungsmöglichkeiten versehen. Billigausführungen werden an Heteros oft unter dem Titel «Liebesschaukel» verkauft. Slings eignen sich besonders gut fürs entspannte Fisten, sind aber auch sonst ein vielseitiges Spielzeug.

Spanking Spanking ist das englische Wort für Hintern versohlen. Und – tadaaaa – darum geht's dabei auch. Im Allgemeinen mit der bloßen Hand.

Spiel Weit verbreitete Bezeichnung für eine Session. Es gibt gewisse Einwände seitens derer, für die SM eine ernste Sache ist, aber in Anbetracht der diversen Philosophien, die das ganze Leben für ein Spiel halten, muss man darauf wohl nicht allzu viel geben.

SSC Safe, Sane and Consensual – Sicher, mit gesundem Menschenverstand und freiwillig. Außerdem Bart Simpsons *Springfield Skateboard Club*.

Strap-on Umschnalldildo. Praktische Sache und allzeit bereit.

Switch Ein Switch oder Switcher ist jemand, der sowohl auf der dominanten als auch auf der submissiven Seite zu Hause ist. Viele Switchs haben einen stärkeren Hang zur einen Seite, ohne dabei die andere zu verschmähen. Manche Switchs spielen mit der einen Person ausschließlich den dominanten Part und mit der anderen nur submissiv – andere wechseln die Rollen mit ein und derselben Person.

Top – Bottom, Dom/Domme – Sub, Sadist/Sadistin – Masochist/Masochistin, S – M, Herr/Herrin/Meister/Meisterin – Sklave/Sklavin, Master – Slave, aktiv – passiv, dominant – devot, dominant – submissiv Jedes dieser Begriffspaare hat seine Anhänger, und hin und wieder versucht jemand, den Unterschied zwischen devot, submissiv, unterwürfig, masochistisch und passiv glasklar herauszuarbeiten. Für die Praxis ist das alles eher belanglos. Als «Masochisten» und «Sadisten» bezeichnen sich meistens (aber nicht immer) Menschen, die Schmerzen erotisch finden; als «dominant», «devot» oder «submissiv» die, die sich mehr für Machtspiele interessieren. Verlassen kann man sich darauf nicht. Wir verwenden in diesem Buch die neutralen Begriffe «Top» und «Bottom», aber wie man an den Interviews sieht, sind alle anderen Bezeichnungen ebenso in Gebrauch – manche verwenden sie strenggläubig, manche willkürlich. Jemand, der in einer anderen Szene seine ersten SM-Begriffe aufgeschnappt hat, kann mit anderen Begriffen das Gleiche meinen oder mit den gleichen Begriffen ganz andere Dinge verbinden. Für jüngere SMler wirken Begriffe wie «devot» oder «Sklave» leicht pathetisch, während die ältere Generation sich eher gegen Anglizismen verwehrt. Wenn man feststellen will, was der andere wirklich meint, wenn er sagt: «Ich möchte gern dein Flützpasch sein», hilft sowieso nur Reden.

Top's Disease Nach langjähriger Top-Tätigkeit manchmal auftretender Größenwahn: Kann passieren, wenn das Ego des Tops zu stark aufgeblasen wird. Prächtige Exemplare erkennt man daran, dass sie meinen, sie könnten jedermanns Bottom und auch den Rest der Welt herumkommandieren, nur weil sie Top auf ihrem Lätzchen stehen haben.

Toys Spielzeug, das man nicht bei Toys 'R' Us kaufen kann; ein Begriff, der inzwischen auch in der Vanilla-Kultur gängig ist. In die eigene Spielzeugkiste gehört all das, was man zu einer Session nach dem eigenen Geschmack braucht – und das kann weit mehr sein als nur ein paar Dildos und Gerten.

TPE «Total Power Exchange». Eine Spielart, bei der die Machtungleichverteilung nicht nur in einem mehr oder weniger klar abgegrenzten Zeitrahmen präsent ist, sondern rund um die Uhr.

TV, TS Transvestiten/Transsexuelle. Wer die beiden verwechselt, nennt wahrscheinlich auch alle Asiaten «Schlitzaugen». Transvestiten tragen gern die Kleidung des anderen Geschlechts, fühlen sich aber mit ihrer

Geschlechtsidentität durchaus wohl. Bei Transsexuellen passen körperliches Geschlecht und innere Geschlechtsidentität nicht so recht zusammen. Wer mehr darüber wissen will, dem sei Pat Califias «Sex Changes: The Politics of Transgenderism» empfohlen.

Vanilla, Vanille Freundliche Bezeichnung für Menschen, die Sex am liebsten ohne SM-Elemente betreiben (Vanilla-Sex, Blümchensex). Abgeleitet von Vanille als der beliebtesten Eissorte und der Tatsache, dass es trotzdem eine Menge Leute gibt, die Pistazie oder Zitrone-Amaretto-mit-rohem-Kuchenteig vorziehen. Der Ausdruck «Stinos» (von «stinknormal») gilt dagegen als eher unhöflich, und «Normalos» wird ausschließlich von Journalisten gebraucht, die ihre Insiderkenntnisse unter Beweis stellen wollen.

Adressen

Dieses Verzeichnis umfasst die Adressen der – soweit wir das überprüfen konnten – einsteigerfreundlichen Anlaufstellen aus Deutschland, Österreich und der Schweiz und ist auf dem Stand vom Mai 2000. Den nicht mit schwul oder lesbisch gekennzeichneten Gruppen ist die sexuelle Orientierung im Allgemeinen egal, man wird aber hauptsächlich Heteros vorfinden. Bisexuelle sind überall willkommen.

Das Internet ist ein schnelllebiges Medium – hier abgedruckte Internet- und E-Mail-Adressen können inzwischen schon wieder veraltet sein. Die *Schlagzeilen* veröffentlichen in ihrer Printausgabe und auf ihren Websites (www.schlagzeilen.com) das derzeit zuverlässigste Adressenverzeichnis; wenn die Angaben hier nicht mehr stimmen, gibt es dort eine aktuellere Version. Wer sich per Post an eine der Gruppen wenden will, sollte nicht vergessen, Rückporto beizulegen. Zusammengestellt wurde die Liste unter Zuhilfenahme der Websites der Gruppen, der *Schlagzeilen*-Gruppenliste und der SM-Mailing-Liste *Schlagworte*.

AACHEN

Smoche
Tel.: (02 41) 54 22 67 (Heiko)
E-Mail: info@smoche.de
www.smoche.de

AMBERG

Lederclub Burgfalken Oberpfalz e. V. (schwul)
Postfach 1721, 92207 Amberg
Tel./Fax: (0 96 21) 6 48 81
E-Mail: burgfalken@amberg.gay-web.de
amberg.gay-web.de/burgfalken

AUGSBURG

Tacheles
E-Mail:
stammtisch@lustschmerz.com
www.lustschmerz.com/tacheles.htm

BERLIN

BDSM Berlin e. V.
Tel.: (01 79) 591 29 95 (Kathrin)
E-Mail: info@bdsm-berlin.de
www.bdsm-berlin.de
Quälgeist Berlin e. V.
c/o Mann-O-Meter, Motzstr. 5,

10777 Berlin
Tel.: (0 30) 6 94 78 29
Telefoninfo Männerveranstaltungen: (0 30) 7 88 57 99
Telefoninfo Veranstaltungen für gemischte Paare und Bi-Menschen: (0 30) 78 89 97 64

Quälen – Beraten – Helfen e. V.
Merseburger Str. 3,
10823 Berlin
Tel.: (0 30) 7 88 57 99

MSC Berlin e. V. (schwul)
Postfach 30 39 69,
10725 Berlin
Tel.: (0 30) 2 13 47 56
Beratungstelefon:
(0 30) 2 13 47 56
E-Mail: mail@msc-berlin.de
www.msc-berlin.de

Berlin Leder und Fetisch e. V. (schwul)
Nollendorfstraße 28,
10777 Berlin
Tel.: (0 30) 215 00 99
E-Mail: info@blf.de
www.blf.de

Böse Buben e. V. (schwul)
Lichtenrader Str. 32, 12049 Berlin
Tel: (0 30) 62 70 56 10

BIELEFELD

Offener Gesprächskreis
Tel.: (01 71) 7 81 86 40
E-Mail: SM-alltalk@gmx.de

SMeet
c/o AIDS-Hilfe Bielefeld e. V.,
Artur-Ladebeck-Str. 26,
33602 Bielefeld

BOCHUM

SMart Rhein-Ruhr e. V.
siehe *Überregional*

BONN

SMart Rhein-Ruhr e. V.
siehe *Überregional*

BRAUNSCHWEIG

Offene SM-Gesprächsgruppe
Tel.: (01 70) 3 47 36 43 (Uwe)
E-Mail: smbs@gmx.net

BREMEN

SMart Bremen / Oldenburg e. V.
Postfach 19 25,
26009 Oldenburg
Tel.: (01 77) 4 44 19 25
(Do 19–21 Uhr)
E-Mail: smart.hb-ol@gmx.net

SchMacht! Bremen (lesbisch)
Tel.: (01 72) 516 15 28
(Do 20–21 Uhr)
E-Mail: schmacht@gay-web.de
stadt.gay-web.de/schmacht/bremen.htm

Leder-Club Nord-West e. V.
(schwul)
Postfach 10 37 43,
28037 Bremen
E-Mail: LCNW@hm-leder.com
www.lcnw.de

CHEMNITZ

1. CLSMC – EAGLE,
(1. Chemnitzer Leather Sado Maso Club EAGLE, schwul)
c/o CheLSI e.V., Agnesstr. 3,
09113 Chemnitz
Tel.: (03 71) 42 34 79

DARMSTADT

SM-Stammtisch
E-Mail: angel@unicum.de
CatS & Mice
Tel.: (0 61 51) 93 37 67
E-Mail: CatsandMice@t-online.de

DORTMUND

SMart Rhein-Ruhr e. V.
siehe *Überregional*

BDSM-Stammtisch
E-Mail: frank.koch@bdsm-nrw.de
www.bdsm-nrw.de

Sex Maniacs
c/o Andrea Venhaus,
Postfach 10 41 30,
44041 Dortmund

MSC Rote Erde Dortmund e. V.
(schwul)
Postfach 10 27 39,
44027 Dortmund
E-Mail:
MSC.RoteErde@dortmund.gay-web.de
dortmund.gay-web.de/msc

DRESDEN

Leder Club Dresden e. V.
(schwul)
Florian-Geyer-Str. 13,
01307 Dresden
E-Mail: lcd@gmx.net

DÜSSELDORF

SMart Rhein-Ruhr e. V.
siehe *Überregional*

Macht und Vertrauen (lesbisch)
siehe *Überregional*

ERFURT

Gruppe BIZARR!
c/o SwiB Zentrum,
Windhorststr. 43a, 99096 Erfurt
Tel.: (03 61) 3 46 22 90
(Thomas)

Thüringer Lederclub e. V.
(schwul)
Postfach 124, 99003 Erfurt
Tel.: (03 61) 7 31 22 33
(Thomas)

E-Mail: tlc@infonet-thueringen.de
tlc.infonet-thueringen.de

ERLANGEN

Die Frankenkuschler
E-Mail:
webbaer@frankenkuschler.de
www.frankenkuschler.de

ESSEN

SMart Rhein-Ruhr e. V.
siehe *Überregional*

Macht und Vertrauen (lesbisch)
siehe *Überregional*

LFRR Essen e. V. (schwul)
Postfach 10 21 04, 45021 Essen
Tel.: (02 01) 75 20 23,
Fax: (02 01) 75 20 24
E-Mail: LFRREssen@gmx.de
essen.gay-web.de/lfrr

FLENSBURG

SM-Grenzgänger
c/o Jürgen Ranck, Mühlenholz 39,
24943 Flensburg
Tel.: (04 61) 1 24 50
(Di 18–20 Uhr)
E-Mail: noire@foni.net
www.sm-privat.com/grenzgaenger.html

FRANKFURT AM MAIN

SMASH
c/o AIDS-Hilfe Frankfurt e. V.,
Friedberger Anlage 24,
60316 Frankfurt am Main
Tel.: (0 69) 43 63 99

Main-Pain V. i. Gr.
Postfach 56 01 75,
60406 Frankfurt am Main
E-Mail: main-pain@freepage.de
vereine.freepage.de/main-pain

FLC Frankfurter Leder Club e. V.
(schwul)
Postfach 11 13 23,
60048 Frankfurt am Main
Fax: (0 69) 62 28 89
E-Mail:
flc.frankfurt@pride.de
frankfurt.gay-web.de/flc

FREIBURG

SMile
Postfach 129,
79001 Freiburg
Tel./Fax: (07 61) 44 36 01
(Thomas)
E-Mail: SMileFreiburg@swol.de
www.bdsm-ka.de/smile

FRIEDRICHSHAFEN

Schlagabtausch-FN
Postfach 23 23,
88013 Friedrichshafen

E-Mail: schlagabtausch-fn@gmx.de
www.torthur.org/schlagabtausch

GIESSEN

SMall
Postfach 10 07 25,
35337 Gießen
Tel.: (01 77) 2 74 43 77
E-Mail:
SMall-Giessen@gmx.de

GÖTTINGEN

SMaragd e. V.
Postfach 33 24,
37023 Göttingen
Tel.: (07 00) 07 62 72 43
E-Mail: SMaragd@mcis.de

GRAZ

StamMtisch BDSM in Graz
E-Mail: bdsm-graz@gmx.net
bdsm-graz.tripod.com

HALLE

SM-Gruppe Halle/Saale
Tel.: (01 77) 7 42 58 53
(Lilit)
E-Mail: smhalle@aol.com
www.udjat.de/smile/halle.html

gay hard men
c/o Matthias Schumacher,
Freiimfelder Str. 15,
06112 Halle/Saale
Tel.: (03 45) 5 60 57 65
E-Mail:
gayhardmen@geocities.com
www.geocities.com/WestHollywood/3760

HAMBURG

Schlagwerk
Postfach 13 08 84,
20108 Hamburg
Tel.: (0 40) 45 40 46
E-Mail: info@schlagwerk.org
www.schlagwerk.org

SM-Beratung
Tel.: (0 40) 31 32 90
(Do 16–20 Uhr)

SM-Sündikat Hamburg
E-Mail: suendikat@gmx.de
www.sm-hamburg.com/montagsstammtisch.htm

Lederclub Hamburg (LCH) e. V.
c/o Rainer Hölscher,
An der Alster 31, 20099 Hamburg
Tel.: (0 40) 8 99 12 23
E-Mail: lch_ev_hh@csi.com
ourworld.compuserve.com/homepages/lch_ev_hh

MSC Hamburg
Postfach 30 36 83,
20312 Hamburg
E-Mail: MSCHamburg@aol.com

HANNOVER

BDSM Hannover
Dorfstraße 6,
30519 Hannover
Tel.: (05 11) 69 09 96 99
(Anrufbeantworter)
Fax: (05 11) 69 09 97 69
E-Mail: info@bdsm-hannover.de
www.bdsm-hannover.de

Human Horse Riding Club
Hannover
E-Mail: hhrch@bdsm.de
http://www.pets-de.org/
hhrch.htm

Leguan Hannover e. V. (schwul)
c/o HOME, Johannssenstr. 8,
30159 Hannover
Tel.: (05 11) 3 48 23 72
E-Mail: Leguan-
Hannover@BikeRider.com
hannover.gay-web.de/leguan

MSC Hannover e. V. (schwul)
Postfach 41 49,
30041 Hannover
Tel.: (05 11) 88 70 84
E-Mail:
mschannover@writeme.com
hannover.gay-web.de/msc

HEIDELBERG

Schlagabtausch
Postfach 10 53 41,
69043 Heidelberg
Tel.: (0 62 21) 37 22 20
(Thomas)
E-Mail:
schlagabtausch@leonensia.de
www.andersartig.net/
schlagabtausch

INNSBRUCK

Libertine Innsbruck
Postfach 5, A-6027 Innsbruck
E-Mail: libertine.ibk@netway.at
www.bdsm.at/libk

ITZEHOE

IZ/SM Gesprächskreis
Tel.: (0 48 21) 6 55 22
(Christoph + Petra)

KARLSRUHE

BDSM-KA Stammtisch und
Munch
E-Mail: munch@mela.de
www.bdsm-ka.de

SMAGK
(SM Aktion & Gespräch)
c/o Kulturruine,
Essenweinstr. 9,
76131 Karlsruhe
E-Mail: info@smagk.de
www.smagk.de

KASSEL

SM-Gruppe
c/o Schwarze Galerie,

Wolfsschlucht 17,
34117 Kassel
Tel.: (05 61) 2 64 57
(Anrufbeantworter mit Infos, garantierter Rückruf)

KIEL

SaMba-Selbsthilfekreis
Postfach 22 02, 24021 Kiel
Tel.: (04 31) 52 93 46
(Mi 20–22 Uhr)
www.sm-privat.com/samba.htm

KLAGENFURT

E-Mail: helene@bdsm.at

KÖLN

SMart Rhein-Ruhr e. V.
siehe *Überregional*

Macht und Vertrauen (lesbisch)
siehe *Überregional*

MS Panther Köln e. V. (schwul)
Postfach 21 07 09,
50532 Köln
Tel./Fax: (02 21) 81 53 62
E-Mail: info@ms-panther.de
www.ms-panther.de

LSMA, Leder und SM Aktion Köln (schwul)
Tel.: (02 21) 6 80 13
Postfach 29 03 41,
50525 Köln

KONSTANZ

Arbeitskreis «Schwarze Rose»
Universitätsstr. 10,
Postfach M 687, 78457 Konstanz
E-Mail:
schwarze_rose_kn@yahoo.de
www.smart-ch.org/schwarze-rose

LEIPZIG

SMiLE
Tel.: (03 41) 3 02 92 52
(Ekkehard)
E-Mail: smile@udjat.de
sm-in-leipzig.home.pages.de

LINZ

Libertine Linz
Postfach 15, A-4015 Linz
Tel.: (+43) (06 63) 9 77 96 17
(Arif-Joe)

MAINZ / WIESBADEN

BDSMayence
Postfach 21 01 74, 55060 Mainz
Tel.: (0 61 31) 22 10 20 (Beate),
(0 61 32) 98 30 56 (Jens)

MANNHEIM

Rubclub e. V. (schwul, nur Gummi)
Mannheimer Str. 45,

68309 Mannheim
Tel.: (01 72) 7 33 44 44
E-Mail: info@rubclub.de
www.rubclub.de

SchlagSahne
lesbische «Talk & Play» Gruppe
Postfach 41 01 44,
68275 Mannheim
Tel.: (0 62 21) 4 37 90 20
E-Mail: info@schlagsahne.net
www.schlagsahne.net

Lederclub Mannheim e. V.
(schwul)
Postfach 10 21 17,
68021 Mannheim
E-Mail:
100.252569@germanynet.de
eurogay.net/mitglieder/
lcmannheim

MARBURG

SMile
Postfach 16 05, 35006 Marburg

MÜNCHEN

smigo
E-Mail: smigo@gmx.de
www.smigo.de

Münchner Löwen Club e. V.
(schwul)
E-Mail: mlc-munich@mlc-munich.de
www.mlc-munich.de

MÜNSTERLAND / KREIS COESFELD

SMalltalk
Tel.: (01 70) 6 05 59 28
(Marlies)

NÜRNBERG

SMania
Postfach 81 01 29
90246 Nürnberg
Tel.: (01 72) 8 63 31 56
E-Mail: smania@gmx.de
smania.noris-online.de

Freiraum e. V.
Postfach 15 21,
90705 Fürth
Tel.: (01 77) 2 27 17 88
E-Mail: verein-freiraum@gmx.de
www.verein-freiraum.de

Nürnberger Lederclub e. V.
(schwul)
Schnieglinger Str. 264,
90427 Nürnberg
Tel.: (09 11) 3 26 20 01,
Fax: (09 11) 31 17 58
E-Mail: nlc@nuernberg.gay-web.de
nuernberg.gay-web.de/nlc

OLDENBURG

SMart Bremen / Oldenburg e. V.
Postfach 19 25,

26009 Oldenburg
Tel.: (01 77) 4 44 19 25
(Do 19–21 Uhr)
E-Mail: smart.hb-ol@gmx.net

OLTEN

sMalheur
Postfach 384
CH-8046 Zürich
E-Mail: matthias@astrum.ch
www.smalheur.ch

OSNABRÜCK

SM-Stammtisch
Tel.: (01 71) 1 44 33 77

PADERBORN

Master and Servant
Tel.: (0 52 51) 2 66 11
(Frank)
Fax: (0 52 51) 2 66 33
E-Mail: masterandservant@-paderborn.netsurf.de

REGENSBURG

SM-Gesprächsgruppe
Regensburg (SMGR)
Tel.: (01 71) 1 90 94 41
(Michael)
E-Mail: dede_@gmx.de
www.angelfire.com/de/SMGR

SAARBRÜCKEN

SaarBizarre
Tel.: (06 81) 8 31 77 85
(Rainer)
E-Mail: rainer@www.saar.de
www.smtalking.de/saarbizarre

Lederclub Saar (schwul)
c/o Altmeyer
Am Emmersberg 15
66113 Saarbrücken
Tel.: (06 81) 68 45 66
E-Mail: lcsaar@eurogay.net
eurogay.net/mitglieder/lcsaar

SIEGEN

BDSM-Stammtisch
E-Mail: elect@t-online.de
bdsm-siegen.home.pages.de

STUTTGART

Lederclub Stuttgart e. V. (schwul)
Postfach 13 12 16,
70069 Stuttgart
E-Mail: lcstgtd@aol.com
members.aol.com/lcstgtd

TÜBINGEN

Gesprächskreis Tübingen
Postfach 8, 72147 Nehren
E-Mail:
gktuebingen@lycosmail.com
gk-tuebingen.playsite.de

VORARLBERG

Libertine Vorarlberg
Postfach 654, A-6853 Dornbirn
E-Mail: libertine.vlbg@gmx.net

WIEN

Libertine Sadomasochismus-Initiative Wien
Postfach 63, A-1011 Wien
Tel.: (+43) (06 64) 4 88 31 12
(Mo + Mi 18–22 Uhr,
Sa 10–20 Uhr)
E-Mail: contact@libertine.at
www.libertine.at

Eat Me, Beat Me
Postfach 107, A-1101 Wien
E-Mail: embm@datenschlag.org
www.bdsm.at/embm

LMC Vienna – Stammtisch (schwul)
Tel.: (+43) (01) 8 95 99 79
Fax: (+43) (01) 5 87 50 60
E-Mail: lmcvienna@tiberius.at
www.tiberius.at/lmc.htm

Schlagfertig – der erste Wiener Frauen SM Treff
Zielgruppe: SM-interessierte Frauen, Heteras, Lesben, Transen, Anfängerinnen und Erfahrene
E-Mail: helene@bdsm.at
www.bdsm.at/schlagfertig

SMart-Cafe
1. Wiener SM-Café
Köstlergasse 9,
A-1060 Wien
Tel./Fax: (+43) (01) 5 85 71 65

WINTERTHUR

TorThur
Sihlfeldstrasse 95,
8004 Zürich
Tel.: (01) 2 41 66 45
E-Mail: info@torthur.org
www.torthur.org

WÜRZBURG

Lederclub Würzburg (schwul)
Postfach 68 43,
97018 Würzburg
Tel.: (09 31) 3 53 85 14,
Fax: (09 31) 3 53 85 13
E-Mail: lcwue@wuerzburg.gay-web.de
wuerzburg.gay-web.de/lcwue

WUPPERTAL

SMart Rhein-Ruhr e. V.
siehe *Überregional*

ZÜRICH

Loge 70 (schwul)
Postfach 725,
CH-8025 Zürich
E-Mail: loge70@gayleather.ch
www.gayleather.ch/loge70

Leder- und Motorradclub Zürich
LMZ (schwul)
Postfach 21 25, CH-8026 Zürich
Tel.: (079) 205 78 23
(Fr. 20.30–22.00 Uhr)
E-Mail: info@lmz.ch
www.lmz.ch

xplore experimental sexuality
(schwul)
Engelstraße 63,
CH-8004 Zürich
Tel.: (0 76) 5 45 47 86
E-Mail: info@x-es.ch
www.x-es.ch

ÜBERREGIONAL

SMart Rhein-Ruhr e. V.
Postfach 10 33 13,
45033 Essen
Tel.: (02 01) 87 49 60
Fax: (02 01) 87 49 62
E-Mail: smart@smart-rhein-ruhr.de
www.smart-rhein-ruhr.de
SM-Stammtisch, Themengruppen, Einsteigergruppe
Außerdem Regionalgruppen in
Bochum (02 34) 9 50 56 49
Bonn (02 28) 429 93 13
Düsseldorf (02 161) 46 02 19
Dortmund (02 31) 69 44 42
Köln (02 21) 9 68 93 53
Wuppertal/Bergisches Land
(0 23 39) 34 56

SchMacht! (lesbisch)
R & T
Seerosenstr. 17
72108 Ergenzingen
E-Mail: schmacht@gay-web.de
stadt.gay-web.de/schmacht

SchlagSahne (lesbisch)
Postfach 41 01 44,
68275 Mannheim
Tel.: (0 62 21) 4 37 90 20
(Anrufbeantworter)
E-Mail: info@schlagsahne.net
www.schlagsahne.net

Projekt Pets & Owners
E-Mail: pets@pets-de.org
www.pets-de.org

Macht und Vertrauen (lesbisch)
c/o AIDS-Hilfe Bergisch Gladbach,
Postfach 20 01 65,
51431 Bergisch Gladbach
Tel.: (0 22 02) 45 81 81
(jeden 1. Montag im Monat
19–21 Uhr)
E-Mail: schmacht@gay-web.de
stadt.gay-web.de/schmacht/mv.htm

«teamBOOTSBW» – Hotline zu
SM und Aids
Tel.: (0 23 04) 24 38 49
(jeden 1. Freitag im Monat
20–22 Uhr)
Tom (SM, Fetisch, Sex) und Uwe
(HIV, Aids) sind für euch da
www.uwegoerke.de

Green Berets International e. V.
(schwul)
Postfach 10 20 17,
45020 Essen
Tel.: (02 01) 8 91 44 31
Fax: (02 01) 8 91 44 12
E-Mail: gbi_ev@gmx.de
www.green-berets.de

SKVdC (Ständige Konferenz der Vertreter deutschsprachiger Clubs) (schwul)
E-Mail: SKVdC@gmx.net
stadt.gay-web.de/skvdc

Arbeitskreis
SM und Christsein
c/o Charon Verlag
Simon-von-Utrecht-Str. 4 c
20359 Hamburg
E-Mail:
AKSMundChristsein@gmx.de

Arbeitskreis SM und Spiritualität
Tel.: (0 89) 8 94 74 38
(Andreas) oder
(0 81 53) 48 07
(Elisabeth)

Danksagungen

Dieses Buch wäre ohne die Mithilfe einer Vielzahl von Leuten niemals zustande gekommen. Deshalb: Vielen Dank an alle, die uns ihre Zeit geschenkt und für Interviews und Auskunft zur Verfügung gestanden haben. Unser besonderer Dank geht an Wolf Deunan für die Bereitstellung seines prächtigen Privatarchivs, Johannes Jander für Recherche und Aufmunterung, Wolfgang Herrndorf für konstruktive Kritik und kostenloses Korrekturlesen und an die Anwälte Gerd, Michael und Armin für die Beratung zum Rechtslage-Kapitel. Sehr verbunden sind wir auch dem Spender des Buchtitels, der uns vor dem Verlagsvorschlag «Liebe, die hinhaut» bewahrt hat – wir mussten versprechen, zum Dank seinen Namen nicht zu nennen. Und schließlich danken wir dem gesamten IRC-Channel #bdsm.de, der unser Leben und das vieler anderer verändert hat.

Wonnestunden

Gisela Krahl / Andrea Riepe
Wonnestunden *Betörende Düfte, schlüpfrige Öle und berüchtigte Salben*
Mit Illustrationen von Brian Grimwood
192 Seiten. Gebunden.
Wunderlich
«Schon die Aufmachung des Buches ist eine Wonne. Wir werden optisch verführt, den Verführungen nachzugeben, die die Autorinnen vor uns ausbreiten ... Folgen wir dem Buch, wird es unserem Wohlbefinden – und dem unseres Partners – an nichts mehr fehlen.»
Journal für die Frau

Andro
Mehr Spaß am Sex *Wie Männer bessere Liebhaber werden*
Mit Abbildungen
(rororo sachbuch 60647)

Lonnie Barbach
Mehr Lust *Gemeinsame Freude an der Liebe*
(rororo sachbuch 60397)

Andrea Baldauf / Stefan Biele (Hg.)
Was uns Anmacht *Die sexuellen Phantasien der Deutschen*
(rororo sachbuch 60331)
Pure Lust *Sexuelle Phantasien der Deutschen*
(rororo sachbuch 60331)

Jolan Chang
Das Tao für liebende Paare *Leben und Lieben im Einklang mit der Natur*
(rororo sachbuch 60715)

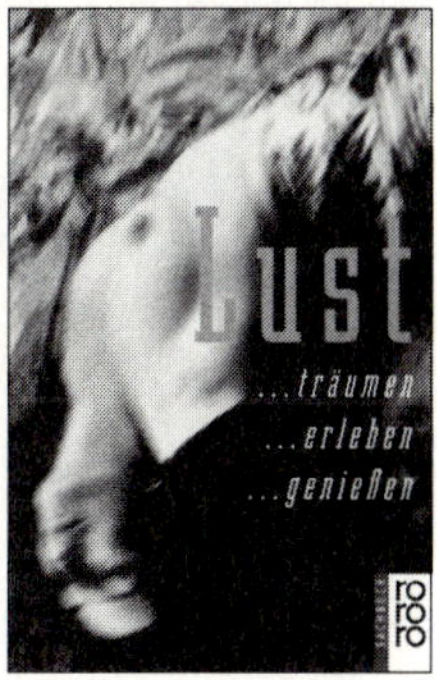

Ulrich Hoffmann / Sybille Wagner
Untreu – aber richtig! *Kleiner Ratgeber für Seitensprünge*
(rororo sachbuch 60283)
Der ultimative Ratgeber fürs erotische Abenteuer: zum Beispiel Tips zur Partnerwahl, eine kleine Flirtschule, die besten Orte für einen Seitensprung und – nicht zu vergessen – Ratschläge für den Tag danach.

Lust
... träumen
... erleben
... genießen
(rororo sachbuch 60466)

Kathrin Passig / Ira Strübel
Die Wahl der Qual *Handbuch für Sadomasochisten und solche, die es werden wollen*
(rororo sachbuch 60944)

Weitere Informationen in der **Rowohlt Revue**, kostenlos im Buchhandel, und im **Internet: www.rororo.de**